D1994794

Kohlhammer

Der Autor Matias Valente

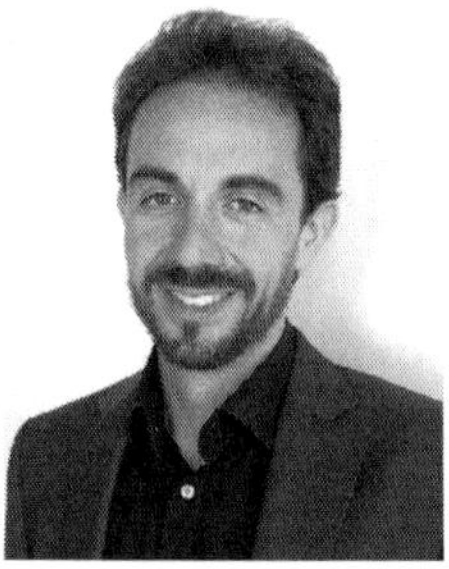

Psychologiestudium (1997–2002) an der Universidad del Salvador (Buenos Aires), Promotion zum Doktor der Humanwissenschaften (Dr. sc. hum.) an der Medizinischen Fakultät der Ruprecht-Karls-Universität Heidelberg (2009–2015). Ausbildung zum Psychologischen Psychotherapeuten am SZVT Stuttgart, Fachrichtung Verhaltenstherapie bei Erwachsenen und in Gruppen (2004–2009). Approbation 2010. Ausbildung in Schematherapie am IST-Frankfurt (2007–2011). 2011 Zertifizierung als Trainer und Supervisor für Schematherapie, 2017 Zertifizierung als Trainer und Supervisor für Schematherapie mit Paaren (Internationale Gesellschaft für Schematherapie ISST). Dozent und Supervisor für Verhaltenstherapie (Landespsychotherapeutenkammer BaWü). Weiterbildungen in Dialektisch-behaviorale Therapie (DBT), Akzeptanz- & Commitment-Therapie (ACT), Imagery Rescripting and Reprocessing Therapy (IRRT).

Von 2005 bis 2019 in der Klinik für Psychosomatische Medizin und Psychotherapie des Klinikums am Weissenhof in Weinsberg tätig, darunter langjährig als leitender Psychologe. Aufbau des dortigen Schematherapie-Behandlungsprograms für Patienten mit Persönlichkeitsstörungen. Seit 2010 in eigener Praxis für Verhaltenstherapie niedergelassen (seit 2019 im vollen Umfang mit Kassenzulassung).

Seit 2014 Co-Leitung des Instituts für Schematherapie Stuttgart gemeinsam mit Yvonne Reusch. 2020 Co-Gründung der ersten Deutschen Online-Akademie für Schematherapie.

Zahlreiche Publikationen zu Persönlichkeitsstörungen und Schematherapie.

Matias Valente

Schematherapie

Ein Leitfaden für die Praxis

Verlag W. Kohlhammer

1. Auflage 2021

Gesamtherstellung: W. Kohlhammer GmbH, Stuttgart

Print:
ISBN 978-3-17-038740-9

E-Book-Formate:
pdf: ISBN 978-3-17-038741-6
epub: ISBN 978-3-17-038742-3

Geleitworte

Eckhard Roediger, Präsident (2014–2016) der Internationalen Gesellschaft für Schematherapie (ISST)

Zugegeben: Es gibt schon eine ganze Reihe von Büchern zur Schematherapie. Was soll ich jetzt noch in ein Geleitwort für ein weiteres Buch zu diesem Thema schreiben? Zumal es sich noch nicht einmal mit einer bestimmten Thematik bzw. einem speziellen Störungsbild befasst! Und – Hand aufs Herz: Auch in diesen Büchern steht mehr oder weniger immer dasselbe drin, nicht wahr?

Bei einer genaueren Betrachtung ist das aber keine Überraschung, sondern liegt in der Natur der Sache, denn die Schematherapie ist konzipiert als ein Diagnosen-übergreifender Ansatz. Entsprechend erfolgt die Anwendung des Modells und der Beziehungsgestaltung immer in ähnlicher Weise, wobei die Techniken den jeweiligen Symptomen angepasst werden. Die eigentlichen störungsspezifischen Interventionen sind und bleiben die Domäne der Verhaltenstherapie. Wir verstehen die Schematherapie in diesem Sinne als eine Erweiterung der Verhaltenstherapie, um schwierigen interaktionellen Verhaltensmustern der Behandelten besser begegnen zu können. Die Interaktion im Therapieraum ist dabei gewissermaßen die Blaupause für die Interaktionsmuster der Behandelten in anderen Kontexten. Das ist ja gerade die Idee der Schemata, dass diese sich sozusagen in alle aktuellen Interaktionen unerkannt »hineinschieben«. Diese maladaptiven Interaktionsmuster sollen sich in der Therapie inszenieren können und dadurch bearbeitbar werden.

Ein Schwerpunkt des Buchs, das Sie gerade in der Hand halten (oder auf Ihrem Bildschirm sehen) sind daher eine große Anzahl von Übungen, mit deren Hilfe ein Verständnis der Interaktionsmuster gewonnen und dasselbe dann ggf. modifiziert werden kann, damit die Behandelten eine »korrigierende emotionale Erfahrung« in der Therapie machen können. Auch in Schematherapien wird noch zu viel »über die Dinge geredet«. Mit den 50 Übungen, die in diesem Praxisbuch enthalten sind, können Sie das ändern! Die Stärke der Schematherapie liegt gerade in diesen erlebnisaktivierenden Übungen. Diese verbinden die Erlebenstiefe der Gestalttherapie mit einem Orientierung gebenden (Störungs-)Modell, wie wir es aus der Verhaltenstherapie kennen. Gerade diese Verbindung macht die Stärke der Schematherapie aus! In diesem Buch finden Sie die Übungen dazu.

Neben der Emotionsfokussierung erweitert das Buch den Blickwinkel der Therapierenden in Richtung auf eine kontextuelle Perspektive. Man kann die Funktion des gesunden Erwachsenenmodus eigentlich nur differenziert verstehen, wenn man sich mit den funktionalen Prozessen der Akzeptanz- und Commitment-Therapie (ACT) vertraut gemacht hat – ob die nun so expliziert werden oder nicht. Der Autor ist in dieser Methode ausgebildet und sie fließt organisch in dieses Buch ein. Und das ist wirklich neu – zumindest in dieser Intensität und Praxisnähe. Hier zeigt sich das kreative und integrative Potenzial der Schematherapie, die einen hervorragenden Bezugsrahmen zur konzeptuellen Integration sehr verschiedener Techniken und Perspektiven schafft. In der Sprache der Computerwelt ist sie sozusagen das »Linux« der Betriebssysteme: Sie ist transparent, vom Grundkonzept her leicht zugänglich und verständlich und so offen, dass sie mühelos anschlussfähig ist an andere Konzepte und Techniken. Dadurch kann das grundlegende Modell der Schematherapie immer besser an die verschiedenen Erscheinungsformen von sogenannten Persönlichkeitsstörungen und deren unterschiedliche symptomatische Ausdrucksformen angepasst werden.

Dabei bleibt das Modell aber immer übersichtlich. Denn auch das ist ein besonderes Merkmal dieses Buchs: Es baut nicht auf einer zunehmend kleinteiliger werdenden Systematik aller möglicher Modi auf, sondern es arbeitet mit einem grundlegenden dimensionalen Modell. Damit greift es bereits den immer populärer werdenden Ansatz des »alternativen Modells« des DSM-5 auf. Auch das in der Schematherapiewelt nicht selbstverständlich, sondern innovativ.

Und noch etwas ist wichtig: Die Integration der Akzeptanz- und Commitment-Therapieperspektive beschränkt sich nicht nur auf die Einbeziehung der funktionalen Prozesse. Auch die Akzeptanz-orientierte Grundhaltung wird integriert. Sie ist – besonders in der zweiten Hälfte der Therapie – ein wichtiger Ausgleich der veränderungsorientierten Nachbeelterungshaltung und stellt eine sanfte Art der empathischen Konfrontation dar. Bekanntlich neigen Schematherapierende stark zur Nachbeelterung. Aber bei vielen Behandelten sind (aus inneren oder äußeren Gründen) die Ressourcen zur Veränderung begrenzt. Dieser Begrenzung müssen wir wohlwollend begegnen können. Dabei ist Akzeptanz und die Einnahme einer Haltung der sogenannten »kreativen Hoffnungslosigkeit« eine wichtige Erweiterung unseres therapeutischen Repertoires im Sinne von Marsha Linehans Modell der dialektischen Wippe zwischen Veränderung und Akzeptanz. Damit wird Schematherapie zu einer wirklichen Therapie der sogenannten »dritten Welle« der Verhaltenstherapie, ohne ihre Emotionsfokussierung zu verlieren. Die therapeutische Beziehungsgestaltung wird nur noch flexibler und »breiter« in der Anwendung, gerade bei den »schwierigen Fällen«. Viele dieser Chronifizierten haben über die Jahre einen »Therapieroutine-Modus« entwickelt, in den sie sich in der Therapie zurückziehen. Um mit diesen Menschen auch in Phasen der Stagnation effektiv weiter arbeiten zu können, bietet der Fundus der in diesem Buch enthaltenen Übungen ein schier unerschöpfliches Repertoire.

Sie sehen, es gibt doch einige gute Gründe, warum dieses Buch geschrieben wurde – und ich habe gerne dieses Geleitwort beigesteuert. Nun wünsche ich Ihnen viel Freude beim Lesen. Vielleicht überträgt sich die Begeisterung des Autors etwas auf Sie. Und vor allem: Probieren Sie die Übungen wirklich aus! Mit den konkreten Anleitungen in diesem Buch ist das gar nicht so schwer. Außerdem gibt es ja auch noch die Videos dazu, auf die der Autor im Laufe des Buches immer wieder hinweist. Viel Erfolg dabei!

Eckhard Roediger — Frankfurt, im Juni 2021

Wendy T. Behary, Präsidentin (2010–2014) der Internationalen Gesellschaft für Schematherapie (ISST)

Als mein Kollege und Freund Dr. Matias Valente mir über sein Buchprojekt »Schematherapie: Ein Leitfaden für die Praxis« erzählte, freute ich mich sehr. Daraus resultierte ein ausführliches Werk, das auf wunderschöner und sehr praktischer Art und Weise die Anwendung der evidenzbasierten Schematherapie nach Dr. Jeffrey Young für die Arbeit mit sehr komplexen und herausfordernden Patienten in der Psychotherapie darstellt.

Dr. Valente führt den Leser sehr bedacht in Richtung eines tiefen Verständnisses der Schematheorie und zeigt die konkrete Anwendung diagnostischer Instrumente und strategischer Interventionen. Er vermittelt uns systematisch eine sorgfältige Betrachtung des Narrativen des Patienten unter Berücksichtigung von dessen unbefriedigten emotionalen Grundbedürfnissen, Beziehungstraumata und lebenslangen Lebensfallen, welche vor uns im Behandlungszimmer ans Licht kommen. Dem Autor gelingt es, zahlreiche Techniken und Strategien sehr lebendig in die Schematherapie zu integrieren, und zeigt dem Leser die Wichtigkeit eines integrativen Vorgehens, um sehr früh erworbene dysfunktionale Erlebnismuster unserer Patienten effektiv zu korrigieren, neu zu organisieren und letztendlich zu heilen.

Das vorliegende Buch bietet dem Behandler einen sehr anwenderfreundlichen und gut zugänglichen Wegweiser für die Arbeit mit Persönlichkeitsstörungen und anhaltenden destabilisierenden klinischen Symptomen. Dr. Valente ist nicht nur ein sehr talentierter Kliniker und Psychotherapeut, sondern auch ein Experte der Schematherapie und ein erfahrener Trainer und Supervisor. Er zeigt uns, wie effektiv die Kombination aus einer sicheren nachbeelternden Beziehung, einer gut formulierten Fallkonzeptualisierung mit entsprechenden Veränderungszielen sowie der strategisch-zielgerichteten Anwendung zahlreicher Techniken zur Reduktion dysfunktionaler Schemaaktivierungen, intensiver Emotionsregulationsstörungen und verinnerlichter selbstkritischer »Botschaften« führen kann. Pathologische kognitiv-emotionale Muster und Bewältigungsreaktionen werden dann allmählich durch gesunde und adaptivere ersetzt.

Ich fühle mich geehrt und möchte meine Unterstützung und meine Begeisterung für dieses Buch zum Ausdruck bringen, das eine Bereicherung für jeden klinisch Tätigen darstellt.

Wendy T. Behary New York, im Mai 2021

Inhalt

Teil II: Behandlungsgrundlagen und spezifische Techniken

Liste der Übungsanleitungen

Übung	Technik	Seite
▸ Übung 42: Auf welchem Bein stehe ich?	Imagination/Verhaltensänderung	256
▸ Übung 43: Modusarbeit während Expositionsübungen in vivo bei Traumasierten	Expositionsübung Verhaltensänderung	257
▸ Übung 44: Werte-Ermittlung in der Imagination	Imagination/Werteorientierung	260
▸ Übung 45: Stühle-Arbeit mit Paaren	Stühle	263
▸ Übung 46: Den GE-Modus suchen	Stühle	269
▸ Übung 47: Selbstöffnung und Beziehungsklärung auf Stühlen	Stühle	271
▸ Übung 48: Konfrontation mit der Konsequenz der Passivität	Stühle	272
▸ Übung 49: Empathische Konfrontation mit narzisstischer Entwertung	Im Gespräch	274
▸ Übung 50: Imaginationsübung zur Selbstfürsorge im Umgang mit schwierigen Patienten	Imagination/Selbstfürsorge	276

Bevor wir beginnen ...

Wenn Sie diese Zeilen lesen, dann haben Sie möglicherweise dieses Buch bereits erworben – wofür ich mich zunächst einmal von Herzen bedanken möchte! Oder vielleicht schauen Sie gerade rein, um herauszufinden, ob sich der Kauf lohnt. Dann hoffe ich, die Leseprobe gefällt Ihnen! In den nächsten Seiten möchte ich Ihnen zunächst etwas über meinen persönlichen Hintergrund, meine Erfahrungen mit Schematherapie und den Aufbau dieses Buches erzählen.

Der Kampf der Titanen

Die Rivalität zwischen verschiedenen Methoden und »Schulen« hat eine sehr lange Tradition in der Geschichte der Psychotherapie. Bereits in den 1910er Jahren zeigte sich die Rivalität zwischen US-amerikanischen behavioristischen Forschern, insbesondere J. Watson, und den europäischen tiefenpsychologischen und analytischen Therapien. Während wir uns in der Bundesrepublik Deutschland bei der Wahl des Verfahrens vor Beginn der Psychotherapie-Weiterbildung »nur« zwischen Verhaltenstherapie, tiefenpsychologisch-fundierter Psychotherapie und analytischer Psychotherapie sowie (seit 2020) Systemischer Psychotherapie entscheiden müssen, werden bspw. in Österreich oder in der Schweiz 23 Methoden im Rahmen der GKV-Leistungen anerkannt. Und auch wenn die altbekannte, fast dogmatische und rigide »Rivalität« zwischen Vertretern verschiedener Therapiemethoden in den letzten Jahren und v.a. innerhalb der jüngeren Generationen von Psychotherapeuten[1] mehr und mehr überwunden werden konnte, begegnet uns im Alltag – spätestens im Rahmen von Tagungen und Kongressen – immer wieder diese alte »Feindseligkeit« zwischen den unterschiedlichen Verfahren.

Lassen Sie mich kurz etwas »Selbstöffnung« üben – übrigens eine Technik, die Sie in diesem Buch später finden werden: Ich habe sehr wohl solche Kämpfe und dogmatischen Diskussionen geführt. Und das Lustige dabei? Nicht immer spielte ich bei solchen Kämpfen für die gleiche Mannschaft! Zu Beginn meines Werdeganges und insbesondere im Rahmen meines Psychologiestudiums in Buenos Aires dominierten

---

1 Zugunsten einer lesefreundlichen Darstellung wird in der Regel die neutrale bzw. männliche Form verwendet. Diese gilt für alle Geschlechtsformen (weiblich, männlich, divers).

die Psychoanalyse und verschiedene tiefenpsychologische Entwicklungen mein psychotherapeutisches Verständnis. Und ich war immer gerne an der Diskussionsfront, um Abstand zu nehmen von den »oberflächlichen, mechanistischen, extrem reduktionistischen Verhaltenstherapeuten«. Ich ließ mich vielleicht auf Gespräche mit Systemikern ein, aber auch das war nicht immer leicht, denn dabei musste ich immer wieder gewisse »Schuldgefühle« in mir spüren, als würde ich »fremdgehen« und meine Ideale missachten. Etwas später im Leben kam die große Wendung: Ich begann die Weiterbildung zum Psychotherapeuten und stellte auf einmal fest, dass man diese Kämpfe auch mit einem anderen »Trikot« führen kann. Kämpfen ist sicherlich schön und unterhaltsam, aber auf Dauer auch ermüdend.

Bereits in den 1990er Jahren beschäftigte sich Klaus Grawe (Grawe et al 1994) mit der Notwendigkeit einer »Allgemeinen Psychotherapie« und der Überwindung dogmatischen Denkens zugunsten einer evidenzbasierten Indikation und Anwendung psychotherapeutischer Verfahren, Methoden und Techniken. Was ist der gemeinsame Nenner an der Arbeit eines Psychoanalytikers und eines Verhaltenstherapeuten? Die Patienten! Es handelt sich um menschliche Wesen, und sowohl der »psychische Apparat« von Sigmund Freud als auch die »lernende Blackbox« von John Watson sind nichts anders als verschiedene Betrachtungsweisen derselben menschlichen Phänomene. Und wenn dies der Fall ist, dann können wir zumindest versuchen, ein theoretisches Verständnis menschlicher Verhaltenssteuerung und seelischen Leidens zu entwickeln, auf das wir empirisch belegte Techniken und Methoden theoretisch zurückführen können. Je besser wir in der Lage sind, neurobiologische Prinzipien hinter kognitiven Funktionen, Emotionsgenerations- und regulationsprozessen sowie der Entstehung und Steuerung motorischer Reaktionen zu verstehen, desto leichter dürfte uns diese Aufgaben gelingen.

Das SORK-Schema als Rückkoppelungsmodell der Verhaltenssteuerung

An dieser Stelle vielleicht eine kleine Anmerkung vorab: Ich versuche hiermit nicht, die gesamte Geschichte der Psychotherapie mit zwei schönen Grafiken und einer kleinen Anleitung zu erklären! Als Praktiker brauchen wir aber ein Instrument oder Modell als orientierende Hilfe, mit dem wir verschiedene Einflüsse/Techniken miteinander kompatibel machen und sinnvoll anwenden. In meiner persönlichen Erfahrung bieten sich die SORK-Kategorien sehr gut dafür an.

Wenn Sie verhaltenstherapeutisch ausgebildet sind, dann dürfte Ihnen das SORK-Modell bestens bekannt sein. In den allermeisten Abbildungen wird das SORK-Schema für die Mikroanalyse eines Problemverhaltens in linearer Form dargestellt, was sich im Bericht an den Gutachter bei einem Psychotherapieantrag in aller Regel wiederfindet. Schauen wir uns das Beispiel einer typischen SORK-Analyse zum Verständnis agoraphobischer Vermeidung an: *Unser Patient hat sich vorgenommen, heute alleine zum Supermarkt zu gehen und steht vor der Wohnungstür (S), vor dem Hintergrund ängstlicher Persönlichkeitszüge und einer erhöhten Fokussierung auf körperlicher Veränderungen (O) denkt er »Ich schaffe es nicht, es wird etwas Schlimmes passieren … mir ist es zuviel« (R-kog), er nimmt dabei Herzrasen und starke Unruhe wahr (R-phys) und fühlt Angst bis Panik (R-emot), sodass er sich umdreht und wieder im Wohnzimmer hinsetzt (R-mot), wobei er eine schnelle Reduktion von Unruhe, Herzrasen und Angst erlebt (K-kf: ~~C~~-), sein negatives Selbstbild, seine dysfunktionalen Überzegungen und sein Vermeidungsverhalten werden aber langfristig gefestigt (C-).* Diese lineare Darstellung S→O→R→K suggeriert ein sehr mechanistisch-reduktionistisches Verständnis von Verhaltenssteuerung.

Unser Nervensystem ist jedoch nicht als lineare Maschine, sondern als hoch anpassungsfähiges System mit ständigen Rückkoppelungsschleifen konzipiert, welches eine möglichst effektive Interaktion mit der Umwelt ermöglichen soll.

Wie würde dann eine Mikroanalyse aussehen, wenn wir das SORK-Schema nicht als Kette, sondern als ständigen Kreis darstellen würden? *Der Patient steht vor der Tür (S), die für ihn bereits ein Hinweisstimulus für aversive Erlebnisse geworden ist (O), sodass sein Körper sofort mit leichter Unruhe reagiert (R-phys), woraufhin er denkt »Ich gehe nur einkaufen, was kann da schon passieren?« (R-kog) und kurz durchatmet (R-mot), was seine Unruhe für einen sehr kurzen Augenblick bremst (K-Kf), sodass er erneut die Tür anschaut (K-Lf und neuer S). Er nimmt immer noch eine leichte Unruhe wahr (R-phys), er denkt an den letzten Versuch vor einem Tag, der nicht gut endete (R-kog) und spürt leichte Angst (R-emot), woraufhin er sich selbst sagt »Ich muss das heute schaffen« (R-kog) und einen Schritt in Richtung Tür macht (R-mot), woraufhin er die Tür näherkommen sieht (K und neuer S), wobei er etwas mehr Angst und Unruhe wahrnimmt (K der Handlung und zugleich R-phys und emot)…* Ich könnte vermutlich noch fünf Seiten schreiben, bis wir zu seiner Entscheidung kommen, heute nicht einkaufen zu gehen. Anschließend könnten wir aber gleich die nächste Mikroanalyse beginnen, denn nach seiner Entscheidung werden erst recht seine massiven Selbstvorwürfe und seine reaktive Depressivität bemerkbar.

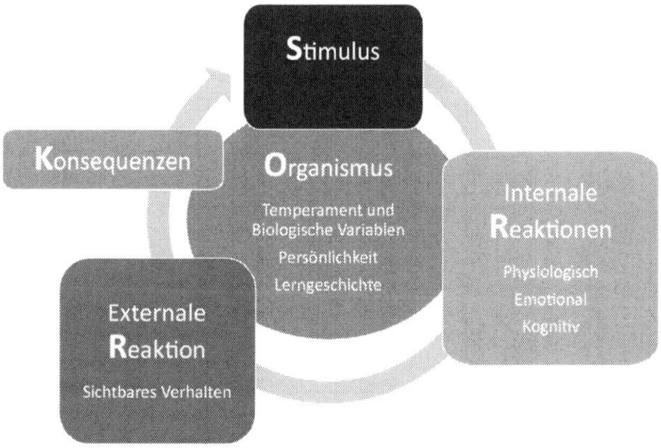

Abb. 0.1: Das SORK-Modell

Das klingt zunächst sehr kompliziert. Man könnte es sogar sicherlich noch komplizierter machen, denn diese Rückkoppelungskreise sind sehr schnell und ergeben häufig eine Art Spirale (▸ Abb. 0.1), die am Beispiel der Agoraphobie manchmal zur Vermeidung, manchmal zum Verlassen des Hauses führt, jedoch während des Prozesses immer wieder fluktuiert. Es ist in der Tat für die Psychoedukation des Patienten völlig ausreichend, eine deutlich einfachere und lineare Darstellung seiner Symptomatik zu verwenden. Beim »geleiteten Entdecken« oder auch beim Hyperventilationstest leiten wir jedoch in aller Regel unsere Patienten vielmehr im Sinne der Feedbackschleife an und befragen sie zu ihren unmittelbaren Beobachtungen, denn während der praktischen Arbeit – anders als beim Verfassen eines Therapieantrags – wird uns bewusst, dass die lineare Darstellung der Mikroanalyse der Realität einfach nicht gerecht wird.

Das SORK-Modell ist zugegebenermaßen ein traditioneller verhaltenstherapeutischer Ansatz, sodass analytisch oder tiefenpsychologisch arbeitende genauso wie systemisch sozialisierte Kollegen zunächst etwas irritiert schauen dürften, wenn ich die SORK-Kategorien im Sinne eines Instruments zum allgemeinen psychotherapeutischen Verständnis verwende. Und das ist verständlich! Ich bitte Sie – wenn dies der Fall ist – dem Ganzen noch eine Chance zu geben. Das SORK-Modell als Darstellung ständiger Feedbackschleifen setzt keine besonderen Schwerpunkte, es wertet nicht das sichtbare Verhalten höher als die emotionalen oder die kognitiven Reaktionen. Die Wertung erfolgt innerhalb der einzelnen Theorien: Kognitive Therapeuten legen den Schwerpunkt auf kognitive Prozesse und deren Einfluss auf emotionale Reaktionen und das sichtbare Verhalten, klassische Verhaltenstherapeuten auf das sichtbare Verhalten, tiefenpsychologisch-analytische Kollegen auf die emotionalen Reaktionsanteile, Systemiker auf die Interaktionsmuster, welche in Beziehungen, Familien und Gruppen entstehen. Die Organismus-Variable spielt eine wesentliche Rolle, wenn wir die Rolle biologischer Prädispositionen und Lernerfahrungen konzeptualisieren möchten. Dort können wir unbewusste Prozesse, Triebe und Instinkte sowie assoziative Reizbeziehungen, dysfunktionale Grundannahmen oder auch regelgesteuert gelernte Bezugsrahmen einordnen. Und natürlich auch Schemata im Sinne der Schematherapie.

Interpersonelle Rückkoppelungskreise: »SORK im Kontext«

Wie weit kommen wir aber mit den SORK-Kategorien, wenn wir bspw. das Verhalten eines Menschen verstehen möchten, der anderen gegenüber sehr arrogantentwertend oder sehr unterwürfig auftritt? Wie können wir versuchen, paar-, gruppen- und familientherapeutische Prozesse zu konzeptualisieren? Oder auch die Interaktion zwischen uns als Therapeuten und unseren Patienten? Das wird deutlich schwieriger, denn ein Interaktionspartner ist kein statischer Gegenstand, wie die Wohnungstür im vorherigen Beispiel!

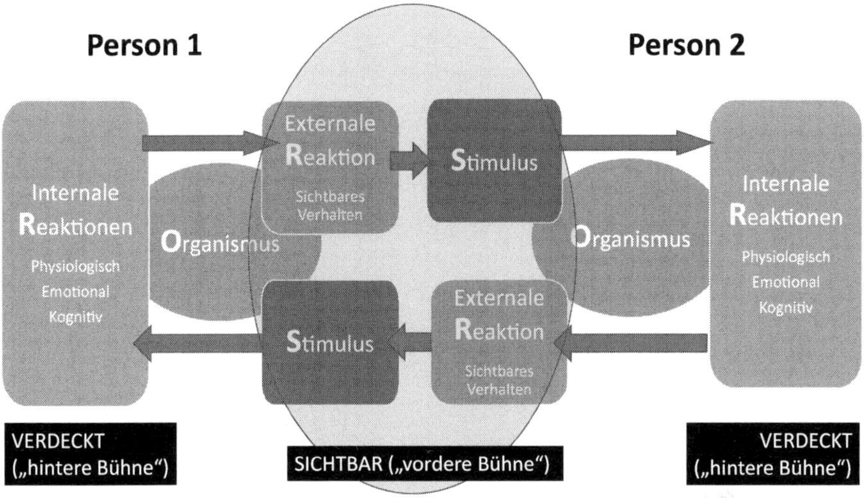

Abb. 0.2: Das interpersonelle SORK-Modell

Sehen Sie sich Abb. 0.2 an (► Abb. 0.2): Aus dem Kreis im Sinne einer ständigen Schleife wird im Prinzip eine »8« mit zwei Kreisen, welche in einem ständigen Fluss miteinander interagieren! Hier entfällt aus praktischen Gründen das Kästchen »Konsequenz«, denn die wesentliche Konsequenz des eigenen Verhaltens ist die Reaktion des Gegenübers. Selbstverständlich ist die Lernerfahrung im Sinne einer Feedbackschleife in die »O-Variable« auch relevant, aber nicht das Zentrale, wenn wir eine interpersonelle Perspektive einnehmen.

Wieso ist die interpersonelle Perspektive so wichtig? Persönlichkeitsstörungen (PS) sind primär Interaktionsstörungen (Fiedler 1995). Und genau das macht die Behandlung von PS zu einer Herausforderung: man kann mit dieser Patientengruppe nicht arbeiten, ohne selbst in irgendeiner Form persönlich und emotional involviert zu sein. Man kann natürlich einen Schritt weiter gehen und ohne diagnosebezogene Einschränkung sagen, dass man insgesamt keine Psychotherapie machen kann, ohne persönlich und emotional involviert zu sein, denn unser »Therapeuten-Dasein« und unser »Mensch-Dasein« sind nur begrenzt trennbar. Während der Arbeit mit Patienten mit PS wird das besonders deutlich, denn als Psychotherapeuten werden wir im Laufe der Behandlung zu einer wichtigen Bezugsperson für unsere Patienten und nehmen dadurch ganz anders an seiner Symptomatik teil als im Falle einer Angststörung oder Depression.

Warum Schematherapie?

Was macht Schematherapie besonders? Die Schematherapie ist an sich ja keine wirklich neue Therapieform, sondern ein integratives, fast eklektisches Behandlungskonzept, welches explizit für die komplexe Arbeit mit Patienten mit PS konzipiert wurde. Vielleicht ist das das »Besondere«: ein sehr breites Spektrum an erlebnisorientierten Techniken, kognitiven Interventionen sowie Strategien zur Verhaltensmodifikation wird unter dem Mantel eines nicht nur neurobiologisch und lerntheoretisch fundierten, sondern auch für Patienten sehr gut verständlichen Erklärungsmodells kombiniert und zielgerichtet angewendet.

Die Punktprävalenz von Persönlicheitsstörungen unter psychiatrischen-psychotherapeutischen Patientenpopulationen scheint mit 40–60 % sehr hoch zu sein (Oldham et al. 1992; Herpertz et al. 1994; Kröger et al. 2010).

In anderen Worten: Jedem psychotherapeutisch tätigen Menschen begegnet täglich die Herausforderung, mit Patienten mit Persönlichkeitsstörungen zu arbeiten – sogar, wenn diese Diagnose nicht gestellt wurde.

Wie häufig kommen wir an unsere Grenzen z. B. bei der Anwendung von standardisierten Verfahren zur Behandlung von Achse-I-Störungen, wie etwa Konfrontationstechniken bei Angst- oder Zwangsstörungen, der Besprechung von Selbstbeobachtungsprotokollen und der stufenweisen Veränderung von Ernährungsgewohnheiten bei Essstörungen oder auch dem stufenweisen Aktivitätsaufbau bei Depressionen? Die Komorbidität mit PS ist bei all den o. g. Störungsbildern nicht gering, und das könnte eine mögliche Erklärung für den Auftritt von »Widerstand« während der Behandlung oder für negative therapeutische Reaktionen liefern. Und wenn wir noch einmal die hohe Prävalenz unter klinischen Populationen betrachten, dann sind wir als Psychotherapeuten im Grunde genommen darauf angewiesen, einen Pool an effektiven Techniken und einen konzeptuellen Rahmen für die Arbeit mit interaktionellen Problemen und PS zu haben.

Wenn Sie dieses Buch in der Hand halten und mit dem Lesen schon so weit gekommen sind, dann muss ich vermutlich nicht mehr versuchen, Sie von der Wirksamkeit und der klinischen Relevanz der Schematherapie (ST) zu überzeugen. Deswegen erspare ich uns jetzt die Aufzählung von Wirksamkeitsbelegen und Studienergebnissen und möchte mit Ihnen stattdessen meine persönlichen Gründe teilen, nach inzwischen fast 15 Jahren Schematherapieerfahrung weiterhin von ihr so begeistert zu sein:

- ST bietet uns ein sehr *konkretes Instrumentarium* für den Umgang mit den größten Herausforderungen in der Arbeit mit PS: Beziehungsaufbau und Umgang mit Konflikten in der Therapie, Stabilität der Therapiemotivation, Zielklärung, Arbeit mit emotionalen und kognitiven Mustern und Verhaltensmodifikation.

- ST ist auch ein *Instrument zur systematischen Selbsterfahrung*, denn mit dem Modusmodell lässt sich nicht nur das Verhalten eines persönlichkeitsgestörten Patienten erklären. Einerseits können wir bei der Bearbeitung interaktioneller Probleme zwischen uns und unseren Patienten »die gleiche Sprache« und die gleichen Techniken anwenden, um seine und unsere emotionalen, kognitiven und motorischen Reaktionen zu erklären sowie um den Konflikt zwischen uns zu begreifen. Andererseits bietet es sich natürlich an, auch im Kontext reiner Selbsterfahrung mit dem Modell zu arbeiten und diese Prinzipien auf uns und unsere eigenen Probleme anzuwenden.
- ST ist aufgrund ihrer transdiagnostischen, neurobiologischen und verhaltensanalytischen Fundamente hoch kompatibel mit zahlreichen anderen, nicht nur verhaltens-, sondern im Allgemeinen psychotherapeutischen Techniken und modernen Methoden.
- ST macht Spaß! Die Arbeit mit erlebnisorientierten Techniken wie z. B. Übungen mit mehreren Stühlen stellt eine hervorragende Möglichkeit dar, in verhältnismäßig wenig Zeit einem Menschen zu helfen, eigene Muster besser zu verstehen sowie mit unserer Hilfe aktiv zu intervenieren, um neue Möglichkeiten des Umgangs mit eigenen Gefühlen, Gedanken und Handlungstendezen auszuprobieren. Nicht nur ermöglichen solche Übungen sehr gezielt emotionale Aktivierung, Distanzierung und schaffen Raum für neue Interventionen, sie sind auch sehr lebendig und häufig »spielerisch-erfrischend«, was Patienten und Therapeuten motiviert. Auch das ist eine wichtige persönliche Antwort auf die Frage »Wieso Schematherapie?«: Weil sie Spaß macht! Und ganz nebenbei gesagt: Kinder lernen viel besser und effektiver, wenn sie in einer spielerischen Atmosphäre Spaß haben – wieso soll es bei uns Erwachsenen anders sein?

Der Aufbau dieses Buches und die praktische Anwendung

Dies Buch wurde als praktischer Leitfaden für die psychotherapeutische Praxis konzipiert, »von der Diagnostik und Probatorik bis zur Rückfallprophylaxe«.

Teil I beschäftigt sich in Kompaktform mit den wesentlichen theoretischen Grundlagen. Neben den drei »Säulen« der Schematheorie (Emotionale Grundbedürfnisse, Schemata und Schema-Modi) finden Sie dort die Grundlagen der interpersonellen und kontextuellen Perspektive in der Schematherapie.

Im Teil II finden Sie technische Grundlagen mit einem Überblick aller wichtigen Techniken sowie allgemeine praktische Empfehlungen.

Teil III zeigt Ihnen mit sehr vielen Übungsanleitungen die konkrete Umsetzung vom Erstgespräch bis zur Rückfallprophylaxe.

Sie können das Buch natürlich in der chronologischen Reihenfolge durchlesen. Sie können aber auch gezielt nach bestimmten Techniken im Umgang mit spezifischen Situationen suchen und es als »Nachschlagewerk« verwenden.

Teil I: Theoretische Grundlagen

1 Emotionale Grundbedürfnisse

Eine wichtige Annahme der Schematherapie (und möglicherweise der Psychotherapie im Allgemeinen) besteht im Postulat universeller emotionaler Grundbedürfnisse. *Universell* bedeutet, dass diese so tiefgreifend sind, dass sie in jedem Menschen zu finden sind. Dies schließt natürlich nicht aus, dass von Individuum zu Individuum Unterschiede in der Intensität oder sogar der Priorisierung festgestellt werden können.

Vielleicht stellen Sie sich jetzt die Frage: »*Wieso soll man sich mit emotionalen und insbesondere kindhaften Bedürfnissen beschäftigen, wenn man mit erwachsenen Patienten arbeitet?*« Weil sich erst durch das mitfühlende Erleben des frustrierten Kindes in seiner damaligen Lebensumwelt die nachfolgend entwickelten Bewältigungsreaktionen verstehen lassen, die sich jetzt in der Interaktion mit dem Therapeuten und anderen Personen im jetzigen Leben wieder zeigen. Das Wissen, dass sich diese Person im Inneren gerade sehr verletzbar fühlt, sich schämt oder sogar panische Angst hat, erneut entwertet oder misshandelt zu werden, kann uns helfen, mit dem vordergründig gezeigten Verhalten effektiver umzugehen und dieses weniger persönlich zu nehmen. Dies kann in der unmittelbaren Arbeit sehr hilfreich sein, z. B. wenn ein narzisstischer Patient uns entwertet oder eine emotional instabile Patientin dissoziiert. Im zweiten Schritt hilft die konkrete Frage »Was hätte dieser Mensch anstelle dessen eigentlich gebraucht«, die aktivierten Bedürfnisse jetzt in der Therapie im Sinne einer korrigierenden emotionalen Erfahrung zu befriedigen. So erleben Patienten, dass es eine Alternative gibt zu ihren automatisierten, dysfunktionalen Bewältigungsreaktionen, und können im Erwachsenenmodus lernen, heute durch funktionales Verhalten ihre ja unverändert vorhandenen Grundbedürfnisse besser zu befriedigen.

In der deutschsprachigen schematherapeutischen Literatur werden Sie vor allem zwei Systematiken finden (► Tab. 1.1):

Tab. 1.1: Emotionale Grundbedürfnisse nach Young (2005) und Grawe (1998)

Grundbedürfnisse nach J. Young	Grundbedürfnisse nach K. Grawe
1. Sichere Bindung zu anderen Menschen 2. Autonomie, Kompetenz und Identitätsgefühl 3. Realistische Grenzen 4. Freiheit, eigene Bedürfnisse und Emotionen auszudrücken 5. Spontaneität und Spiel	1. Bindung 2. Kontrolle 3. Selbstwert 4. Lustgewinnung und Unlustvermeidung

Das Modell von Young ist vor allem phänomenologisch-deskriptiv und beschreibt emotionale Grundbedürfnisse aus der *Perspektive eines Kindes*. Grawes Modell beschreibt emotionale Grundbedürfnisse *aus erwachsener Sicht*, weswegen ein Bedürfnis nach realistischen Grenzen hier kein direktes Korrelat findet. Dieses fehlende Bedürfnis nach realistischen Grenzen in Grawes Modell kann als »Kontrolle und Orientierung nach innen« (d. h. im Sinne von Impulskontrolle) verstanden werden (Roediger 2016). So lassen sich diese zwei Systematiken gut aufeinander beziehen.

Grundbedürfnisse aus einer biologischen Perspektive

Youngs und Grawes Systematiken sind v.a. psychologische Modelle. Emotionale Grundbedürfnisse haben jedoch ein tiefes biologisches Substrat und sind nicht nur menschliche Phänomene. Ich möchte Sie auf die Arbeit von Panksepp (2011) aufmerksam machen: Er unterscheidet auf einer physiologischen Ebene sieben fundamentale neurobiologische Motivationssysteme: *Seeking* (Neugier-System), *Rage* (Selbstbehauptungssystem), *Fear* (sicherheitsorientiertes Selbstschutzsystem), *Lust* (lustorientiertes System), *Care* (Versorgungssystem), *Panic* (Verlassenheitssystem) und *Play* (Spielsystem). Nach Panksepps Forschung (2011) ist bei drei Systemen das Hormon Oxytocin involviert: *Care, Play und Lust* (wobei das Verlassenheitssystem *Panic* eines Kindes mit dem Versorgungssystem auf Bezugspersonenseite interagiert). Oxytocin gilt bekanntlich als »Bindungshormon« und bildet eine biologische Grundlage von Vertrauen und bindungsbezogenem Verhalten (Kosfeld et al. 2005, Strathearn et al. 2009, Buchheim et al. 2009). Die Systeme *Seeking, Rage und Fear* weisen einen ganz anderen Charakter auf und zeigen eine grundsätzliche Selbstbehauptungstendenz.

1.1 Die dimensionale Perspektive: Bindung und Selbstbehauptung

Einerseits im Sinne einer maximalen Komplexitätsreduktion, andererseits aber auch aufgrund der klinischen Erfahrung in der Umsetzung schematherapeutischer Konzepte wird in diesem Buch mit den zwei vermutlich fundamentalsten, phylogenetisch bedingten Grundtendenzen gearbeitet: *Bindung* (d. h. liebevoll-entspannte Hinwendung zu anderen im Sinne pro-sozialen Verhaltens) und *Selbstbehauptung* (d. h. angespannt selbstbezogen-kontrollorientiertes Verhalten).

Bindung

Die sichere Bindung zu anderen Menschen ist nicht nur aus emotionaler Sicht von hoher Bedeutung, sondern stellt auch eine Bedingung für das Überleben eines

Neugeborenen dar: Im Vergleich zu anderen Tierarten werden wir Menschen sehr unreif geboren und benötigen mehrere Jahre bis zur Erreichung der notwendigen Reife, um selbstständig zu überleben. In fMRT-Studien konnte gezeigt werden, dass bei Menschen das Erleben von Isolation und Ausgrenzung zu fast den gleichen Aktivierungen in der Inselregion des Kortex führt wie das Erleben von körperlichem Schmerz (Eisenberger et al. 2003). Das Bindungsbedürfnis sorgt dafür, dass Menschen Gruppen bilden und miteinander sozialisieren und kooperieren.

Der Wunsch nach sozialer Zugehörigkeit und nach Kontakt zu anderen Artgenossen ist nicht nur bei Menschen basal: Säugetiere könnten im Allgemeinen ohne eine starke Bindung zwischen Mutter und Kind nicht existieren. Wie verhält es sich jedoch mit ausgewachsenen Säugetieren? Harlow wies bereits 1958 nach, dass auch bei Rhesusaffen das Bindungsbedürfnis stärker ist als das Bedürfnis nach konstanter Nahrungsaufnahme. Auch Cairns postulierte 1966 eine allgemeine bindungsorientierte Verhaltenstendenz bei Säugetieren und konnte verschiedene Faktoren herausarbeiten, die den Bindungsaufbau verschiedener Tierarten beeinflussen. Aber auch ohne eine ausführliche Literaturrecherche begegnet uns das Bindungsbedürfnis anderer Tierarten alltäglich: Wie reagiert bspw. ein Hund, wenn sein Herrchen nach vielen Stunden Abwesenheit wieder da ist?

Selbstbehauptung

Der Wunsch nach autonomen Handlungen ist ebenfalls nicht nur bei Menschen zu beobachten, sondern ebenso eine Regung, die Ihnen auch alltäglich begegnen wird, wenn Sie Haustierbesitzer sind – besonders wenn Ihr tierischer Mitbewohner eine Katze ist. Selbstbehauptung stellt die andere Seite dieser Polarität dar und beinhaltet alloplastisch-externalisierende Tendenzen des Organismus, die auch im physiologischen Sinne zur Aktivierung führen und einerseits selbstwirksames und zielgerichtetes, andererseits in sozialen Situationen dominantes Verhalten ermöglichen.

1.1.1 Wieso eine dimensionale Perspektive?

Aus theoretischer Sicht hat solch ein dimensionales Verständnis mit zwei Grundpolaritäten als fundamentaler Beschreibungsebene sozialer Beziehungstendenzen eine historische Tradition und findet in zahlreichen Denkmodellen seinen Niederschlag: Der Philosoph David Bakan (1976) unterscheidet bspw. zwischen »Communio« und »Actio« und Sigmund Freud (1920) stellt im Rahmen seiner Strukturtheorie die Hypothese einer ebenso dichotomischen Zuordnung von Trieben in »Eros« (bindungsorientierte Tendenz oder »Lebenstriebe«) und »Thanatos« (selbstbehauptungs- und Individualisierungsorientierte Tendenz oder »Todestriebe«).

Das »2-Polaritäten-Prinzip« finden Sie aber auch in unserem vegetativen Nervensystem: Sympathikus (Aktivität und Energieverausgabung) und Parasympathikus (Passivität und Erholung) bilden eine solche Dimension. Die folgende Tabelle zeigt einen Überblick solcher Polaritäten entlang der übergeordneten Dimension Bindung ←→ Sebstbehauptung (▸ Tab. 1.2).

Tab. 1.2: Die Polarität von Bindung und Selbstbehauptung im Überblick

	Bindung	**Selbstbehauptung**
Motivationssysteme (Panksepp)	Play, Care, Lust, Panic	Fear, Rage, Seeking
Emotionale Grundbedürfnisse nach Grawe	• Bindung • Lust und Spiel	• Kontrolle • Selbstwert
Emotionale Grundbedürfnisse nach Young	• Bindung • realistische Grenzen • Spiel/Spontaneität	• Autonomie und Kompetenz • Freiheit, sich zu äußern
Autonomes Nervensystem	Parasympathikus	Sympathikus
Aufmerksamkeitsfokus	nach innen gerichtet	nach außen gerichtet
Physiologische Reaktion	Ruhe, Entspannung	Aktivierung, Anspannung
Atmungsart	Bauchatmung	Brustatmung
Metabolische Tendenz	Regeneration	Verausgabung
Soziale Tendenz	prosozial/kooperativ	egozentrisch/dominant
Sichtbares Verhalten	Unterwerfung	Dominanz/Kampf ggf. Vermeidung/Flucht
Basisemotionen bei Frustration	Angst/Trauer	Ekel/Ärger
Kognitive Bewertung	selbstkritisch	fremdkritisch

1.1.2 Wie interagieren Bindung und Selbstbehauptung?

Die Polyvagale Theorie von Porges (2011) liefert dabei eine mögliche Antwort. Mit dem Begriff der »Neurozeption« beschreibt er einen vegetativen (unbewussten) Prozess, der nach der Wahrnehmung von Umweltreizen in der aktuell erlebten Situation (wie z. B. bei der Begegnung mit einem fremden Menschen auf der Straße) eine Einstufung dieser Situation in die Kategorien »sicher«, »gefährlich« oder »lebensbedrohlich« ermöglicht. Porges postuliert eine zentrale Funktion des Vagusnervs sowie drei Subsysteme des autonomen polyvagalen Nervensystems, wobei er von einer Hierarchisierung ausgeht. Der Organismus wählt zuerst den neuesten Komplex (ventrovagal) und greift auf den jeweiligen älteren zurück, wenn der neuere nicht funktioniert.

Das *ventrovagale (parasympathische) System*. Der ventrovagale Zweig des Vagusnerves ist phylogenetisch jünger, myelenisiert und kommt nur in Säugetieren vor. Dieser Zweig steht in Verbindung mit Herz, Lunge und Verdauungssystem und ist in der Lage, sympathische Aktivierungen zu hemmen (die sogenannte »Vagus-Bremse«), da diese in einer sicheren Umgebung nicht notwendig sind und soziale Interaktionen stören. Durch die Regulation sympathischer Reaktionen werden in sozialen Interaktionen Ärger und Angst reguliert und die Aktivierung der Hypothalamus-Hypophysen-Nebennierenrinden-Achse (HPA-Stressachse) gesenkt. Dieses System ermöglicht eine prosoziale Selbstberuhigung, bewusstes Atmen, sorgfältige Wortwahl und insgesamt bindungsbezogene Annäherung. Darüber hinaus reguliert der Vagusnerv teilweise unsere Gesichtsmuskulatur sowie Muskeln im Mittelohr und in Augenliedern sowie Muskeln beteiligt in der Bewegung des Kopfes. Durch diese Regulation von Mimik ist das ventrovagale System auch in der Lage, nicht nur sich selbst sondern auch anderen Menschen in unsere Umgebung ein Gefühl von Sicherheit und Beruhigung zu vermitteln.

Der *Sympathikus* aktiviert den Körper und mobilisiert ihn zu den körperlichen Reaktionen Flucht oder Kampf. Der Sympatikus ist ebenfalls myelenisiert, was schnelle Informationsübertragungen ermöglicht.

Das *dorsovagale System* ist ein Überlebenssystem. Der dorsale Anteil des Vagus ist nicht myelenisiert und interagiert mit dem Hirnstamm, der genetisch »programmiert« ist. Unter Lebensgefahr schaltet der dorsale Vagus unsere phylogenetisch jüngeren Hirnstrukturen über das Hormonsystem aus. Das explizite Gedächtnis wird vom Entscheidungsprozess ausgeschlossen, dadurch wird die Reaktionszeit verkürzt. Unter Lebensgefahr schaltet der dorsale Zweig des Vagusnerves Herz, Atmung und Verdauung auf Minimalbetrieb: Puls und Blutdruck sinken dabei dramatisch, man atmet kaum noch und die Stoffwechselaktivität wird praktisch eingestellt. Dies führt zu Immobilität (Freezing oder Totstellreflex).

1.2 Emotionale Grundbedürfnisse sind keine konkreten Wünsche

Wir unterscheiden sehr gezielt zwischen konkreten Wünschen und Grundbedürfnissen. Unter »konkretem Wunsch« verstehen wir ein von außen gut sichtbares Geschehen im Sinne einer Szene oder einer bestimmten Handlung, wie etwa *»Bitte nimm mich in den Arm« oder »Ich möchte, dass Du heute den Müll runterbringst.«* Wünsche sind im Kontext dieser Unterscheidung in der Regel situationsabhängig, eher wenig flexibel und als »Du-Formulierungen« gut darstellbar. Grundbedürfnisse dahingegen sind nicht situations- oder personenabhängig und vor allem als »Ich-Formulierungen« darstellbar. Vielleicht können wir dazu eine kurze Selbsterfahrungsübung machen, einverstanden?

Selbsterfahrungsübung

Wir werden eine kleine Imaginationsübung versuchen. Falls Sie bereits Erfahrung mit Imaginationstechniken haben (oder sogar an einem Seminar an unserem Institut zu diesem Thema teilgenommen haben), dann wissen Sie natürlich schon, dass es durchaus empfehlenswert ist, sich zwar bequem hinzusetzen aber sich nicht ganz in den Stuhl »fallen zu lassen«, insbesondere wenn man müde ist. Und Sie wissen auch, dass Imaginationsübungen häufig besser funktionieren, wenn der Übende mit beiden Füßen auf den Boden sitzt und dabei die Augen entweder zumacht oder – wenn dies nicht möglich ist – den Blick auf den Boden richtet. Dann können wir jetzt mit der Übung beginnen!

Teil 1

Zuerst werde ich Sie bitten, sich diese Frage zu stellen: *Was müsste heute Abend konkret passieren, so dass ich mich freue und glücklich fühle?* Ich meine tatsächlich eine konkrete Beschreibung eines Erlebnisses. Sie könnten z. B. sagen, Sie wünschen sich vor allem, dass wenn Sie von der Arbeit nach Hause kommen, Ihre Kinder oder Ihr(e) Partner(in) auf Sie warten und Ihnen sagen, wie sehr sie sich freuen, weil Sie wieder da sind. Vielleicht wünschen Sie, dass jemand für Sie ein spezielles Gericht zubereitet. Oder Sie wünschen sich einen Überraschungsbesuch durch einen engen Freund. Es gibt sehr viele Möglichkeiten. Versuchen Sie, sich für ein Bild zu entscheiden. Anschließend werden Sie versuchen, möglichst mit geschlossenen Augen, sich auf die Situation gedanklich einzulassen und diese so lebhaft wie möglich zu erleben. Vor dem inneren Auge sollte sich das Ganze wie ein Film abspielen, wobei Sie sich auf Ihr emotionales Erleben und Ihre Körperempfindungen konzentrieren werden.

Wenn Sie die Situation gewählt haben und bereit sind, dann suchen Sie jetzt die passende Sitzhaltung und machen Sie wenn möglich die Augen zu, um sich möglichst intensiv mit dem »Wunschbild« zu beschäftigen. Nehmen Sie sich dafür 3–4 Minuten Zeit und lesen Sie unten erst weiter, wenn Sie mit Teil 1 fertig sind!

Teil 2

Wenn Sie ein passendes Bild gewählt hatten, dann ist die Wahrscheinlichkeit groß, dass Sie gerade Freude erlebten und ein angenehmes, warmes Gefühl ums Herz wahrgenommen haben. Ich muss Sie leider warnen: Mit der nächsten Aufgabe werden wir dieses schöne Gefühl leider wieder verschwinden lassen. Ich werde Sie bitten, wieder ca. 3–4 Minuten die Augen zu schließen und sich vorzustellen, dass heute Abend genau das Gegenteil dessen eintritt, was Sie sich vorhin vorgestellt haben. Auch hier versuchen Sie bitte, diese Situation möglichst konkret und lebhaft zu erleben und achten Sie erneut v.a. auf Ihr emotionales Erleben und Ihre körperlichen Reaktionen. Bereit? Dann machen Sie bitte erneut die Augen zu und lesen Sie erst weiter, wenn Sie mit Teil 2 fertig sind.

Teil 3

Welches Bild kam Ihnen in den Sinn? Die Aufgabe, sich »das Gegenteil« vorzustellen, kann ja verschiedene Alternativbilder ergeben haben. Aber bevor wir wieder in die »Erklärung« gehen, möchte ich Ihnen noch diese Frage stellen: *Was vermissen Sie bei der zweiten Vorstellung? Was kommt zu kurz? Was brauchen Sie wirklich? Was fehlt Ihnen?* Versuchen Sie, eine Antwort darauf zu finden, bevor Sie weiterlesen!

Emotionale Grundbedürfnisse sind tiefere »Grundtendenzen«, wobei deren Umsetzung je nach Situation sehr unterschiedlich aussehen kann. Konkrete Wünsche können also als mögliche Realisierungen dieser Grundbedürfnisse angesehen werden. Und in den meisten Fällen lassen sich Alternativen finden. Deswegen ist diese Unterscheidung so wichtig!

Wieso ist also diese Unterscheidung so wichtig? Das Festhalten an konkreten Wünschen ist im Prinzip die Einladung zur Aktivierung eines Bewältigungsmodus. Und Bewältigungsmodi sind wiederum die Einladung zu Konflikten und psychopathologischen Symptomen.

Fallbeispiel: Emotionale Grundbedürfnisse

Eine 24-jährige Patientin mit einer Borderline-Persönlichkeitsstörung (BPS) wurde während der Behandlung von ihrem Freund verlassen. Ihre Ursprungsfamilie lebte weit weg in einem anderen Bundesland, und als ihr Freund sie bat, aus dessen Wohnung bald auszuziehen, versuchte die Patientin zunächst ihren Vater zu kontaktieren. Ihr Vater hatte die Familie verlassen, als sie noch ein Kind war, und war in den ganzen Jahren kaum präsent gewesen, sodass auch dieses Mal keine wirklich positive Reaktion seinerseits zu erwarten war. Und in der Tat reagierte er ablehnend und desinteressiert, was die Patientin sehr verletzte und auch wütend machte. Während der Arbeit mit mehreren Stühlen wurde klar, dass sie sich nach Bindung und Nähe sehnte, gleichzeitig aber den sehr konkreten Wunsch hatte, diese endlich von ihrem Vater zu bekommen. Dieser Wunsch war sehr unflexibel und sie zeigte große Schwierigkeiten, von diesem loszulassen. Erst im Verlauf der Übung konnte sie Kontakt mit ihrer Traurigkeit und Einsamkeit aufnehmen und feststellen, dass sie einfach Nähe und Wärme brauchte. Und dass sie diese von Freunden vor Ort und auch von ihrer Mutter sowie deren Partner bekommen konnte.

Ein weiterer »strategischer« Grund für die Unterscheidung zwischen Wünschen und Grundbedürfnissen ist auch die Erfahrung, dass sich beim Fokus auf Grundbedürfnisse viel schneller Basisemotionen erkennen und aktivieren lassen, die sich wiederum entsprechend den Kindmodi »hinter den Kulissen« zuordnen lassen. Aber das sind Konzepte, die ich Ihnen noch nicht erklärt habe. Lassen Sie uns gleich zum nächsten Kapitel gehen und weitermachen!

1.3 Fazit

Es gibt zahlreiche psychologisch-deskriptive Modelle zur Konzeptualisierung emotionaler Grundbedürfnisse, wobei Youngs und Grawes Systematiken in der schematherapeutischen Literatur am Bekanntesten sind. Die Arbeit mit den Grundpolaritäten Bindung und Selbstbehauptung ersetzt keinesfalls diese Systematiken!

Ihnen vertraute Modelle sowie die bereits erwähnten Systematiken lassen sich sehr gut entlang dieser Dimension platzieren und ich kann Sie nur ermutigen, dies zu versuchen, falls Sie gerne mit einem anderen Modell arbeiten. Der praktische Gewinn in der direkten Arbeit mit Patienten ist sehr groß: Es vereinfacht enorm die Psychoedukation und es ermöglicht uns eine sehr flexible/lebendige Anwendung des Modells, denn Basisemotionen, Schemata und insbesondere Modi lassen sich sehr gut entlang dieser Dimension einordnen. Die zwei Polaritäten bilden darüber hinaus die Basis für die Unterscheidung zwischen »internalisierenden und externalisierenden« Modusdynamiken (▸ Kap. 5). Aber so weit sind wir noch nicht. Lassen Sie uns als Nächstes mit dem Schemakonzept weitermachen.

2 Emotionsgeneration und -regulation

2.1 Basisemotionen

Emotionen haben aus einer biologischen und evolutionspsychologischen Perspektive einen *Signalcharakter*, sowohl für einen selbst als auch für die Umwelt. Einerseits liefern emotionale Reaktionen sehr wichtige »intrapsychische Informationen« für einen selbst und weisen einen darauf hin, dass Grundbedürfnisse in der aktuellen Interaktion mit der Umwelt befriedigt bzw. frustriert werden. Andererseits signalisieren emotionale Reaktionen eines Individuums und insbesondere deren Ausdruck in Mimik und Gestik der Außenwelt, wie es demjenigen geht und was er gerade braucht, vermisst oder nicht ausreichend bekommt. Darüber hinaus haben Emotionen eine *verhaltensregulative Funktion*, denn sie beinhalten Handlungstendenzen und beeinflussen somit unsere Verhaltensweisen und sichtbaren Handlungen.

Paul Ekman (2003) beschreibt vor dem Hintergrund der Forschung kulturunabhängiger emotionaler Ausdrücke (insbesondere Mimik) fünf Basisemotionen: *Angst, Traurigkeit, Ekel, Ärger und Freude*. Diese fünf Grundemotionen bilden nicht nur die Essenz zwischenmenschlicher emotionaler Reaktionen sehr gut ab, sondern ermöglichen in unserer Erfahrung eine sehr gute Differenzierung in der Psychoedukation und in der direkten Arbeit mit Patienten. Während die ersten vier Basisemotionen als »Alarmzeichen« für die Frustration emotionaler Grundbedürfnisse angesehen werden können und in engem Zusammenhang mit den anschließenden Reaktionen auf der Handlungsebene stehen, stellt die 5. Basisemotion Freude ein Zeichen der »Entwarnung« bzw. der Befriedigung emotionaler Grundbedürfnisse dar.

2.2 Neurobiologische Grundlagen

Es gibt mehrere kortikale und subkortikale Strukturen, die in der affektiven Verarbeitung von Stimuli und der Emotionsgeneration und -regulation involviert sind. Aktuelle Forschungsergebnisse weisen bzgl. der Emotionsgeneration insbesondere auf die zentrale Rolle von vier Regionen hin (Ochsner et al. 2012; Paus 2001; Pessoa und Adolphs 2010): die *Amygdala*, der *Hippocampus*, das *ventrale Striatum* und der *ventromediale präfrontale Kortex* (VMPFC), der die emotionale »Bedeutsamkeit« der in den ersten drei Strukturen »bottom-up« generierten emotionalen Stimuli beobachtet und bewertet. Die Amygdala ist nicht nur bei Angstreaktionen aktiv (wie früher angenommen), sondern vermutlich in komplexer Weise an der gesamten Arousalmodulation und der sozial-emotionalen Einschätzung von Stimuli beteiligt. Also auch bei belohnungsversprechenden sozialen Situationen (Damasio et al. 2000).

Insbesondere Regionen des lateralen präfrontalen Kortex (LPFC) scheinen eine zentrale Funktion bei der »top-down« Modulation der o. g. Strukturen und somit bei der Regulation emotionaler Reaktionen zu spielen: der ventrolaterale präfrontale Kortex (VLPFC) und der dorsolaterale präfrontale Kortex (DLPFC; Ochsner et al. 2012). Der VMPFC scheint nicht nur bei der Emotionsgeneration eine wesentliche Rolle zu spielen, sondern auch zwischen DLPFC und der Amygdala während der emotionalen »Bewertung« externer Stimuli zu vermitteln und somit eine Schlüsselrolle auch in der Emotionsregulation zu spielen. Banks et al. (2007) konnten z. B. nachweisen, dass die Interaktion zwischen Amygdala (Emotionsgeneration) und diesen beiden Strukturen bei Menschen mit besserer Affektregulation signifikant höher ist.

2.2.1 Komplexe neuronale Netzwerke (»large scale brain networks«)

Komplexe Prozesse im Gehirn werden in der modernen neurobiologischen Forschung weniger als Aufgabe einzelner Strukturen, sondern als das Ergebnis der funktionalen Zusammenarbeit verschiedener Strukturen verstanden. Eine Gruppe von synchron aktiven Hirnregionen wird in diesem Kontext als Netzwerk bezeichnet.

In rs-fMRI (resting state functional MRI)-Studien konnten zwei antikorrelierte Netzwerke identifiziert werden (Seeley et al. 2007), welche in Bezug auf Emotionsgeneration und -regulation von hoher Relevanz zu sein scheinen: das Ruhezustandsnetzwerk (default mode network DMN) und das exekutive Kontrollnetzwerk (executive control network ECN). Das Salienznetzwerk (salience network SN) scheint eine entscheidende Rolle beim »Wechseln« zwischen DMN und ECN zu spielen (Menon und Uddin 2010; Menon 2015).

Default Mode Network (DMN)

Das Ruhezustandsnetzwerk (DMN), auch Standardnetzwerk genannt, aktiviert sich, wenn der Fokus der Aufmerksamkeit nicht nach außen, sondern nach innen gerichtet wird und der Mensch sich in einer Art Ruhezustand befindet, in dem er selbstreflektiert in Kontakt mit eigenen Gedanken, Emotionen, Motivationen und autobiografischen Erinnerungen kommt sowie seine Zukunft plant und verschiedene Perspektiven visualisieren kann (Raichle und Snyder 2007; Buckner et al. 2008). Der VMPFC gilt als wesentlicher Kern des DMN, wobei auch die Amygdala und der Hippocampus damit in Verbindung gebracht werden. Auch zum DMN gehören der dorsomediale präfrontale Kortex (DMPFC), der perigenuale anteriore cinguläre Kortex (pACC) und der posteriore cinguläre Kortex (PCC), der inferiore Parietallappen (IPL) und der laterale temporale Kortex (LTC).

Executive control network (ECN)

Exekutive Kontrollnetzwerke sind aktiv während Tätigkeiten und kognitiv anspruchsvollen Aufgaben, welche nach Außen gerichtete Aufmerksamkeit benötigen (Seeley et al. 2007; Fox et al. 2005; Uddin et al. 2009). Die ECN-Aktivierung ermöglicht im Gegenteil zum DMN eine zielgerichtete Aufmerksamkeitsfokussierung und spielt somit eine entscheidende Rolle bei der Entstehung lösungsorientierten außengerichteten Verhaltens. Der DLPFC gilt als der wesentliche Kern des ECN, zusammen mit dem ventrolateralen präfrontalen Kortex (VLPFC) und dem superioren Parietallappen (SPL). DMN und ECN sind wie bereits erwähnt antikorrelierend: ECN-Aktivierung führt zur Hemmung vom DMN.

Salience network (SN)

Dieses Netzwerk scheint nicht nur eine wichtige Rolle bei der Identifikation und Integration bedeutsamer emotionaler und sensorischer Stimuli zu spielen, sondern beeinflusst auch die Fokussierung der Aufmerksamkeit und die Verwaltung von Ressourcen des Arbeitsgedächtnisses (Menon 2015). Das Salienznetzwerk könnte dabei also eine wesentliche Rolle beim gerichteten »Wechsel« zwischen DMN und ECN spielen. Die wesentlichen Kerne des SN sind die anteriore Inselrinde oder Insula (AI) und der dorsoanteriore cinguläre Kortex (dACC). Zum SN zählen aber auch subkortikale/limbische Strukturen: Amygdala, Ventrales Striatum und Substantia nigra. Dieses Netzwerk scheint aufgrund seiner dynamischen »Mediationsrolle« zwischen DMN und ECN bei zahlreichen komplexen Funktionen beteiligt zu sein, unter anderem beim sozialen Verhalten und der zwischenmenschlichen Kommunikation (Craig 2009; Menon und Uddin 2010; Menon 2015).

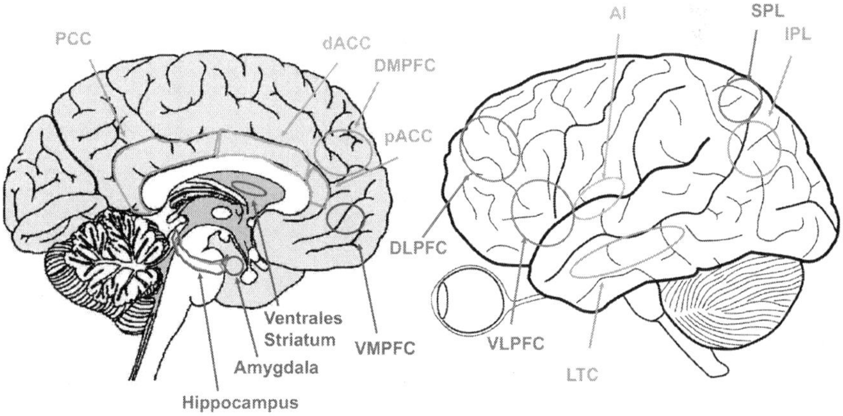

Abb. 2.1: Neurobiologische Grundlagen (Smesny 2018, S. 2; Abdruck mit freundlicher Genehmigung)

Psychotherapeutische Techniken unterbrechen automatisierte außenfokussierte Bewältigungsreaktionen (ECN) und versetzen den Patienten gezielt in selbstreflexive Zustände (DMN), bei denen der Fokus der Aufmerksamkeit auf sich und die eigene »Innenwelt« gerichtet wird. Anschließend wird in der Psychotherapie das Erlernen bewusster Kontrollfertigkeiten mittels konkreter Übungen angestrebt, bei denen der Patient seine Aufmerksamkeit wieder nach außen orientiert und neue adaptivere Bewältigungsstrategien ausübt (ECN).

2.3 Akzeptanz als Emotionsregulationsstrategie

Psychologische Modelle zum Verständnis von Emotionsregulation können prinzipiell in zwei Gruppen kategorisiert werden: Modelle mit Fokus auf Veränderungsstrategien und Modelle mit Fokus auf Akzeptanz. *Akzeptanzorientierte Modelle* sind verhältnismäßig neue Entwicklungen. In diesem Fall erfolgt Emotionsregulation nicht durch direkte Veränderung, sondern »indirekt« im Rahmen des Erlernens von Strategien zur emotionalen Akzeptanz, welche sich in Verfahren der 3. Welle der Verhaltenstherapie wie DBT oder ACT wiederfinden. Patienten werden dabei angeleitet, Bewältigungsversuche im Sinne einer aktiven Emotionsregulation zu unterlassen und stattdessen angehalten, Emotionen wahrzunehmen und aus einer funktionellen inneren Distanz zu beschreiben und zu akzeptieren, ohne gegen sie anzukämpfen.

Während Behandlungsstrategien in der Schematherapie ursprünglich entsprechend der kognitiv-verhaltenstherapeutischen Tradition stark zu einem veränderungsorientierten Denken im Umgang mit emotionalen Aktivierungen tendierte, nähern sich Weiterentwicklungen innerhalb der modernen Schematherapie deutlich den Verfahren der 3. Welle an und integrieren sowohl veränderungsorientierte als auch akzeptanzbasierte Strategien der Emotionsregulation.

3 Das Schemakonzept

3.1 Die Lerntheorie der Schemaentstehung

Wenn emotionale Grundbedürfnisse eines Kindes unmittelbar frustriert werden, dann kommt es zunächst zu einer emotionalen Reaktion. Es kann angenommen werden, dass die Intensität dieser Reaktion im Zusammenhang mit der Intensität der Frustration steht. Abhängig davon, ob eher das Bindungs- oder das Selbstbehauptungsbedürfnis frustriert ist, erlebt das Kind Angst, Trauer, Ekel (genervt sein) oder Ärger, mit entsprechenden physiologischen Reaktionen. Als Möglichkeiten der Bewältigung stehen dem Kind vier prototypische Strategien zur Verfügung: *Folgen* (prosoziales Verhalten), *Erstarren* (über sich ergehen lassen), in die *Flucht* gehen und *Kämpfen*. Die Wahl der Reaktion wird möglicherweise durch das Temperament beeinflusst, v. a. jedoch durch die bisherige Lerngeschichte. Denn die sichtbare Handlung des Kindes führt zu einer Reaktion des Umfelds. Insbesondere die sich wiederholenden Reaktionen wichtiger Erziehungspersonen beeinflussen im Sinne eines operanten Lernens das künftige Verhalten des Kindes. Nicht nur die sichtbaren Handlungstendenzen des Kindes werden im Hinblick auf deren »Effektivität« im Umgang mit anderen Menschen im Rahmen dieses Lernprozesses erlernt, sondern auch die emotionalen und physiologischen Reaktionsanteile. Dadurch entstehen komplexe emotionale Erlebnis- bzw. unbewusste Bewertungsmuster. Dazu gehören auch die Hinweisstimuli im Sinne der klassischen Konditionierung. Kognitive Regeln werden extrahiert und Aussagen/Denkmuster der wichtigen Erziehungsfiguren internalisiert, was zur Entstehung von Grundüberzeugungen führt. Der komplexe Niederschlag solcher sich wiederholenden Erfahrungen bestehend aus erlernten Hinweisstimuli, emotionalen und physiologischen Reaktionen sowie kognitiven (später versprachlichten) Grundüberzeugungen stellt Erlebnismuster dar und wird im Kontext der ST im theoretischen Konstrukt eines »Schemas« zusammengefasst (► Abb. 3.1).

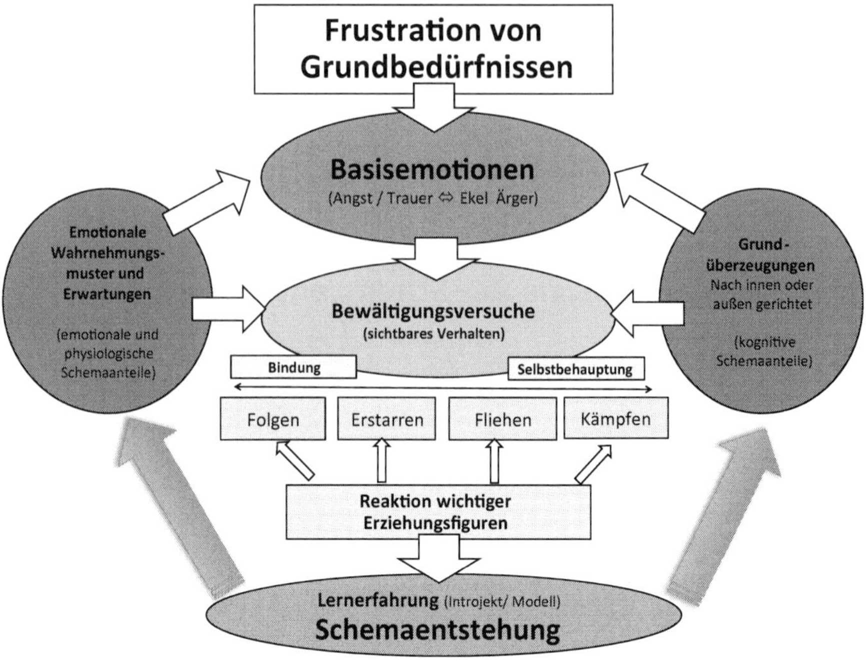

Abb. 3.1: Die Lerntheorie der Schemaentstehung

3.2 Frühe maladaptive Schemata

Frühe maladaptive Schemata können primär als Erlebnismuster verstanden werden, die vor dem Hintergrund genetischer Prädispositionen als Ergebnis toxischer Beziehungserfahrungen in der Kindheit entstehen und im Erwachsenenalter die Art und Weise beeinflussen, wie wir uns, andere und unsere Umwelt im Kontext einer aktuellen Situation emotional wahrnehmen und interpretieren.

Young postulierte vier Kategorien von Lebenserfahrungen, die zu Frustration von Grundbedürfnissen und zur Entstehung dysfunktionaler Schemata führen: Fehlen positiver Erlebnisse (z. B. zu wenig Stabilität oder Zuwendung), Übermaß an bestimmten Erlebnissen (z. B. zu viel Nähe, Verstrickung, zu strenge Grenzen), Misshandlung/Traumatisierung und die Identifikation mit wichtigen Personen und selektive Internalisierung von deren Emotionen/Ansichten/Haltungen.

Der Begriff »Schema« ist im psychotherapeutischen Kontext nicht neu: A. Beck verwendete den Begriff bereits in den 1960ern, verstand Schemata jedoch primär als kognitive Komplexe von Grundannahmen. In der ST sind Schemaaktivierungen jedoch essenziell emotionaler/physiologischer Natur und können im lerntheoretischen Sinne in aller Regel auf eine sehr frühe, oft vorsprachliche Zeit im Leben eines Menschen zurückgeführt werden. Formulierungen wie etwa *»Ich werde immer…«* oder »*Wenn… dann*«-Sätze sind für die Definition von Schemata und die Kommunikation sowohl zwischen Kollegen als auch zwischen Therapeuten und Patienten unumgänglich. Das Schema Verlassenheit wird z. B. häufig mit Sätzen wie *»Ich werde immer verlassen«* oder *»Ich kann mich auf niemanden verlassen«* erklärt. *Der Fokus des Schemakonzeptes besteht jedoch im emotionalen Erleben.* Dies ist ein wesentlicher Unterschied zur Verwendung des Begriffs »Schema« im Rahmen der kognitiven Therapie.

Fallbeispiel – 25-jährige Patientin mit Borderline-Persönlichkeitsstörung

Eine 25-jährige Patientin mit einer Borderline-Persönlichkeitsstörung (BPS) bekam während ihrer stationären Behandlung eine SMS von ihrem Freund: *»Schatz, ich komme dich heute nicht besuchen, weil ich mit meinen Jungs was essen gehe.«* Er besuchte sie ansonsten fast jeden Abend und zeigte sich bemüht und fürsorglich. Die Patientin reagierte für einen sehr kurzen Moment mit Angst und unmittelbar danach mit Ärger/Wut. Sie schrieb ihm zurück: *»Du Idiot… ich hoffe du erstickst an deinem Essen«*. Diese Patientin erlebte sehr früh in ihrem Leben Verlassenheit durch ihre Eltern: Ihr gewalttätiger Vater verließ die Familie, als sie zwei Jahre alt war, ihre Mutter arbeitete in einem Schichtsystem und war häufig bis abends außer Haus. Die SMS löst die Aktivierung des Schemas *»Verlassenheit/Instabilität«* aus, sie erlebt eine starke emotionale Aktivierung (»bottom-up«), welche jedoch im Sinne der O-Variable die Wahrnehmung der Situation und sogar der Beziehung zu ihrem Freund stark beeinflusst, ohne dass sie einen Bezug zu dieser Erinnerung herstellen kann. Es zeigen sich auch kognitive Reaktionsanteile wie etwa *»Er hat bestimmt eine andere und wird mich verlassen.«* Diese sind aber wahrscheinlich der emotionalen Reaktion nachgeordnet. Die Patientin reagiert emotional und zunächst unbewusst auf ihre früheren Erfahrungen. Die »alten Bilder« und die aktuelle Situation »überlappen sich«. In Unkenntnis dieser Überlappung wird die emotionale Reaktion ausschließlich auf ihren Partner übertragen, der sie natürlich nicht einordnen kann.

Die Schematheorie verfolgt primär das Ziel, die Psychopathologie von PS zu erklären. Aus diesem Grund findet sich in der Schematheorie keine Auflistung funktionaler, sondern nur maladaptiver Schemata. Die 18 Schemata unserer Schematheorie sollen nicht als vollständige Persönlichkeitstheorie verstanden werden, sondern als empirisch gewonnene und für die praktische Behandlung von PS sehr hilfreiche Ordnungsstruktur, welche die komplexe Pathologie dieser Patientenpopulationen besser verstehen lässt. Schemata werden abhängig vom frustrierten Grundbedürfnis in fünf Schemadomänen zusammengefasst:

Domäne I: Abgetrenntheit und Ablehnung (Bindung)

1. emotionale Entbehrung
2. Verlassenheit und Instabilität
3. Misstrauen/Missbrauch
4. Isolation
5. Unzulänglichkeit/Scham

Domäne II: Beeinträchtigung von Autonomie und Leistung (Autonomie)

1. Erfolglosigkeit/Versagen
2. Abhängigkeit und Inkompetenz
3. Verletzbarkeit
4. Verstrickung/Unentwickeltes Selbst

Domäne III: Beeinträchtigung im Umgang mit Grenzen (Grenzen)

1. Anspruchshaltung/Grandiosität
2. unzureichende Selbstkontrolle

Domäne IV: Übertriebene Außenorientierung und Fremdbezogenheit (Freiheit, Emotionen und Bedürfnisse zu äußern)

1. Unterordnung/Unterwerfung
2. Aufopferung
3. Streben nach Zustimmung

Domäne V: Übertriebene Wachsamkeit und Gehemmtheit (Spontaneität und Spaß)

1. emotionale Gehemmtheit
2. überhöhte Standards
3. negatives Hervorheben/Pessimismus
4. Bestrafungsneigung

3.2.1 Emotionale Entbehrung

Begünstigende Kindheitserfahrungen

Dieses Schema entsteht häufig durch die Erfahrung, *nicht ausreichend gesehen und emotional versorgt* zu werden. Der Mangel an emotionaler Wärme und Geborgenheit führt zu Einsamkeit und »Haltlosigkeit«. In manchen Fällen handelt es sich um physisch abwesende, manchmal aber auch um körperlich anwesend jedoch emotional distanzierte Bezugspersonen. Auch in großen Familien kann es zu diesem Erlebnis kommen, wenn Geschwister z. B. die Erfahrung machen, »in der Masse unterzugehen«.

Auswirkung im Erwachsenenalter

Betroffene erleben andere als vernachlässigend und nicht ausreichend präsent. Sie haben den Eindruck, »zu kurz zu kommen« und nicht genügend gesehen zu werden oder wichtig und wertvoll zu sein. Die affektive Qualität ist v.a. traurig (»hoffnungslos«, »hilflos«, »haltlos«), sekundär ärgerlich.

Fallbeispiel – 30-jähriger Patient mit narzisstischer Persönlichkeitsstörung

Ein Patient mit einer narzisstischen Persönlichkeitsstörung (NPS) wuchs als Jüngster von sechs Geschwistern bei seinen Eltern auf, die beruflich sehr absorbiert und tendenziell zu erschöpft waren, um sich ausreichend um die Kinder zu kümmern. Auch durch seine Geschwister erfuhr er wenig Unterstützung. Er wurde in der Schule stark gehänselt, unter anderem aufgrund dessen, dass er immer die alte getragene Kleidung seiner Brüder tragen musste. Auf der Suche nach Unterstützung erlebte er desinteressierte Antworten seiner Eltern (*»Wir haben kein Geld für neue Klamotten, da musst du durch«*). In der aktuellen Situation erlebt der 30-jährige Ingenieur insbesondere im Umgang mit seiner Ehefrau die Aktivierung dieses Schemas: Das Paar hat ein 2-jähriges Kind, sie ist schwanger im 4. Monat und ein 8-jähriges Kind aus einer früheren Beziehung seiner Frau lebt im Haus. Er fühlt sich mit seinen Problemen und Konflikten in der Arbeit von ihr nicht ausreichend unterstützt, etwa wenn er seiner Frau beim Abendessen über den Alltag im Büro erzählt und sie nicht nur ihm aufmerksam zuhört, sondern auch die Kinder am Tisch versorgt.

3.2.2 Verlassenheit und Instabilität

Begünstigende Kindheitserfahrungen

Dieses Schema entsteht häufig durch die Erfahrung, *von Bezugspersonen alleingelassen zu werden*. Dies kann sowohl im Zuge des vollständigen Verlustes einer Bezugsperson (z. B. im Todesfall oder nach einer Trennung der Eltern) als auch im Rahmen temporärer Verlassenheitserfahrungen (z. B. durch beruflich bedingte häufige Abwesenheit) geschehen. Auch die emotionale Instabilität von Bezugspersonen kann zur Entstehung dieses Schemas führen. So entsteht ein tiefes Gefühl der Unsicherheit und Unvorhersehbarkeit, so dass sich keine stabile emotionale Verbundenheit mit Bezugspersonen entwickeln kann.

Auswirkung im Erwachsenenalter

Betroffene erleben andere als unzuverlässig und kommen sich im Stich gelassen oder verlassen vor bzw. sind sehr von der subjektiv erlebten Gefahr beeinträchtigt, verlassen zu werden. Das löst in der Regel primär Angst, häufig jedoch auch einen sekundären Ärger aus.

Fallbeispiel – 25-jährige Patientin mit Borderline-Persönlichkeitsstörung

Die o. g. 25-jährige Patientin erlebte sehr früh in Ihrem Leben Verlassenheitssituationen. Zunächst verließ ihr gewalttätiger Vater die Familie, als sie zwei Jahre alt war, anschließend musste ihre Mutter in einem Schichtsystem arbeiten, um sie zu ernähren, und war häufig bis abends außer Haus. Die Patientin wurde tagsüber von ihrer Großmutter betreut, wobei diese eher streng und emotional distanziert war. Dies führte dazu, dass die Patientin oft stundenlang weinte, wenn ihre Mutter sie vor der Arbeit zur Großmutter gefahren hatte. Die Großmutter tröstete sie nicht, sondern schickte sie ins Schlafzimmer. Aktuell wird sie häufig von Ängsten überflutet, (wieder) verlassen zu werden. Dies führt manchmal zu Eifersuchtsreaktionen bzgl. der Verabredungen ihres Freundes mit anderen Menschen, manchmal aber auch zu intensiven Reaktionen mit Wut und Impulsivität.

3.2.3 Misstrauen und Missbrauch

Begünstigende Kindheitserfahrungen

Dieses Schema entsteht häufig durch die Erfahrung, *von anderen Menschen misshandelt zu werden*. Die Misshandlungen können sowohl emotionaler (belogen, ausgenutzt, betrogen, manipuliert werden) als auch körperlicher Natur sein. Besonders belastend ist natürlich der sexuelle Missbrauch, insbesondere intrafamiliär in Verbindung mit ambivalenten »Doppelbotschaften«. Dieses Schema entsteht auch z. B. in Bezug auf die Misshandlung durch Mitschüler und Gleichaltrige im Rahmen von Hänseleien und Mobbing.

Auswirkung im Erwachsenenalter

Betroffene erleben andere als manipulativ, lügnerisch und häufig auch gefährlich oder bedrohlich. Die Schemaaktivierung besteht im Grunde genommen aus zwei Komponenten: Der primären emotionalen Belastung durch die Missbrauchserfahrungen in der Vergangenheit mit v. a. Gefühlen von Trauer und Angst (sekundär auch Ärger) einerseits, und dem sekundären Misstrauen andererseits als Versuch, eine Wiederholung dieser sehr schmerzhaften Erlebnisse zu vermeiden.

Fallbeispiel – 45-jährige Patientin mit massiven Missbrauchserfahrungen in der Kindheit

Eine 45-jährige Patientin wurde von ihrem alkoholkranken und gewalttätigen Vater geschlagen, ihre Mutter war drogenabhängig und hielt sich aus diesen Konflikten weitestgehend aus. Mit sieben Jahren kam die Patientin in eine Pflegefamilie, in der sie anders als die »richtigen Kinder« nur Reste essen durfte und ständig des Klauens verdächtigt wurde. Ihre Pflegemutter hatte den Plan, sie und ein anderes Pflegekind für Kinderpornographie zu »verkaufen«, was jedoch rechtzeitig von dem zuständigen Jugendamt verhindert werden konnte. Sie wurde dann zwar aus dieser schrecklichen Familie »gerettet«, jedoch in ein Heim für »schwer erziehbare Kinder« geschickt, da ihr Verhalten inzwischen zunehmend auffällig geworden war. Im Erwachsenenalter zeigt sich die Aktivierung des Misstrauensschemas sehr häufig, z. B. wenn sie bestimmte Verhaltensweisen ihres Gegenübers nicht zuordnen kann und dessen Intentionen für sie nicht deutlich sind. Das passierte z. B. im Rahmen der Psychotherapie, als der Therapeut am Anfang einer Sitzung, zu der sie etwas verspätet kam, mitfühlend interessiert fragte, ob es auf der Autobahn wieder Stau gegeben hätte (was in der Gegend zu der Zeit sehr häufig der Fall war). Die Patientin reagierte mit sichtbarem Misstrauen (Veränderung der Mimik, ernster prüfender Blick, Abwehrhaltung) und fragte »*Wieso möchten Sie das wissen?*«

3.2.4 Unzulänglichkeit und Scham

Begünstigende Kindheitserfahrungen

Dieses Schema entsteht häufig durch die Erfahrung, *von Bezugspersonen kritisiert, entwertet, bloßgestellt oder auch abgelehnt zu werden*. Ein Kind lernt durch solche Erfahrungen, sich selbst als minderwertig, defekt, schlecht und unerwünscht zu erleben und sich seiner selbst zu schämen. Häufig steht dieses Schamgefühl in Verbindung mit bestimmten Eigenschaften (sowohl körperlich als auch charakterlich) oder Verhaltensweisen.

Auswirkung im Erwachsenenalter

Betroffene sind überempfindlich bezüglich Kritik und Zurückweisung, kommen sich schnell beschämt vor. Im Rahmen von Konflikten oder Auseinandersetzungen erleben Betroffene andere Personen so, als hätten diese die Absicht, sie zu entwerten oder bloßzustellen. Dies führt primär zu Schamreaktionen und Traurigkeit, häufig auch zur Angst vor (weiteren) Bloßstellungen und sekundär zu Ärger/Wut.

Fallbeispiel – 30-jähriger Patient mit narzisstischer Persönlichkeitsstörung

Der bereits erwähnte 30-jährige Ingenieur wurde sehr oft von seinem Vater abgelehnt und zurückgewiesen. Als dieser bspw. samstags in seiner Hobbywerkstatt in der Garage arbeitete, versuchte der Patient immer wieder bei ihm zu sein und ihm zu helfen. Dabei reagierte sein Vater meistens sehr ablehnend und »genervt« mit Aussagen wie »*Lass gut sein. Wenn du es machst, muss ich es zweimal machen. Geh lieber spielen oder so*«. Daraufhin verließ der kleine 5-jährige Junge in aller Regel weinend die Garage, wobei er dies immer vor seinem Vater zu verstecken versuchte, um weitere Ablehnung und Enttäuschungen zu vermeiden. Als er später von seinem Vater Geld wollte, um sich Kleidung zu kaufen und weitere Hänseleien in der Schule zu vermeiden, reagierte der Vater mit folgender Aussage: »*Junge, mach die Augen zu: Das, was du jetzt siehst, das gehört dir. Alles andere musst du dir selbst irgendwann verdienen, ich habe kein Geld für Klamotten*«. Auch die Hänseleien in der Schule unterstützten das Gefühl der Minderwertigkeit und der Scham sowie die Annahmen, mit ihm würde irgendetwas nicht stimmen. Im Erwachsenenalter fühlt sich der Patient sehr schnell kritisiert und bloßgestellt, z. B. in Konferenzen in der Firma. Dabei erlebt er für kurze Momente ein ähnliches Gefühl wie früher in der Garage seines Vaters, mit starker Hilfslosigkeit und Scham. Diese Scham wendet sich jedoch stark in Ärger, was seine »kämpferische Seite« weckt, die zur Selbstüberhöhung und narzisstischer Entwertung anderer führt.

3.2.5 Soziale Isolation und Entfremdung

Begünstigende Kindheitserfahrungen

Dieses Schema entsteht häufig in der späteren Kindheit durch *negative Erfahrungen im Umgang mit Gleichaltrigen*. Insbesondere Ausgrenzung, Hänseleien und Ablehnung durch andere Kinder z. B. im Kindergarten oder in der Schule führen zur Entstehung dieses Schemas. So entsteht das Gefühl, »anders zu sein« und nicht dazuzugehören, was affektiv zu Einsamkeit/Traurigkeit und sekundär-reaktiv zu Ärger führt.

Auswirkung im Erwachsenenalter

Betroffene erleben andere als insgesamt ablehnend und erleben sich selbst als ausgeschlossen und nicht zu Gruppen zugehörig. Die Aktivierung dieses Schemas erfolgt in aller Regel im Umgang mit Gruppen, wie etwa Kommilitonen, Arbeitskollegen, Vereinsmitgliedern, etc. Aber auch das reine Beobachten von Gruppen unbekannter Menschen kann dieses Schema aktivieren, wie etwa im Restaurant, wenn man allein an einem kleinen Tisch sitzt und am Tisch nebenan eine große Gruppe feiert oder auch beim Besuch eines Straßenfestes.

Fallbeispiel – 28-jährige Patientin mit einer ängstlichen Persönlichkeitsstörung

Eine 28-jährige Patientin mit einer ängstlichen PS musste immer wieder bedingt durch Umzüge der Familie die Schule wechseln und hatte nie wirklich die Möglichkeit, stabile Freundschaften zu entwickeln. Sie wurde häufig nicht zu

Geburtstagsfeiern eingeladen und beobachtete, wie sich andere Jugendliche nach der Schule verabredeten und etwas zusammen unternahmen, während sie häufig allein nach Hause lief. Auch in der Schule, z. B. bei Projektarbeiten, hatte sie häufig Schwierigkeiten, von einer Gruppe aufgenommen zu werden. Besonders in solchen Situationen bekam sie den Eindruck, »unpassend zu sein«, weil andere Kinder sich offensichtlich länger kannten und über gemeinsame Erlebnisse oder Themen sprachen, wobei sie sich an diesen Gesprächen kaum beteiligen konnte. Die Patientin absolvierte eine Ausbildung zur Industriekauffrau und nahm eine neue Stelle an. Die neuen Kollegen luden sie bereits am Freitag der ersten Arbeitswoche dazu ein, am gleichen Abend zu einem Treffen dazuzukommen. Als sie am Abend im vollen Restaurant ankam und zunächst keinen ihrer Arbeitskollegen entdecken konnte, reagierte sie mit Angst, Scham und starke Anspannung. Sie erlebte dabei ähnliche Gefühle wie in Schulsituationen (den sogenannten »alten Bildern«) und dachte, sie sei nicht erwünscht und Kollegen hätten ihr vielleicht mit Absicht eine falsche Adresse gegeben. Erst auf Nachfrage erfuhr sie, dass sich die ganze Gruppe in einem separaten Raum befand.

3.2.6 Abhängigkeit und Inkompetenz

Begünstigende Kindheitserfahrungen

Dieses Schema entsteht häufig durch entweder *überfürsorgliche Tendenzen oder eine zu dominante Haltung seitens der Bezugspersonen*, sodass Kindern zu viele Entscheidungen abgenommen werden. Die Zuweisung dieser passiven Rolle führt dazu, dass sich Kinder als hilflos erleben bzw. als nicht überlebensfähig ohne Hilfe/Präsenz von anderen Personen. Dadurch entsteht die Annahme, den Alltag nicht bewältigen zu können und von anderen abhängig zu sein.

Auswirkung im Erwachsenenalter

Betroffene erleben sich selbst als unfähig, den Alltag allein zu überstehen, Aufgaben zu übernehmen, Entscheidungen zu treffen und für sich selbst zu sorgen. Die Vorstellung, Verantwortung zu übernehmen oder selbstständig handeln zu müssen, kann bei Betroffenen Angst und Hilflosigkeit auslösen.

Fallbeispiel – 35-jährige Patientin mit einer dependenten Persönlichkeitsstörung

Nach dem Tod ihrer Mutter im Alter von acht Jahren wurde eine heute 35-jährige Patientin mit einer dependenten PS von ihren Großeltern und ihrem Vater übertrieben umsorgt. Diese machten sich Sorgen, sie würde den Verlust nicht gut überstehen und gaben ihr häufig das Gefühl, man dürfe sie nicht allein lassen und müsse ständig auf sie aufpassen. Die Patientin wurde immer zur Schule gebracht und abgeholt, die Großeltern versuchten ihr täglich bei der Erledigung von Hausaufgaben behilflich zu sein. Sie entwickelte keinen Sinn für Autonomie, sondern den Eindruck, ohne Hilfe von der Familie hilflos und verloren zu sein. Sie blieb in der Heimatstadt und absolvierte eine Ausbildung zur Krankenschwester, wobei sie eigentlich den Wunsch hatte, zu studieren. Die Familie hatte ihr dazu geraten, eine Ausbildung und kein Studium zu beginnen und unterstützten sie auch finanziell während der Ausbildung. Heute ist die Patientin weiterhin schnell überfordert, wenn sie eigenverantwortlich etwas erledigen soll, was sowohl im Beruf als auch im Privatleben häufig dazu führt, dass sie sich von Bekannten und Freundinnen Rat holt und nach Möglichkeit Entscheidungen abnehmen lässt. Die Vorstellung, ohne ihren Vater und die Familie leben zu müssen, versetzt sie in Angst und Panik.

3.2.7 Verletzbarkeit

Begünstigende Kindheitserfahrungen

Dieses Schema entsteht häufig durch eine *übermäßige ängstlich-überfürsorgliche Haltung von Bezugspersonen*, wodurch das Kind den Eindruck gewinnt, die Welt sei grundsätzlich sehr gefährlich und voller Bedrohungen und man müsse immer in einer Art »Alarmbereitschaft« sein, um Katastrophen abzuwenden. Die Befürchtungen können sich auf alle möglichen Bereiche beziehen: Naturkatastrophen, Unglück und menschliches Versagen, Kriminalität, Gesundheitsrisiken.

Auswirkung im Erwachsenenalter

Betroffene erleben die Welt als gefährlich und sich selbst als schutzlos und ausgeliefert. Die übermäßige Angst kann sich auf sehr viele verschiedene Bereiche beziehen (s. o.). Die Aktivierung dieses Schemas führt zu Anspannung und Angst sowie zu übermäßiger Sorge und Vorsicht. Dieses Schema findet sich häufig auf Achse-I bei generalisierten Angsterkrankungen und Zwangsstörungen.

Fallbeispiel – 58-jähriger Patient mit einer anankastischen Persönlichkeitsstörung

Ein 58-jähriger Patient mit einer anankastischen PS erlebte mit drei Jahren einen großen Verlust: Nach einem häuslichen Unfall kamen er und sein Zwillingsbruder mit Verbrennungen ins Krankenhaus, er verlor dabei zwei Finger, sein Bruder starb jedoch. Ab diesem Tag wurden seine Eltern übervorsichtig und stark überbehütend. Der junge Patient übernahm zudem sehr häufig die Beschützerrolle gegenüber seiner jüngeren Schwester. In der Adoleszenz wurde er vom Sportunterricht grundsätzlich entschuldigt und durfte auch an keinen potenziell gefährlichen Freizeitaktivitäten teilnehmen. Seine Eltern sprachen dabei häufig den Satz »Diese Familie hat genug Verlust erfahren« bei der Begründung dieser übervorsichtigen Haltung. Der Patient zeigt heute in zahlreichen Situationen eine starke Angst, ihm könnte etwas geschehen.

3.2.8 Verstrickung und Unentwickeltes Selbst

Begünstigende Kindheitserfahrungen

Dieses Schema entsteht häufig durch die *Erfahrung einer übermäßigen Verbundenheit* mit Bezugspersonen, was die Entwicklung einer eigenen Identität sowie die Wahrnehmung eigener Emotionen und Bedürfnisse sehr erschwert. Ein Kind erlernt dadurch eine Art symbiotische Haltung gegenüber diesen Personen, sodass z. B. eigene Zufriedenheit nur entsteht, wenn diese Personen auch zufrieden sind. Diese zu engen Beziehungen führen dazu, dass sich ein Kind ohne den direkten Kontakt zu diesen Personen leer oder orientierungslos fühlt.

Auswirkung im Erwachsenenalter

Betroffene erleben sich als unvollkommen und orientierungslos, wenn sie allein sind. Es fällt ihnen in der Regel sehr schwer, eigene Bedürfnisse getrennt von den Bedürfnissen anderer wahrzunehmen und tendieren dazu, sich nach anderen zu richten und gewissermaßen deren Bedürfnisse und emotionalen Zustände »zu übernehmen«.

Fallbeispiel – 42-jähriger Patient mit dependenter Persönlichkeitsstörung

Ein heute 42-jähriger Patient mit einer dependenten PS musste sich nach der Trennung seiner Eltern mit zehn Jahren entscheiden, bei welchem Elternteil er bleiben möchte. Sein Vater sagte häufig zu ihm, er sei der einzige Grund, wieso er noch am Leben sei und sich nicht umbringe. Der Patient entschied sich dafür, bei ihm zu bleiben und war sehr besorgt um ihn. Sein eigenes Glück hing immer davon ab, dass es seinem Vater ebenso gut ging. Sein Vater blieb ansonsten allein, ließ sich auf keine neue Beziehung ein und pflegte keine wesentlichen Hobbys, sodass der Patient und sein Vater die Freizeit überwiegend gemeinsam verbrachten. Er lernte, sich über seine Verbindung zu seinem Vater zu definieren und entwickelte keine eigenen Wünsche. Heute leidet der Patient sehr stark, wenn z. B. seine 14-jährige Tochter aus einer früheren Beziehung zu Besuch bei ihm und seiner Lebensgefährtin ist und zwischen den beiden keine harmonische Atmosphäre herrscht. Grundsätzlich kann er sich nur entspannen und freuen, wenn sich seine Tochter und Partnerin ebenso freuen und entspannt miteinander sprechen. Er übernimmt dann häufig die Verantwortung und möchte unbedingt, dass sich beide wohl fühlen, nur dann fühlt er sich ebenso wohl.

3.2.9 Versagen/Erfolglosigkeit

Begünstigende Kindheitserfahrungen

Dieses Schema entsteht, wenn Bezugspersonen einem Kind *zu häufig überkritische leistungsbezogene Rückmeldungen* geben, sodass sich dieses Kind als Versager vorkommt, grundsätzlich an sich zweifelt und die Überzeugung entwickelt, nicht in der Lage zu sein, gute Leistungen zu erbringen.

Auswirkung im Erwachsenenalter

Betroffene erleben sich als leistungsunfähig (häufig im Vergleich mit Gleichaltrigen) und reagieren mit Angst und Selbstzweifel, insbesondere wenn ihnen Aufgaben gestellt werden, bei welchen die eigene Leistung gemessen wird (oder werden könnte). Die Aktivierung erfolgt häufig auch, wenn Betroffene sich mit anderen vergleichen (oder verglichen vorkommen). Automatisch wird v.a. die »Überlegenheit« anderer wahrgenommen als »Beweis« für die eigene Unfähigkeit.

Fallbeispiel – 22-jähriger Patient mit Versagensängsten

Ein 22-jähriger Patient mit einer ängstlichen Persönlichkeit erlebte sehr häufig in seiner Kindheit starke Entwertung und Entmutigung durch seine Eltern, die ihm z. B. sagten *»Aus dir wir nie was werden«*, *»Du machst nur Probleme«*. Er entwickelte zunächst starke Ängste vor der Schule und vor Klassenarbeiten, bis er irgendwann begann, die Schule zu schwänzen. Er bekam ein Ausgangszeugnis nach der 9. Klasse in der Hauptschule und suchte sich eine Arbeitsstelle in der Produktion, um möglich schnell von zuhause auszuziehen. Immer wieder bekam er das Angebot der Arbeitsagentur, Unterstützung bei der Suche einer Ausbildungsstelle zu bekommen, was er immer grundsätzlich ablehnte. Allein die Vorstellung, wieder in die Schule zu gehen und Prüfungen schreiben zu müssen, löst sehr viel Angst aus.

3.2.10 Anspruchshaltung/Grandiosität

Begünstigende Kindheitserfahrungen

Dieses Schema kann einerseits entstehen, wenn Kinder häufig die Erfahrung machten, *wichtiger als andere zu sein* und eine *besondere Behandlung z. B. im Vergleich zu anderen Geschwistern* bekamen. Andererseits kann dieses Schema auch sekundär (»reaktiv«) entstehen, wenn eine starke Frustration des Bindungs- oder des Autonomiebedürfnisses stattfand und Kinder (häufig in der Pubertät) durch die Entstehung dieses Schemas und der damit verbundenen aufmerksamkeitssuchenden expansiven Handlungstendenzen diese Frustration kompensieren konnten.

Auswirkung im Erwachsenenalter

Betroffene erleben sich selbst und die eigenen Bedürfnisse als wichtiger und prioritärer als die Bedürfnisse anderer Menschen. Sie erwarten eine besondere Behandlung und nehmen intuitiv an, sie hätten auch das Recht darauf. Die Annahme, etwas Besonderes zu sein, löst einerseits positive Emotionen aus (Freude, Stolz), führt aber zu Kränkungen (sowohl Trauer als auch Ärger), wenn eine gegenteilige Erfahrung gemacht wird.

Fallbeispiel – 30-jähriger Patient mit narzisstischer Persönlichkeitsstörung

Ein 30-jähriger Patient mit einer narzisstischen PS erlebte in seiner Kindheit als einziger Junge unter fünf Geschwistern, dass seine Wünsche wichtiger sind als die seiner Schwestern. Er wurde als »Prinz« in einem eher patriarchalischen System in Disputen mit seinen Schwestern immer favorisiert. Er hatte auch als einziges Kind der Familie ein eigenes Kinderzimmer. Während seiner stationären Behandlung kam er einmal 30 Minuten zu spät zu einem Einzelgesprächstermin, weil er eingeschlafen war und niemand ihn weckte. Er erwartete fast selbstverständlich von seinem Therapeuten, dass er den nächsten Patienten nach ihm einfach 30 Minuten warten lässt, sodass er seine ganze Sitzung haben kann, denn *es sei nicht seine Schuld gewesen, er habe nicht mit Absicht verschlafen* und *der nächste Patient könne warten, man sei schließlich in der Klinik und habe Zeit.* In seinen Augen war es zunächst schwer verständlich, dass sein Therapeut nach 20 Minuten das Gespräch beendete und den darauffolgenden Termin pünktlich beginnen wollte.

3.2.11 Unzureichende Selbstkontrolle

Begünstigende Kindheitserfahrungen

Dieses Schema entsteht in vielen Fällen durch einen *Mangel an Disziplin und angemessene Forderung und Anleitung*, sodass ein Kind keine gute Impulskontrolle und keinen gesunden Umgang mit Frustrationen erlernen kann. Alternativ entwickelt sich dieses Schema aber *auch als Kompensation* des Kindes im Jugendalter von zu starken Begrenzungen durch Bezugspersonen und zu strenger Unterbindung spontanen Verhaltens in früheren Jahren.

Auswirkung im Erwachsenenalter

Betroffene erleben in der Regel große Schwierigkeiten, sich anzustrengen, Frustrationen zu tolerieren, Belohnungen aufzuschieben und mit anderen Menschen zu kooperieren bzw. sich einzuordnen. Insbesondere Situationen, in denen dies von ihnen erwartet wird, lösen die Aktivierung dieses Schemas aus, sodass Betroffene undiszipliniert und mit einer Tendenz zur Bequemlichkeit bis hin zu Schonverhalten und Vermeidung reagieren.

Fallbeispiel – 25-jähriger Patient mit geringer Impulskontrolle

Ein 25-jähriger Patient verbrachte die meiste Zeit unter der Woche bei seiner Großmutter, da seine Mutter tagsüber arbeitete. Nachdem sein Vater seine Mutter und die Familie verlassen hatte, machte sich seine Großmutter große Sorgen um ihn und erfüllte ihm fast jeden Wunsch. Sie unterstützte ihn nicht bei der Erledigung von Hausaufgaben und gab ihm häufig das Gefühl, diese seien auch nicht wichtig. Er durfte essen, wann immer und so viel er wollte und nahm schnell an Gewicht zu, dies führte jedoch zu keinen Konsequenzen. Nach dem Schulabschluss hatte der Patient größte Schwierigkeiten, eine Ausbildungs- oder Arbeitsstelle länger als ein halbes Jahr zu behalten. Nach dem gleichen Muster berichtete er immer, dass er nach einer ersten Phase der Euphorie das Interesse an der neuen Stelle verlor und ihm schwerfiel, pünktlich zur Arbeit zu erscheinen und sich an Regeln zu halten. Er spielte lieber bis spät in der Nacht am PC und konnte morgens nicht rechtzeitig aufstehen.

3.2.12 Unterordnung/Unterwerfung

Begünstigende Kindheitserfahrungen

Dieses Schema kann sich entwickeln, wenn Eltern *systematisch die Bedürfnisse des Kindes übergehen*, sodass diese lernen, eigene Emotionen und Wünsche zu unterdrücken und zurückzuhalten und sich eher nach außen zu orientieren und sich anzupassen.

Auswirkung im Erwachsenenalter

Betroffene erleben v. a. in der Interaktion mit anderen Menschen grundsätzlich die Tendenz, deren Bedürfnisse als wichtiger zu erachten und im Zweifelsfall sich danach zu richten und die eigenen Wünsche zurückzustellen. Das Schema wird besonders aktiv, wenn Betroffene die Diskrepanz zwischen eigenen Wünschen und denen des Gegenübers wahrnehmen, wobei in der Regel ein Anspannungsgefühl und vor allem der Drang entsteht, es dem anderen recht zu machen. Diese Aktivierung steht häufig im Zusammenhang mit Angst vor Ablehnung und Bindungsverlust, im Falle einer anhaltenden Unterdrückung eigener Wünsche führt es jedoch zur Entstehung und »Ansammlung« von Ärger, was auch zu gelegentlichen impulsiven Ausbrüchen führen kann.

Fallbeispiel – 58-jähriger Patient mit einer dependenten Persönlichkeitsstörung

Ein heute 58-jähriger Patient mit einer dependenten PS und wiederkehrenden depressiven Phasen wuchs als älterer Sohn bei einem sehr dominanten und leistungsfordernden Vater und einer Mutter auf, die sich dem Vater in den meisten Fällen unterwarf. Es gab sehr klare Regeln und in den meisten Fällen mussten die Kinder immer zum Vater gehen und ihn um Erlaubnis bitten, wenn sie bspw. im Garten spielen wollten. Seine Mutter traf auch keine eigenständigen Entscheidungen, sondern verwies immer auf ihren Ehemann. Der Patient lernte sowohl an ihrem Beispiel als auch in der direkten Interaktion mit seinem Vater, sich unterzuordnen. Sein Vater traf in den meisten Fällen auch für ihn Entscheidungen, wie z. B. welches Musikinstrument er lernen oder auch welches Fach er studieren sollte. Erst im Erwachsenenalter traute er sich, sich gegen die Dominanz seines Vaters zu wehren. Er brach das vom Vater für ihn ausgesuchte Medizinstudium ab und wurde gegen dessen Willen Lehrer, was zur großen Enttäuschung und vor allem zu einer heftigen Auseinandersetzung führte, sodass der Vater mehrere Jahre nicht mehr mit ihm sprach. Heute noch ist der Patient insgesamt sehr unterwürfig und gibt bei fast jedem Konflikt z. B. mit seiner Frau oder auch mit Arbeitskollegen in der Schule nach. Er sucht wenn immer möglich Harmonie und kann selten »nein« sagen.

3.2.13 Selbstaufopferung

Begünstigende Kindheitserfahrungen

Häufig entwickelt sich dieses Schema, wenn ein Kind *für andere sorgen und Verantwortung übernehmen muss*. Das ist der Fall, wenn Kinder bei Eltern aufwachsen, die aufgrund eigener psychischer Störungen (z. B. Alkoholabhängigkeit) oder körperlicher Beeinträchtigungen (z. B. Gehbehinderungen) nicht nur die Elternrolle nicht erfüllen (können), sondern auch Schwierigkeiten haben, für sich selbst zu sorgen. Das passiert ebenfalls, wenn Kinder für jüngere Geschwister die Versorgung übernehmen (müssen). Ein Kind lernt dadurch grundsätzlich, dass es für das Wohlbefinden anderer Menschen zuständig ist und entwickelt die fast reflexartige Tendenz, proaktiv für andere zu sorgen, i. d. R. unter Vernachlässigung des eigenen Wohlbefindens.

Auswirkung im Erwachsenenalter

Betroffene erleben im Kontakt mit anderen Menschen die Neigung, sich emotional, körperlich oder finanziell zu verausgaben, um diese zufrieden zu stellen oder glücklich zu machen. Der Fokus verschiebt sich stark nach außen und die Unzufriedenheit des Gegenübers wirkt sich auf die Betroffenen im Grunde genommen als »Auslöser« für die Schemaaktivierung aus. Die Selbstfürsorge und die Vorstellung, sich für einen Augenblick als »wichtiger« zu betrachten, löst in diesen Menschen starke Schuldgefühle aus.

Fallbeispiel – 46-jährige Patientin mit dependenter Persönlichkeitsstörung

Eine 46-jährige Patientin wuchs als Einzelkind unter ärmeren Verhältnissen auf. Ihr Vater hatte eine schwere Kinderlähmung und war pflegebedürftig, sie übernahm nicht nur häufig pflegerische Aufgaben, sondern lernte auch, sich für ihn sehr verantwortlich zu fühlen. Ihre Mutter war alkoholkrank und schickte sie häufig am Wochenende in die Kneipe, um für sie Alkohol zu besorgen. Sie lernte, sich komplett nach außen zu orientieren und v.a. die Bedürfnisse anderer Menschen wahrzunehmen und proaktiv zu befriedigen. Die Patientin versorgt heute unter absoluter Vernachlässigung eigener Belastbarkeitsgrenzen ihre vier Söhne (zwischen 18 und 24 Jahre) und ihren Ehemann und übernimmt den Haushalt weitgehend allein, erlebt dies als ihre Verpflichtung und reagiert mit massiven Schuldgefühlen allein bei der Vorstellung, sie könnte am Wochenende etwas für sich planen.

3.2.14 Streben nach Zustimmung und Anerkennung

Begünstigende Kindheitserfahrungen

In vielen Fällen kommt es zur Entstehung dieses Schemas, wenn ein Kind Bindung und Anerkennung überwiegend nur dann bekommt, wenn es sich aktiv dafür bemüht und die Aufmerksamkeit auf sich zieht. Die konkreten Verhaltensweisen, welche verstärkt werden, können stark variieren, so dass dieses Schema mit anderen Schemata zusammenhängen und qualitativ entsprechende Unterschiede zeigen kann. Das Zentrale an dieser Erfahrung ist jedoch die Entwicklung einer starken Fokussierung darauf, wie andere auf das eigene Verhalten reagieren und ob man ausreichend wahrgenommen wird.

Auswirkung im Erwachsenenalter

Betroffene tendieren dazu, im Kontakt zu anderen Menschen sich stark im Sinne derer Erwartungen zu verhalten, um gemocht und akzeptiert zu werden. Die eigene Selbstachtung hängt stark davon ab, wie sehr sie von anderen geschätzt werden.

Fallbeispiel – 28-jährige Patientin mit Borderline-Persönlichkeitsstörung

Eine 28-jährige Patientin mit einer BPS ist Berufssängerin. Sie wuchs in einer Familie auf, die sich sehr für Musik interessierte, auch wenn niemand in der Generation ihrer Eltern professioneller Musiker war. Sowohl sie (Einzelkind), als auch ihre zwei Cousinen nahmen bereits im Grundschulalter Gesangsunterricht. Bei jedem Familienfest sangen alle drei Kinder vor, wobei ihre Mutter sie anschließend häufig mit ihren Cousinen verglich und sehr kritisch und leistungsorientiert war. Sie lernte, sehr stark darauf zu achten, wie viel Aufmerksamkeit sie während des Vorsingens bekam und insbesondere die Reaktion des »Publikums« auf sie und ihre Cousinen zu vergleichen. Sie war nur zufrieden, wenn jeder im Publikum sie während der ganzen Zeit beachtete und auch anschließend applaudierte und fühlte sich immer sehr verletzt, wenn Menschen wegschauten oder sich für einen Moment miteinander unterhielten. Noch heute ist die Patientin sehr auf die Akzeptanz und auf die Bewunderung anderer bedacht, was sich nicht nur auf das Singen beschränkt. Insgesamt erwartet sie fast ständig die Aufmerksamkeit und die Bewunderung durch ihre Mitmenschen, sowohl im beruflichen als auch im privaten Bereich.

3.2.15 Emotionale Gehemmtheit

Begünstigende Kindheitserfahrungen

Dieses Schema entsteht häufig durch *negative Erfahrungen als Konsequenz vom Ausdruck von Gefühlen und Emotionalität.* Wenn ein Kind grundsätzlich bestraft wird, wenn es Emotionen und Bedürfnisse äußert, dann lernt dieses Kind in aller Regel, den Ausdruck von Emotionalität als sehr bedrohlich zu erleben. In manchen Fällen wird die Entwicklung dieses Schemas auch am Modell erlernt, wenn Bezugspersonen sehr emotional gehemmt sind und diese Haltung dem Kind »vorleben«.

Auswirkung im Erwachsenenalter

Betroffene erleben Emotionen und insbesondere deren Ausdruck als bedrohlich oder existenzgefährdend, abhängig von der Erfahrung, die sie in der Kindheit damit machten. In moderateren Fällen aktiviert sich dieses Schema in Situationen, in denen Betroffene direkt aufgefordert oder erbeten werden, sich emotional zu äußern. In schweren Fällen aktiviert sich dieses Schema fast »präventiv« in jeglicher Form von Kontakt zu anderen Menschen. Bei einem aktivierten emotionalen Gehemmtheitsschema fällt es dem Betroffenen sehr schwer, eigene emotionale Reaktionen introspektiv wahrzunehmen und zuzuordnen und noch mehr, diese zu zeigen.

Fallbeispiel – 31-jährige Patientin mit Borderline-Persönlichkeitsstörung

Eine 31-jährige Patientin mit einer BPS wirkt immer sehr fassadär, lächelt ununterbrochen und trägt sehr viel Make-up, als wollte sie sich verstecken. Insbesondere wenn es ihr nicht gut geht, scheint sie sehr automatisiert zu lächeln und ihre Gefühle verstecken zu wollen. Bei Betrachtung ihrer Lebensgeschichte finden sich massive Traumata in der Kindheit und Jugend, sowohl mit emotionaler als auch mit körperlicher und sexueller Gewalt. Ihre alkoholkranken Eltern schlugen sie regelmäßig, wobei sie dafür immer nackt in der Badewanne stehen musste, sodass sie sich gleich waschen konnte, wenn sie während der Schläge einnässen würde. Die Patientin lernte, dass die Schläge schneller aufhören, wenn es ihr gelang, bis zum ersten Schlag mit dem Gürtel nicht zu weinen. Auch heute erlebt sie jegliche Form von emotionalem Ausdruck als potenzielle Bedrohung.

3.2.16 Überhöhte Standards

Begünstigende Kindheitserfahrungen

In den meisten Fällen entsteht dieses Schema, wenn Kinder *primär aufgrund ihrer Leistungen bewertet* und nur bei guten Ergebnissen oder hohen Schulnoten belohnt werden. Dies führt dazu, dass Kinder den natürlichen Drang zu spielen und Spaß zu haben zugunsten der Leistungsorientiertheit »opfern«.

Auswirkung im Erwachsenenalter

Betroffene erleben i. d. R. jede Form von Aufgabe als möglichen Konkurrenzkampf, bei dem es gilt, der Beste zu sein. Leistungsbezogenheit etabliert sich wie ein übergeordnetes Lebensthema, sodass auch nicht primär mit Bewertungen assoziierte Tätigkeiten zu solchen gemacht werden. Der eigene Selbstwert und auch das Recht, gemocht zu werden, hängen in den Augen von Betroffenen maßgeblich von den eigenen Leistungen ab.

Fallbeispiel – 19-jährige Studentin mit depressiver Krise

Eine 19-jährige Patientin wurde schwer depressiv und erlitt eine suizidale Krise nachdem sich ihre Leistungen im Studium verschlechterten. Sie hatte sich in den Monaten zuvor erstmalig in ihrem Leben auf eine Liebesbeziehung eingelassen und war von ihrem Freund sehr enttäuscht worden, was sie emotional sehr belastete und vom Studium ablenkte. Insbesondere ihr Vater war in ihrer Kindheit massiv leistungsorientiert und zwang seine Kinder jeden Samstag dazu, die Kinderzimmer aufzuräumen bevor er eine Kontrollrunde machte, bei der er die Sauberkeit der jeweiligen Zimmer benotete. Eine schlechte Note wurde bereits in frühen Jahren ihres Lebens mit entwertenden und enttäuschten Blicken und Ignoranz bestraft. Ab der Schulzeit wurde sie immer angehalten, mindestens 2er zu bekommen, wobei eine 1 immer das Ziel sein sollte. Die Patientin definierte sich und ihren Selbstwert über ihre schulischen Leistungen und versuchte immer, Klassenbeste zu sein.

3.2.17 Negatives Hervorheben

Begünstigende Kindheitserfahrungen

Dieses Schema entsteht häufig durch eine *pessimistische Grundhaltung* wichtiger Bezugspersonen, wenn diese z. B. selbst an depressiven Erkrankungen litten. So lernen Kinder am Modell dieser Personen, grundsätzlich vom Negativen auszugehen. In anderen Fällen erleben Kinder sehr viele Enttäuschungen und Deprivationen, sodass die Grunderwartung entsteht, dass es im Leben immer weitere Enttäuschungen und negative Erfahrungen geben wird.

Auswirkung im Erwachsenenalter

Betroffene fokussieren sich stark auf negative Aspekte der unmittelbaren Situation, haben negative Erwartungen an andere und selektieren auch bei sich selbst grundsätzlich negative Eigenschaften. Diese pessimistische Grundhaltung führt häufig zur Aktivierung verletzlicher Emotionen (Angst/Trauer), häufig aber auch im Sinne des Selbstbehauptungsbedürfnisses zu Ärger. Insbesondere Freude wird als gefährlich erlebt, denn Betroffene machten in der Regel die Erfahrung, dass Freude nicht anhält und mit aversiven Erlebnissen sogar »bestraft« wird.

Fallbeispiel – 50-jähriger Software-Entwickler mit ängstlicher Persönlichkeitsstörung

Ein 50-jähriger Software-Entwickler mit einer ängstlichen PS wuchs als Einzelkind bei seiner Mutter auf, nachdem sein Vater diese noch vor seiner Geburt verlassen hatte und jeglichen Kontakt zu ihm ablehnte. Seine Mutter war selbst sehr pessimistisch und »vom Leben enttäuscht« und litt an wiederkehrenden depressiven Episoden. Er wurde in der Schule häufig gehänselt, wobei seine Mutter ihn nie unterstützte und ihm vielmehr vermittelte, »es bringt sowieso nichts, sich dagegen zu wehren oder die Schule zu wechseln, denn Kinder sind immer gemein«. Er lernte, sich von Schulkameraden möglichst fern zu halten und ließ sich auch auf keine engen Beziehungen ein, denn er ging immer davon aus, dass diese kein glückliches Ende nehmen können. Heute noch lebt der Patient allein in seiner Wohnung und pflegt das Lebensmotto *»Man kann gerne aufs Beste hoffen, aber man muss immer mit dem Schlimmsten rechnen«*.

3.2.18 Strafneigung

Begünstigende Kindheitserfahrungen

Vor allem häufige und intensive *Bestrafungen durch Erziehungsfiguren bei unerwünschtem Verhalten oder Fehlern* führen zur Entstehung dieses Schemas. Bestrafungsmaßnahmen können sehr unterschiedlich sein (Bindungsentzug und Ignoranz, Hausarrest, verbale Entwertungen, körperliche Bestrafung). Kinder lernen sowohl am eigenen Leibe als auch am Modell, dass Fehlverhalten immer negative Konsequenzen hat.

Auswirkung im Erwachsenenalter

Betroffene erleben Fehler und das nicht Erfüllen von Erwartungen als unentschuldbar. Durch die o. g. Erfahrungen in der Kindheit entwickeln viele Menschen sowohl starke Ängste vor Bestrafungen, was die eigene Leistungsfähigkeit negativ beeinflussen oder auch zu Rückzug und Vermeidung führen kann, als auch die Tendenz zu Scham- und Schuldgefühlen, wenn ihnen ein Fehler unterläuft. Gleichzeitig können Betroffene die Tendenz entwickeln, mit ähnlichen Maßstäben andere Menschen zu behandeln und genauso auf Fehler anderer sehr bestrafend zu reagieren.

Fallbeispiel – 19-jährige Patientin mit depressiver Krise

Bei der o. g. 19-jährigen Patientin mit einem stark ausgeprägten Schema »Überhöhten Standards« fand sich ebenso ein starkes Strafneigungsschema. Nach den erwähnten Kontrollrunden durch ihren Vater wurden »schlechte Noten« grundsätzlich bestraft, im Vorschulalter mit Aufmerksamkeitsentzug und entwertenden Blicken, später mit Kürzung von Taschengeld oder von Ausgangsrechten sowie mit verbalen Entwertungen. Die Patientin lernte, sich einerseits vor den Konsequenzen vermeintlichen »Fehlverhaltens« zu fürchten, andererseits sich sehr schuldig zu fühlen und sich zu schämen. Nach der Verschlechterung ihrer Leistungen im Studium kam es nicht nur zu einem starken Selbstwertverlust, sondern auch zu massiven Schuldgefühlen und zu der Überzeugung, ihre schlechten Leistungen müssen bestraft werden.

3.3 Schemata als »O-Variable« in der SORK-Analyse

Schemata können als eine Art »Erbe« unserer Lebenserfahrung im Sinne früh eingeprägter Erlebnismuster angesehen und somit der »Organismus-Variable« zugeordnet werden. Schemata beeinflussen stark die Art und Weise, wie wir aktuelle Situationen wahrnehmen und emotional bewerten. Sie werden im Prinzip von bestimmten »Hinweis-Stimuli« getriggert. Beim o. g. Beispiel der 45-jährigen Patientin mit einem starken Misstrauensschema ist der auslösende Stimulus die Frage des Therapeuten nach der Fahrt bis zur Praxis. Vor dem Hintergrund einer sehr belastenden Lebensgeschichte und massiv traumatischer Erfahrungen mit ihren Eltern und in Kinderheimen, aktiviert sich in der Patientin in Mikrosekunden dieses Schema als eine Art »Alarm«. Diese Schemaaktivierung beeinflusst sehr stark alle weiteren Reaktionen, sowohl die internalen emotional-physiologischen und kognitiven Reaktionen als auch die darauffolgenden sichtbaren Verhaltensweisen (▶ Abb. 3.2).

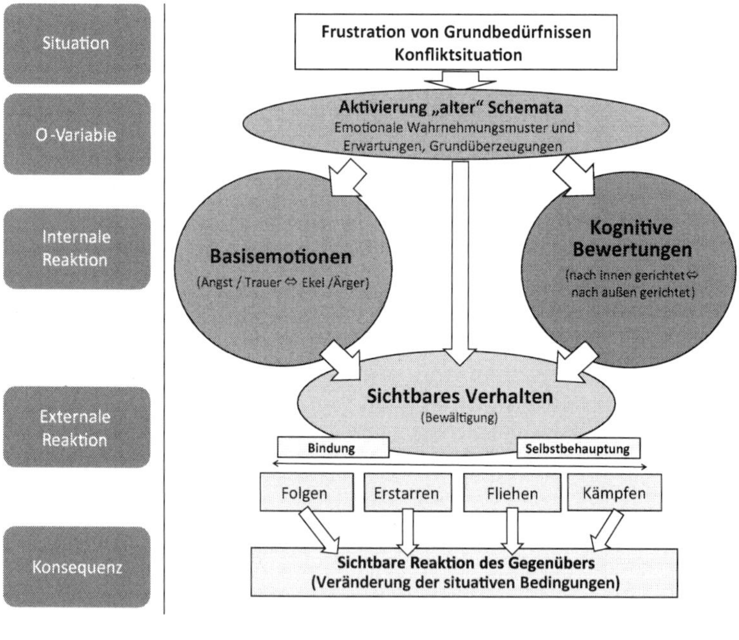

Abb. 3.2: Schemata in der SORK-Mikroanalyse

3.4 Unkonditionale und konditionale Schemata

Vor dem Hintergrund der Chronologie der Entstehung früher maladaptiver Schemata können diese in zwei Gruppen unterteilt werden. Insbesondere die Schemata der ersten und zweiten Domäne entstehen meistens in der frühen Kindheit und stehen in direkter Verbindung mit primären emotionalen Reaktionen auf frühe zwischenmenschliche Beziehungen und auf die direkte Frustration von Bindungs- und Selbstbehauptungsbedürfnissen. Die durch diese Deprivationen entstandenen Muster sind älter und liegen tiefer im Persönlichkeitsgerüst und werden deswegen »unkonditional« genannt. Dahingegen stellen Schemata der vierten und fünften Domäne eine Art sekundäre Reaktion auf die unkonditionalen Schemata der ersten zwei Domänen dar und sind gewissermaßen bereits ein Bewältigungsversuch, weswegen sie »konditional« genannt werden. So können z. B. die Schemata »Unterordnung« oder »Selbstaufopferung« (Domäne IV) in enger Verbindung mit den Schemata »Verlassenheit« oder »Emotionale Entbehrung« (Domäne I) stehen und eine Art Bewältigungsstrategie des Kindes darstellen. Genauso kann das Schema »Überhöhte Standards« z. B. mit dem Schema »Unzulänglichkeit/Scham« (Domäne I) oder »Erfolglosigkeit/Versagen« (Domäne II) stehen. Die Schemata der dritten Domäne können sowohl konditional als auch unkonditional sein.

3.5 Schema-Bewältigungsoperationen

Ein (frühes maladaptives) Schema ist primär ein Erlebnismuster, das die Wahrnehmung des Selbst, der Umwelt und insbesondere des Verhaltens anderer Menschen entscheidend beeinflusst und emotionale Reaktionen prägt. Schemaaktivierungen sind in aller Regel mit aversiven Emotionen assoziiert und beinhalten zwar im Ansatz manchmal Handlungstendenzen, jedoch kein sichtbares Verhalten. Um diese »Lücke zu schließen«, postulierte Young zunächst das Konzept von Schema-Bewältigungsoperationen (bzw. -reaktionen) als vermutete intrapsychische Dynamik im Sinne eines »Verbindungsgliedes« zwischen Schemaaktivierungen und sichtbarem Verhalten.

> Schemabewältigung bezeichnet die intrapsychische Reaktion eines Menschen auf ein bestimmtes Schema und die damit assoziierten Emotionen. Es handelt sich um ein rein theoretisches Konstrukt.

Young (2005) formulierte drei wesentliche Schema-Bewältigungsoperationen:

- Schema-Erduldung: Schemaassoziierte Emotionen (sowie Kognitionen und Erwartungen) werden akzeptiert und unverändert wahrgenommen. Das sichtbare Verhalten erfolgt im Sinne des Schemas.

- Schema-Vermeidung: Diese Reaktion besteht im Wesentlichen in der Verhinderung der Aktivierung eines Schemas durch die Vermeidung von Situationen, welche zur Aktivierung führen könnten. Das sichtbare Verhalten dient also gewissermaßen »der Flucht« aus der Schemaaktivierung.
- Schema-Kompensation: Hierbei verfolgt die Reaktion das Ziel, schemaassoziierte Emotionen sowie das Schema an sich zu verändern, in dem man das Gegenteil dessen macht, was einem das Schema nahelegt.

Am Beispiel des Schemas »Verlassenheit und Instabilität« bedeutet Schema-Erduldung das bewusste Erleben von Angst und Eifersucht in Beziehungen. Schema-Vermeidung könnte sich z. B. in der grundsätzlichen Vermeidung von Beziehungen zeigen. Schema-Kompensation kann sich bspw. in einer Tendenz zu erhöhter Kontrolle in Beziehungen oder in dem aktiven Abbruch von Beziehungen, bevor man selbst verlassen werden kann, zeigen.

3.5.1 Das Problem mit dem Konzept von Bewältigungsstilen

Young (2005) postulierte auch die Hypothese, dass sich Bewältigungsreaktionen tendenziell situationsübergreifend zeigen, was zur Entstehung sogenannter »individueller Bewältigungsstile« führt. Dadurch ergibt sich fast unvermeidlich eine verwirrende und problematische Verwechslung zwischen der bei einem bestimmten Schema eingesetzten intrapsychischen Schemabewältigung in Form von »Schema-Erduldung, Schema-Vermeidung oder Schema-Kompensation« und den sichtbaren, interaktionellen Bewältigungsmodi »Unterwerfung, Vermeidung und Überkompensation« gegenüber anderen Menschen (▸ Kap. 4).

Schema-Bewältigungsoperationen und Bewältigungsmodi nicht verwechseln!

Schema-Operationen sind rein theoretische Konstrukte, die vor allem intrapsychische Dynamiken darstellen und nicht mit Bewältigungsmodi verwechselt werden sollten, welche v. a. situativ-sichtbares Erleben und interpersonelle Handlungsmuster beinhalten.

Zur Veranschaulichung als Beispiel das Schema »Grandiosität«: Dieses Schema in »erduldeter Form« zeigt sich in überheblichem oder arrogantem Verhalten, welches wir im Modusmodell als Überkompensation (z. B. im Sinne von Selbsterhöhung) einordnen. In »kompensierter Form« wird das Schema in sein Gegenteil verkehrt und zeigt sich bspw. in einer übertriebenen Bescheidenheit (wie der »Wolf, der Kreide gefressen hat«). Im Modusmodell wird dieses Verhalten in die Kategorie Unterwerfung eingeordnet.

Aktuell wird an einer Veränderung der Terminologie gearbeitet, um die beiden Konzepte deutlicher als getrennt erscheinen zu lassen. So schlägt Arnoud Arntz (2019) die Verwendung der Begriffe »Schema-Resignation«, »Schema-Ausweichung« und

»Schema-Inversion« sowie die Distanzierung vom Konzept situationsübergreifender Bewältigungsstile vor.

3.6 Relevanz des Schemamodells in der klinischen Praxis

Schemata sind der Niederschlag unserer frühen Beziehungserfahrungen und stellen deswegen eine Art »Verbindungsglied« zwischen den »alten Bildern« und den aktuellen Problembereichen dar. Zwei Patienten können bspw. im Schema-Modus Inventar (SMI) hohe Werte beim verletzbaren Kindmodus erreicht haben. Bei Betrachtung der Ergebnisse der Schemafragebögen stellt man jedoch starke Unterschiede in den Schemata der ersten zwei Domänen fest. Patient 1 erreicht hohe Werte in den Schemata Verlassenheit, Unzulänglichkeit, Erfolglosigkeit und Verletzbarkeit. Patientin 2 erreicht dahingegen hohe Werte in den Schemata Emotionale Entbehrung, Verlassenheit, Misstrauen/Missbrauch, Unzulänglichkeit, Isolation und Verstrickung. Die »emotionale Qualität« des Modus des verletzbaren Kindes unterscheidet sich in diesen Fällen in der Tat sehr, was sich auf die sehr unterschiedlichen biografischen Entstehungskontexte zurückführen lässt und in den unterschiedlichen »dahinterliegenden Schemata« erkennen lässt: Der erste Patient wurde von seinen Eltern häufig alleingelassen, stand gleichzeitig unter hohem Leistungsdruck bzgl. seiner Schulnoten und wurde auch von ihnen stark kritisiert und streng erzogen. Die zweite Patientin wurde von ihrem Vater regelmäßig misshandelt und ab der Pubertät sexuell missbraucht. Aber auch die Schemaauslöser, welche den Modus des verletzbaren Kindes aktivieren, sind entsprechend unterschiedlich: Patient 1 reagiert v. a. stark auf Situationen, in denen eine andere Person ihm so nah kommen könnte, dass diese seine »Fehler« erkennen und ihn möglicherweise verlassen würde, wenn er keine perfekten Leistungen mehr erzielt. Patientin 2 reagiert v. a. auf Annäherungen von Menschen, die ihr Vertrauen missbrauchen und sogar ihre Existenz physisch gefährden könnten.

Darüber hinaus entscheidet der Umgang eines Patienten mit dem Schema (die sogenannte Schemabewältigung), in welchem Modus es später erscheint: Hinter einer starken Ausprägung des Modus des impulsiven/undisziplinierten Kindes können z. B. bei einem Patienten v. a. die Schemata Grandiosität und Ungenügende Selbstkontrolle in »erduldeter Form« stehen. Bei einem anderen Patienten können stattdessen z. B. die Schemata Verstrickung, Abhängigkeit und Verletzbarkeit in »kompensierter Form« erscheinen, d. h. in gegenteiliger Weise. Erst durch einen gezielten Blick auf die Lebensgeschichte, die Schemata und die jeweiligen Bewältigungsreaktionen kann in einer Schemaaktivierungssituation der sichtbare Modus und seine (historisch entstandene) Funktion verstanden werden.

4 Das Modusmodell

Schemata können als stabile Charakteristika (»traits«) verstanden werden, die nach der Entstehung in der Kindheit und Jugend stabil bleiben. Ein Schemamodus bezeichnet einen zu einem bestimmten Zeitpunkt aktivierten komplexen Zustand (»state«). Die Arbeit mit Schemamodi wurde entwickelt, als Young und sein Team versuchten, das Schemamodell bei der Behandlung von Patienten mit Borderline-Störung anzuwenden (Young et al. 2005). Borderline-Patienten können in Momenten starker emotionaler Aktivierung abrupt zwischen verschiedenen Zuständen wechseln.

Im folgenden Beispiel berichtet die Patientin mit der SMS ihres Freundes, er würde sie an dem Tag nicht besuchen kommen, dem Therapeuten über die Situation.

Fallbeispiel – 25-jährige Patientin mit Borderline-Persönlichkeitsstörung

Die Patientin berichtet im ersten Moment sehr verärgert und sichtbar angespannt über den Vorfall mit der SMS: »*Mein Freund ist so ein Idiot! Er hat mir gerade eben abgesagt, weil er heute wohl lieber mit seinen Kumpels was unternehmen möchte, als sich mit mir zu treffen … Ich bin ihm doch völlig egal, diesem Arsch! Denkt er etwa nicht an mich? Bin ich ihm wirklich so egal? Die können mich alle mal!*« Im nächsten Moment sagt sie plötzlich selbstanklagend: »*Aber ich kann ihm auch keinen Vorwurf machen. Schauen Sie mich an: Ich bin ein Wrack! Wer kann es mit mir überhaupt aushalten? Es wäre für jeden viel besser, wenn ich endlich verrecken würde!*« Daraufhin wird die Patientin traurig und beginnt zu weinen.

Wenn wir das Schemamodell heranziehen, dann können wir in diesem Fall zwar ein gutes Verständnis für die Entstehung dieser Reaktionen auf einer theoretischen Ebene bekommen. Man kann annehmen, dass Schemata der Domänen 1 und 2 wie etwa Verlassenheit, Misstrauen oder Abhängigkeit und Verstrickung während dieser gesamten Sequenz aktiv sind. Unter Berücksichtigung weiterer Schemata aus anderen Domänen, wie z. B. Bestrafungsneigung, negatives Hervorheben oder Ungenügende Selbstkontrolle könnten wir verschiedene emotionale Nuancen herausarbeiten. Auch die Betrachtung möglicher Schema-Bewältigungsreaktionen wäre hilfreich. Diese Erklärungen wären jedoch abstrakt und sehr komplex und für die Patientin nicht unmittelbar nachvollziehbar. Der Grund dafür liegt auf der Hand: Das Schemamodell ist ein theoretisches Konstrukt und stellt einen Versuch dar, beobachtbare Verhaltensweisen intrapsychisch zu erklären. Mit anderen Worten: *Man kann Schemata nicht sehen, nur erschließen.* Von daher kann man mit einem Schema auch nicht »reden«.

Was passiert jedoch, wenn wir – anstatt aktivierter Schemata »im Hintergrund« zu definieren – die beobachtbaren Zustände unmittelbar beschreiben? Dann können wir feststellen, dass die Patientin zunächst sehr verärgert und impulsiv reagiert (etwa wie ein impulsives und wütendes Kind), im zweiten Moment sich sehr selbstkritisch und autoaggressiv äußert (in etwa wie ein sehr strenger und strafender Elternteil) und im dritten Moment sich verzweifelt und traurig fühlt und zeigt (etwa wie ein kleines hilfloses und verletzbares Kind). Bei Betrachtung ihrer Lebensgeschichte finden wir heraus, dass die Patientin in ihrer Kindheit sehr häufig verlassen und vernachlässigt wurde und sich hilflos und verletzbar fühlen musste. Wir erfahren auch, dass ihr Vater sehr gewalttätig war und ihre Mutter sehr selten präsent war. Ihre Großmutter hatte wenig Verständnis und bestrafte sie mit Zimmerarrest, wenn sie weinte. Ihre Mutter sagte später immer wieder zu ihr: »*Weil ich mit dir schwanger wurde, konnte ich keinen Beruf lernen und jetzt sitze ich hier. Ich wünschte mir, ich hätte dich nie bekommen*!«

Mit Hilfe dieser »biografischen Szenen« können wir die Entstehung aktueller Zustände viel besser nachvollziehen und auch in ihrer Funktionalität verstehen, denn die aktuellen Szenen sind gewissermaßen »Re-Inszenierungen« der alten Beziehungserfahrungen im Hier und Jetzt.

Ein Modus ist ein komplexer Zustand, der Wahrnehmung, kognitive Verarbeitung, emotionale Reaktionen sowie wesentliche Verhaltenstendenzen sehr stark beeinflusst oder sogar dominiert. Anders als Schemata sind Schemamodi unmittelbar (von Patient und Therapeut) beobachtbare Zustände.

4.1 Das Modusmodell in der »gesunden Persönlichkeit«

Das Modusmodell wurde ursprünglich konzipiert, um die problematischen Verhaltensweisen von Patienten mit Borderline-Störungen und narzisstischen PS besser konzeptualisieren und diese auf einer praktischen Ebene behandeln zu können. Das bedeutet natürlich nicht, dass das Konzept von Schemamodi sich ausschließlich auf die psychopathologischen Phänomene im Rahmen einer PS beschränkt. Bevor wir etwas tiefer in dieses Thema einsteigen, möchte ich Sie einladen, noch eine kleine Selbsterfahrungsübung mit mir zu machen.

Selbsterfahrungsübung

Sie brauchen dafür nicht viel! Nur ca. zehn Minuten Zeit und die Erinnerung an eine emotional belastende Situation, die Sie in den letzten Tagen oder Wochen erlebt haben. Besonders geeignet hierfür sind natürlich zwischenmenschliche

Konflikte. Haben Sie bereits eine Situation gefunden? Wenn ja, dann können wir anfangen!

Teil 1

Die erste Hälfte der Übung besteht im Grunde darin, sich im Rahmen einer kleinen Imaginationsübung möglichst erlebnisnah und emotional in die belastende Situation hineinzuversetzen. Suchen Sie die passende Sitzhaltung und machen Sie wenn möglich die Augen zu, um sich möglichst intensiv mit dem »Erinnerungsbild« zu beschäftigen. Wir werden versuchen, aus diesem Bild eine kleine »Videosequenz« zu machen. Wir spielen dieses Video dann ab und können nach Bedarf vor- und zurückspulen bzw. an bestimmten Stellen pausieren. Noch eine kleine Ergänzung, bevor Sie die Übung beginnen: Versuchen Sie v.a. auf die Veränderungen und Reaktionen Ihres Körpers zu achten, denn diese sind in der Regel »die Brücke« zu unseren Emotionen, Wünschen und Bedürfnissen. Sie sollen in diesen fünf Minuten das Video »abspielen«, sich auf die Situation und auf die andere(n) Person(en) konzentrieren, auf gefallene Sätze und auch auf die Art und Weise, wie mit Ihnen umgegangen wird. Suchen Sie aktiv nach dem Augenblick, in dem Ihre emotionalen Reaktionen am stärksten sind und pausieren Sie dann das Video, um möglichst genau Ihre körperlichen Empfindungen, Ihre Gefühle und Ihre Gedanken in diesem Moment wahrzunehmen. Und dann stellen Sie sich bitte die Frage, was in der Situation passieren müsste, damit es Ihnen besser geht. Mit anderen Worten: Was wünschen Sie sich ganz konkret von der anderen Person und welches Bedürfnis versteckt sich dahinter? Sie kennen jetzt also die Aufgabe für die kommenden fünf Minuten! Dann starten Sie jetzt bitte die Übung und lesen bitte erst weiter, wenn Sie fertig sind!

Teil 2

Als nächstes möchte ich jetzt versuchen, verschiedene »Seiten« von Ihnen zu aktivieren, so wie wir das auch mit Hilfe von Stühlen in der Modi-Arbeit mit Patienten üblicherweise machen. Sie können hierzu gerne auch mehrere Stühle verwenden, um den Effekt noch zu intensivieren.

Bleiben Sie zunächst bei den Emotionen, die Sie bei sich wahrnehmen und »entdecken« konnten. Lassen Sie dieses Gefühl im Körper in den Vordergrund kommen und erlauben Sie dem Gefühl, möglichst viel »Raum« in Ihnen einzunehmen. Ist es möglicherweise ein Gefühl von Ärger oder sogar Wut, was Sie gerade wahrnehmen? Was ärgert Sie denn? Vielleicht werden Sie einfach sehr ungerecht behandelt in der Situation und finden es einfach »zum Kotzen«! Einfach unverschämt und völlig unverständlich. Und vielleicht verstehen Sie überhaupt nicht, wie die andere Person so reagieren konnte und was sie sich dabei dachte. Sie fühlen sich einfach nicht gesehen, nicht ausreichend gewürdigt oder wahrgenommen. Oder sogar nicht ernstgenommen. Schauen Sie jetzt bitte, wie Ihr Körper reagiert, wenn Sie sich auf dieses Gefühl mehr und mehr einlassen.

Was passiert in Ihrer Brust? Was können Sie alles wahrnehmen? Bemerken Sie Ihren Herzschlag? Ihre Atmungsfrequenz? Ein Gefühl von Wärme oder gar Hitze in der Brust? Vielleicht Anspannung in den Schultern, in den Armen? Ok... Es kann aber auch sein, dass Sie überwiegend ein Gefühl von Traurigkeit und Wehmut erlebten. Und dass Sie einfach leiden und einen inneren Schmerz spüren, ein Gefühl von Schwere und eine Art Kloß im Hals. Vielleicht verhielt sich die Person in der Situation verletzend und gab Ihnen das Gefühl, nicht wichtig und nicht wertvoll zu sein. Wie reagiert dann Ihr Körper, wenn Sie sich auf diesen Schmerz und diese Verletzung konzentrieren? Wo bemerken Sie die Traurigkeit und die Verletzung? Im Bauch? Möglicherweise spüren Sie auch eine Art Sorge oder Angst, diese Bindung zu verlieren. Wie fühlt es sich an, wenn Sie sich vorstellen, allein zu sein? Von dieser Person verlassen zu werden? Wenn Ihnen Ihre eigene Verletzbarkeit bewusst wird?

Falls Sie einen weiteren Stuhl nehmen können, dann setzen Sie sich kurz um und stellen Sie sich vor, Sie können von außen sich selbst beobachten, wie Sie soeben auf dem anderen Stuhl diese verschiedenen Emotionen wahrgenommen haben. Lassen Sie für einen Moment die kritische Stimme in Ihnen laut werden. Wie alt waren Sie gerade, als Sie diese ganzen Gefühle gespürt haben? Vielleicht merken Sie, wie kindhaft – um nicht zu sagen »kindisch« – das Ganze in den Ohren dieser »kritischen Seite« klang. Was sagt diese Stimme zu Ihnen gerade? Vielleicht so was wie »Du bist doch kein Kind mehr... stell dich nicht so an!«. Oder wirft Ihnen diese Stimme sogar vor, was Sie alles getan haben, um diese Behandlung durch die andere Person zu verdienen? Hören Sie mal genau hin. Denn häufig kriegen wir nur das zurück, was wir verdienen. Und wenn wir schlecht behandelt werden, dann werden wir ja was dafür getan haben. Man kann nicht nur Schönes vom Leben erwarten, die lockere Zeit im Kindergarten ist vorbei, ein erwachsener Mensch muss in der Lage sein, sich zusammenzureißen und zu funktionieren. Wie fühlt sich es an, wenn Sie solche Dinge denken oder in diesem Moment lesen? Was passiert mit dem Gefühl auf dem anderen Stuhl? Sie können sich gerne wieder dorthin setzen und »spüren«, wie die emotionalere Seite von Ihnen reagiert.

Haben Sie noch einen Stuhl? Dann setzen Sie sich bitte auf diesen dritten Stuhl. Auf diesem Stuhl setzen wir jetzt die Seite von Ihnen, die eine schnelle Lösung dieses Konflikts finden möchte. Vielleicht ist es das Beste, das Buch schnell wieder zuzumachen und nicht weiter zu lesen. An was anderes zu denken, sich mit etwas abzulenken. Oder vielleicht sich mit Haushalt oder mit Schreibtisch-Aufgaben zu beschäftigen – das funktioniert in der Regel sehr gut, auch Bücher schreiben ist manchmal in diesem Sinne eine sehr hilfreiche Strategie. Es ist so schön, wenn man einfach wegschauen kann und sich wieder entspannt. Finden Sie nicht? Denken Sie bewusst an andere Strategien, die für Sie gut funktionieren? Wie schaffen Sie es, unangenehme Erinnerungen zu verdrängen oder auch aversive Emotionen wegzuschieben?

Im letzten Schritt werden wir Sie bitten, für einen Moment aufzustehen und einen Blick auf die drei Stühle, mit denen Sie bisher gearbeitet haben. Falls Sie keine extra Stühle verwendet haben, dann stehen Sie bitte trotzdem auf und schauen Sie den Stuhl an, auf dem jetzt abwechselnd verschiedene Seiten von

Ihnen saßen. Denken Sie für einen Moment auch an das unangenehme Erlebnis, die Erinnerung, mit der Sie in der Imagination gearbeitet haben. Versuchen Sie, so als wären Sie Ihr eigener bester Freund, eine wohlwollende, verständnisvolle und mitfühlende Haltung einzunehmen. Als hätte Ihr bester Freund Ihnen soeben diese Geschichte erzählt und Ihnen auch seine verschiedenen Reaktionen beschrieben: Seine Gefühle, seine Wünsche, auch seine Gedanken und insbesondere seine selbstanklagenden und -kritischen Gedanken, und auch seine bisherigen Lösungsversuche. Versuchen Sie v.a. die emotionalen Reaktionen für einen Moment zu betrachten, als wäre Ihr bester Freund für einen Augenblick wieder ein Kind, das mit einer bestimmten Situation sehr überfordert ist und einfach Unterstützung braucht. Bemerken Sie eine weitere Veränderung in Ihrem Körper? In der Art und Weise, wie Sie jetzt über die Situation und die eigenen Bewältigungsversuche denken?

Vielen Dank, dass Sie sich auf diese Übung eingelassen haben! In der Tat ist es sehr wahrscheinlich, dass Sie sehr unterschiedliche emotionale Qualitäten, kognitive Tendenzen und Muster und insgesamt verschiedene Zustände erleben konnten. Das liegt daran, dass sich Schemamodi im Kontext einer Persönlichkeitsstörung auf dem Fundament der »normalen« Funktionsweise unserer Psyche entwickeln und keine völlig neuen Entitäten oder Phänomene sind. Es handelt sich im Prinzip um die gleichen Kernmechanismen. Einseitige oder sogar rigide Zustände können prinzipiell bei jedem Menschen beobachtet werden, unabhängig vom »Gesundheitsgrad« seiner Persönlichkeit. Was unterscheidet dann Schemamodi in einer »ungestörten Persönlichkeit« und Schemamodi im Kontext einer PS?

Zum einen die *Qualität*, also die *Rigidität und Intensität*, die aktivierte Modi bei Patienten mit PS häufig aufweisen. Während die meisten Menschen z. B. gelegentlich überkritische Tendenzen aktivieren und etwas zu hart mit sich selbst ins Gericht zu gehen, sind sie in der Selbstreflexion aber auch schnell in der Lage, diese Strenge zu relativieren und wieder eine mitfühlendere oder gar liebe- und verständnisvollere Haltung einzunehmen. Wenn eine Patientin mit einer Borderline-Störung in ihrem »Kritikermodus« sich selbst entwertet und bestraft, dann ist es in aller Regel eine Herausforderung – um dies vorsichtig auszudrücken –, sie mit einer therapeutischen Intervention aus diesem Modus wieder herauszubewegen. Wenn die Patientin etwas sagt wie »*Es ist ja ganz klar, dass mein Freund mich verlassen wird… schauen Sie mich an, schauen Sie, wie furchtbar ich bin! Meine Mutter hatte Recht, sie hätte mich einfach abtreiben sollen, dann hätte sie mir und der ganzen Menschheit vieles erspart*«, dann wird die einfache Bitte, sich von diesen Gedanken zu distanzieren und die Haltung einer guten Freundin einzunehmen, die es gut mit ihr meint, mit hoher Wahrscheinlichkeit scheitern.

Zum anderen zeigt sich ein Unterschied in der *Quantität*, also der *Häufigkeit, mit welcher Modi aktiviert werden*. Während die meisten Menschen nur selten intensive Angst vor Verlassenheit spüren und sich wie ein ängstliches Kind fühlen, wird eine Patientin mit einer Borderline-Störung diesen Modus mehrmals am Tag intensiv erleben (und dazu oft in überflutender Weise). Es ist aufgrund der starken Ausprägung zahlreicher Schemata aus den ersten zwei Domänen gewissermaßen »leichter«, diesen Modus bei dieser Patientengruppe zu aktivieren und häufig scheint die Aktivierung sogar keinen besonderen situativen Auslöser zu benötigen.

4.2 Kindmodi

Jeder Mensch ist in der Lage, intensive Emotionen zu fühlen. Diese signalisieren, ob Grundbedürfnisse frustriert oder erfüllt werden. Je intensiver das emotionale Erleben, umso größer die Wahrscheinlichkeit, dass sich das in einem sichtbaren »Kindmodus« zeigt. Beim Verlust eines geliebten Menschen erleben wir im Normalfall ein intensives Gefühl von Traurigkeit und können auch wie Kinder weinen. Wenn man selbst oder ein geliebter Mensch in akuter Gefahr ist, dann werden wir häufig »überflutet« von Angst, sodass wir uns wie verängstigte Kinder fühlen oder reagieren. Auch bei intensivem Ärger oder auch Wut können wir impulsiv handeln und Dinge sagen oder auch tun, die wir in unserem normalen »Erwachsenenmodus« nicht tun würden, wie etwa laut schreien oder gar etwas an die Wand werfen. Wir können sogar die Fähigkeit zum Perspektivwechsel verlieren und eine sehr einseitige und egozentrische Sichtweise einnehmen, die wir nach Abklingen der emotionalen Reaktion teilweise selbst nicht mehr nachvollziehen können. Aber auch im positiven Sinne können uns glückliche Ereignisse mit Freude erfüllen, sodass wir lachen und uns geborgen und glücklich fühlen wie ein kleines Kind.

Ein Kindmodus ist ein Zustand, in dem vor allem die emotionale Aktivierung und das Erleben der unmittelbaren Konsequenzen der Frustration von Grundbedürfnissen (bzw. deren Erfüllung beim glücklichen Kindmodus) im Vordergrund stehen. Das bedeutet nicht, dass nicht auch kognitive Bewertungen oder Verhaltenstendenzen vorhanden sind. Emotionen sind jedoch das dominierende Element und führen dazu, dass man von ihnen geprägt nicht nur so fühlt wie ein Kind, sondern auch so denkt und handelt.

4.2.1 Verletzbares Kind

Im verletzbaren Kindmodus (VK) stehen vor allem Bindungsverlustängste und Traurigkeit im Vordergrund, sodass man sich wie ein verletzbares, ängstliches, einsames oder trauriges Kind fühlt und selbst erlebt. Vor allem die Aktivierung der Schemata aus der ersten und zweiten Domäne und das Wiedererleben alter biografischer Szenen prägen die emotionale Qualität. Neben den Basisemotionen Angst und Trauer können sich auch soziale Emotionen wie etwa Scham, Hilflosigkeit, Enttäuschung, Hoffnungslosigkeit beimischen. Bedürfnisse nach Nähe, emotionaler Wärme und Geborgenheit (Bindung) stehen im Vordergrund. Das emotionale Erlebnis ist in der Regel gut von außen sichtbar.

In der *Gegenübertragung des Therapeuten* aktiviert das in aller Regel das bereits erwähnte »care system«: Man fühlt mit dem Patienten mit, dieser tut einem leid und man spürt den Wunsch oder fast den Drang, den Patienten emotional zu versorgen. Man wird wärmer, unter Umständen ruhiger und nimmt (häufig unbewusst) eine zugewandte oder beschützende Körperhaltung ein.

4.2.2 Ärgerliches/wütendes Kind

Im ärgerlichen oder wütenden Kindmodus (ÄK) erlebt man Ekel (genervt sein) sowie Ärger oder sogar nach Außen gerichtete Wut in sehr direkter Form. Die Frustration von Grundbedürfnissen und insbesondere die Aktivierung des Selbstbehauptungsbedürfnisses führt zum »Protest« gegen die aktuelle Situation (z. B. eine Zurücksetzung oder Kränkung). Ebenso wie beim VK kann die Aktivierung von Schemata aus der ersten und zweiten Domäne dabei eine wichtige Rolle spielen. Das Grundgefühl von Ärger führt zur Gesamtaktivierung (Sympathikotonie), verleiht Kraft und steht in direkter Verbindung mit dem Wunsch, respektiert, gesehen und gut behandelt zu werden. Neben den Autonomie- und Kontrollbedürfnissen (Selbstbehauptung) kann aber auch das Bedürfnis nach Sicherheit und Nähe hinter einem ärgerlichen oder wütenden Kindmodus stehen. Dann aber als sekundäre Emotion, die eine primäre Angst oder Trauer überdeckt. Das ist der Fall, wenn z. B. eine Borderline-Patientin am Anfang der Sitzung auf den Therapeuten sehr ärgerlich oder wütend ist und ihm vorwirft, sie im Stich gelassen zu haben: »*Sie haben mir versprochen, dass ich mich auf Sie verlassen kann! Und Sie haben den letzten Termin einfach abgesagt, weil Sie irgendein Seminar geben wollten… das ist super für Sie, und was ist mit mir? Wissen Sie eigentlich, wie schlecht es mir ging? Und ich hätte Sie gebraucht, aber Sie waren einfach nicht da…*«. Diese Patientin wirkt dabei den Tränen nahe, denn unmittelbar hinter ihrer Wut befindet sich ihre Angst vor dem Alleinsein und ihrer Traurigkeit. Ärgerliche/wütende und verletzbare Kindmodi können häufig als »zwei Seiten einer Medaille« angesehen werden, als zwei Reaktionen auf die gleiche Verletzung oder Kränkung.

Die zu erwartende Reaktion auf Therapeutenseite kann gemischt sein: Zunächst ein gewisses Unverständnis oder sogar Ärger über die unangemessenen Vorwürfe, aber auch Mitgefühl für die verletzbare Seite dahinter bis hin zu prosozialen Schuldgefühlen: Man spürt die Not eines Menschen, zu dem man eine Beziehung hat und das Bedürfnis zu helfen oder die Beziehung »zu reparieren«.

4.2.3 Undiszipliniertes und impulsives Kind

In diesem Modus steht das »Lustprinzip« im Vordergrund, sodass Grenzen missachtet werden und man sich wie ein impulsives Kind verhält. Im direkten Kontakt mit einem Patienten in diesem Modus kann in manchen Fällen v. a. der Mangel an Selbstdisziplin im Vordergrund stehen, in anderen Fällen jedoch eine eher »trotzig-oppositionelle« Haltung, die deutlich mehr Ärger und Aggressivität beinhaltet. In diesem Modus zeigen sich Autonomie- und Kontrollbedürfnisse noch deutlicher und in direkterer Form als im wütenden Kind. Gleichzeitig besteht im Hintergrund das Bedürfnis nach angemessenen bzw. haltgebenden Grenzen.

Im Therapeuten dominiert der Impuls (wie bei guten Eltern), den Patienten zwar zu begrenzen, aber die Beziehung (und damit die Bindung) zunächst aufrechtzuerhalten.

4.2.4 Glückliches Kind

Im glücklichen Kindmodus (GK) erlebt man Freude als Reaktion auf die unmittelbare Befriedigung aller Grundbedürfnisse. Während verletzbare, ärgerliche und impulsiv-undisziplinierte Kindmodi von aversiven Basisemotionen mit Alarmsignal-Charakter ausgelöst und »getragen« werden, wird der Modus eines glücklichen Kindes vom gegenteiligen positiven Erlebnis ausgelöst. Ein glückliches Kind fühlt sich geliebt, geborgen, geschätzt, gesehen und anerkannt. Es ist Teil einer Gruppe, fühlt sich zugehörig und darf mit anderen spielen. Selbstbehauptung und Bindung sind Polaritäten einer Dimension, auf der ein sehr flexibles Auspendeln möglich ist. So kann ein spielendes Kind abwechselnd führen und folgen. Der »Wechsel« in diesen Modus kann einerseits spontan erfolgen, wenn z. B. ein unerwartetes, positives Erlebnis stattfindet, wenn etwa die Kollegen für einen eine Überraschungsgeburtstagsfeier im Büro organisieren und man sich wie ein Kind freut. Andererseits kann die Aktivierung Folge der Befriedigung zuvor verletzter Bedürfnisse sein, wenn man z. B. aufgrund einer Verlusterfahrung sehr traurig und hilflos ist und durch die Zuwendung und das Hilfsangebot eines guten Freundes oder des Partners sich beruhigt, geborgen, warm und sicher fühlt.

4.3 Kritische Modi (früher »Elternmodi«)

Eine wesentliche Form der Selbstregulation besteht darin, sich selbst zu reflektieren, seine eigenen Verhaltensweisen zu beobachten sowie über die Konsequenzen dieser Handlungen kritisch nachzudenken und ggf. Veränderungen herbeizuführen. Die Fähigkeit, sich angemessene Ziele zu setzen und langfristige Wünsche zu formulieren, ist ein wesentlicher Bestandteil einer gesunden Impulskontrolle. Gewissermaßen funktionieren wir dann wie »gute Eltern« gegenüber unseren eigenen emotionalen Seiten und Impulsen – symbolisch betrachtet gegenüber unseren »Kindmodi«. So setzen wir uns im Sinne der »top-down« Regulation selbst Grenzen, schieben Belohnungen auf, motivieren uns zu unangenehmen oder gar langweiligen Handlungen und sind angemessen selbstkritisch, wenn wir Fehler machen. Dabei spielen unsere internalisierten »Regelwerke« (abstrahierte Verhaltensregeln, Grundüberzeugungen und -annahmen, Erwartungen) eine wesentliche Rolle. Wir fühlen uns angemessen schuldig, z. B. wenn wir jemanden verletzt haben, der uns wichtig ist, und spüren den Drang, dies wiedergutzumachen. Wir schämen uns, wenn wir gegen Regeln verstoßen und dabei von anderen Menschen ertappt werden und können dadurch unser Verhalten wieder den sozialen Erwartungen anpassen. Wir sind dabei durchaus in der Lage, streng mit uns zu sein. Im Normalfall können wir diese Strenge aber zu einem späteren Zeitpunkt wieder relativieren, so wie es »gute Eltern« tun. Das ist im Kontext einer PS weniger zu erwarten, denn die Modelle der Betroffenen verhielten sich in der Regel nicht wie ein »wohlwollender Elternteil«.

Kritische Modi sind im Kontext der Schematherapie dysfunktionale Modi, in denen überkritische oder unerbittlich antreibende »innere Stimmen« aktiv und dominant sind. Auch wenn emotionale Reaktionen vorhanden sind und sich auch Handlungstendenzen ergeben, stehen kognitive Prozesse wie z. B. Entwertungen der eigenen Person oder übermäßige Strenge sowie deren Folgen im Sinne von dysfunktionalen Selbstinstruktionen (»Du musst besser werden«, »Deine Bedürfnisse sind nicht wichtig, kümmere Dich um andere«) im Vordergrund.

4.3.1 Reale Eltern und die Entstehung kritischer Modi

Wie entstehen kritische Modi? Natürlich in einem engen Zusammenhang mit den Erlebnissen im Umgang mit wichtigen Bezugspersonen. Das bedeutet allerdings nicht, dass diese »inneren Stimmen« zwangsläufig die Stimmen der eigenen Eltern sein müssen. Genauso wenig bedeutet es, dass sich Elternmodi nur entwickeln können, wenn die verinnerlichten Botschaften explizit so gesagt wurden. Während sich in vielen Fällen die »Eltern-Stimmen« und die »Kritiker-Stimmen« tatsächlich nicht unterscheiden (wie etwa bei misshandelten oder missbrauchten Borderline-Patienten, bei überstreng erzogenen dependenten oder anankastischen Patienten oder bei narzisstischen Patienten mit extrem leistungsorientierten Elternfiguren), zeigen sich in anderen Fällen keine direkten Korrelate. So kann die Abwesenheit oder Überforderung von Bezugspersonen von den Kindern schuldhaft verarbeitet werden und zu Gedanken führen wie »Es ist mein Fehler, dass ich in ein Heim gekommen bin« oder »Ich darf meine Mutter nicht belasten, sonst wird sie depressiv«.

Aufgrund dieses häufigen Zusammenhanges mit dem Verhalten realer Eltern wurden kritische Modi von Young »Elternmodi« genannt. Diese Bezeichnung wird in der Literatur weiterhin häufig verwendet. In der direkten Arbeit mit Patienten vermeiden wir die Verwendung der Termini »Elternmodi« oder »Elternteil«, um einen zu engen Bezug zu den realen Elternfiguren zu vermeiden, denn außer diesen tragen auch Geschwister, Peers, Erzieherinnen, Lehrer, Priester oder Sporttrainer zu den verinnerlichten Botschaften bei. Im Laufe der Jahre eigneten wir uns eher die Begriffe »Treiber«, »Forderer« oder »Antreiber« sowie »Kritiker« oder »Bestrafer« an. Zum einen kann die Zuordnung zu echten (und häufig auch zumindest teilweise positiv erlebten) Bezugspersonen während der Entmachtung oder Konfrontation dieser Modi auf Stühlen Ambivalenzen oder sogar Schuldgefühle auslösen, welche sich aber nicht auf den eigenen kritischen Modus, sondern auf die realen Personen beziehen. Diese Vermischung kann die Ausführung der Technik sowie die Distanzierung von diesen dysfunktionalen inneren Stimmen sehr erschweren. Zum anderen versuchen wir in der Schematherapie den Patienten dazu zu trainieren, Verantwortung für sich und für die eigene Selbstfürsorge zu übernehmen. Dabei ist das Verständnis kritischer Modi als eigene, abstrakte Gedanken bzw. »Stimmen im Kopf«, von denen man sich distanzieren möchte, deutlich günstiger und weniger angsteinflößend als die Vorstellung, es handele sich um die eigenen Eltern, die man jetzt konfrontiert und »loswerden möchte«.

4.3.2 Fordernder Modus (»Antreiber«, früher »Fordernder Elternmodus«)

Typisch für diesen Modus ist entweder eine massive Leistungsorientiertheit (»Ich muss der Beste sein, in allem was ich mache«, »Arbeit muss immer vorgehen«, »Von nichts kommt nichts«), eine starke emotionale Hemmung (»Ich bin kein Kind mehr, Gefühle sind nur Schwäche«, »Ich darf keine Memme sein«) oder auch eine zu starke moralische Haltung (»Ich muss mich immer richtig und korrekt verhalten«, »Ich darf nicht egoistisch sein«, »Ich muss für andere da sein«). Die Haltung des Patienten gegenüber sich selbst ähnelt der Haltung eines zu strengen, überfordernden Elternteils gegenüber einem Kind.

4.3.3 Strafender Modus (»Kritiker/Bestrafer«, früher »Strafender Elternmodus«)

Das Charakteristische an diesem Modus ist eine übertriebene Strenge und bestrafende oder abwertende Tendenz gegenüber der eigenen Person. Man behandelt sich selbst so, wie ein strafender Elternteil sein Kind behandeln würde. Dieser Modus zeigt sich v. a. in Momenten, in denen keine anderen Menschen in der Nähe sind. Dabei kann er zu impulsiven und autoaggressiven Handlungen als Selbstbestrafung führen. Metaphorisch gesprochen: Die Strafe durch den strengen Vater oder die strenge Mutter erfolgt hinter geschlossenen Türen und nicht in Anwesenheit der Nachbarn. In der Therapie oder in engen Beziehungen kann dieser Modus auch vor anderen Menschen gezeigt werden. Ein Patient kann sich in einem solchen Moment z. B. gegen die Stirn schlagen, während er sich selbst abwertet und sagt »*Wie blöd kann man eigentlich sein?*«. Die zu erwartende Reaktion im Therapeuten ist eine Mischung aus Mitgefühl und Ärger. Dieser vermeintliche Widerspruch lässt sich in der folgenden Metapher auflösen: Man ärgert sich über die Mutter, welche das kleine Kind anschreit, und empfindet Mitgefühl gegenüber dem kleinen Kind.

4.4 Bewältigungsmodi

Menschliches Verhalten im Umgang mit emotional aktivierenden Situationen, insbesondere in zwischenmenschlichen Konflikten, ist einerseits in seinen Nuancen sehr vielfältig, andererseits im Kern in überschaubare Kategorien gut unterteilbar.

Man kann im Grunde vier Grundausrichtungen möglicher Reaktionen unterscheiden, welche sich in vielen anderen Tierarten (v. a. Säugetieren) wiederfinden: *Folgen* (prosoziales Verhalten bis hin zur Unterwerfung, um Bindung zu bekommen), *Erstarren* (innerer Rückzug), *Flucht* (aktive Vermeidung oder Selbstberuhigung) und *Kampf/Dominanz* (selbstbehauptungsorientiertes und aktiv-aggressives Verhalten). Diese vier prototypischen Strategien stehen uns grundsätzlich zur Verfügung, wobei die Wahl der Reaktion durch das Temperament und v. a. durch die bisherige Lerngeschichte beeinflusst wird. Grundsätzlich versuchen wir immer auf äußere Belastungen und Konflikte mit möglichst effektiven und in unserer Lerngeschichte bewährten Strategien zu reagieren, um unsere innere Anspannung zu reduzieren und unsere Grundbedürfnisse zu befriedigen. Je stärker die emotionale Anspannung, desto größer die Wahrscheinlichkeit, dass wir fast reflexartig und im Sinne eines »Autopiloten« eine schnelle Lösung suchen und dabei unkritisch in einen früher erlernten »Bewältigungsmodus« gehen. Nicht nur im Umgang mit anderen Menschen, sondern grundsätzlich im Umgang mit schwierigen (schemaaktivierenden) Situationen lassen sich diese Strategien in der Mikroanalyse prinzipiell erkennen: Ein Student bereitet zum Beispiel seine Diplomarbeit vor, welche er in vier Wochen abgeben soll. Er kann sich der Situation fügen und sich durch die Inhalte quälen (Folgen). Er kann genauso vor dem Computer sitzen, den Bildschirm anschauen und dissoziieren, immer wenn er die hohen Anforderungen spürt (Erstarren). Er kann sich aktiv mit anderen Sachen beschäftigen, wie etwa Computerspielen oder Haushalt machen (Flucht). Oder er kann sich vornehmen, die beste Diplomarbeit seines Jahrgangs zu schreiben und sich mit höchstem Engagement und übertriebener Motivation in die Arbeit stürzen (Kampf).

Bei Bewältigungsmodi stehen nicht die emotionalen Aspekte oder die kognitiven Bewertungen, sondern häufig nur kurzfristig wirksame Handlungen bzw. Handlungstendenzen im Vordergrund. Der Aufmerksamkeitsfokus ist im Sinne eines ECN (► Kap. 2) dabei eher nach außen gerichtet.

Die Komplexität menschlichen Verhaltens führt dazu, dass in der Literatur zahlreiche Bewältigungsmodi beschrieben werden. Zur Vereinfachung in der Arbeit mit den Patienten fokussieren wir mit Bezug auf das Tiermodell zur orientierenden Einordnung auf die drei wesentlichen Grundrichtungen von Bewältigungsmodi: Unterordnung (Folgen), Vermeidung (Erstarren/Fliehen) und Überkompensation (Kampf/Dominanz). Um die Bezeichnungen der gezeigten Bewältigungsmodi optimal auf die Patienten »zuzuschneiden«, können aber auch griffige Bezeichnungen gewählt werden wie der »Besserwisser« (für einen überkompensierenden Modus), der »Selbstausbeuter« (für einen übertrieben unterordnenden Modus), die »Mauer« (für einen gefühlsvermeidenden Modus) oder die »Suchtknolle« (für einen selbstberuhigenden Vermeider). So lassen sich orientierende Übersicht und individuelle Passung miteinander verbinden.

4.4.1 Unterwerfung (Folgen)

Während die Fähigkeit zum prosozialen und kooperativen Verhalten grundsätzlich funktional und »gesund« ist, handelt es sich bei Unterwerfungsmodi im Rahmen einer PS um die pathologische Übertreibung dieser Verhaltenstendenz. Patienten mit einem maladaptiven Unterwerfungsmodus (häufig »folgsamer Erdulder« in der Literatur sowie im Schema Mode Inventory SMI genannt), wie z. B. bei abhängigen PS zu erwarten, sind unter Umständen bereit, alles Mögliche zu tun unter Aufopferung eigener Bedürfnisse/Wünsche und Übergehen eigener Grenzen, um von anderen Menschen akzeptiert, gemocht oder nicht schlecht behandelt zu werden. In manchen Fällen zeigt sich eher eine passive Tendenz, Verhaltensweisen des Gegenübers zu erdulden, in anderen eine deutliche proaktivere Haltung, sich aufopfernd um andere zu kümmern. Der Fokus der Aufmerksamkeit liegt sehr stark beim Gegenüber, deren Erwartungen und Wünschen sowie deren Reaktionen auf das eigene Verhalten.

Die *zu erwartende Reaktion im Gegenüber* kann sehr unterschiedlich sein, was v. a. mit den Schemata und Modusaktivierung des Therapeuten zusammenhängt. Ein gut funktionierender und trainierter Unterwerfungsmodus beim Patienten dürfte sein Verhalten komplementär den Erwartungen des Therapeuten anpassen, welcher dies u. U. zunächst nicht merken wird.

4.4.2 Vermeidung (Erstarren, passive Vermeidung und aktive Flucht)

Auch die Fähigkeit, bei unangenehmen oder bedrohlichen Erlebnissen im Sinne des Selbstschutzes in einen Zustand zu wechseln, in dem der Körper besser in der Lage ist, das Geschehene »über sich ergehen zu lassen« und durch Erstarren oder eine passive Haltung eine weitere Verschlechterung der Situation zu verhindern, ist prinzipiell gesund und gehört in einem gewissen Ausmaß zum normalen Verhaltensrepertoire eines jeden Menschen. Ebenso die Fähigkeit zur aktiven Flucht und die Fähigkeit, sich von schmerzhaften Gefühlen abzulenken im Sinne der Selbstfürsorge, sind normal und prinzipiell für das Überleben notwendig. Im Kontext von PS ergeben sich pathologische Übertreibungen der Fähigkeit zum Selbstschutz, zur Flucht und zur funktionalen Gefühlsabspaltung.

Distanzierter Beschützer (»Die Mauer«, »Der Bodyguard«)

In diesem Modus scheint der »Sicherheitsabstand« zum Gegenüber im Vordergrund zu stehen. Ein Patient im distanzierten Beschützermodus wirkt häufig, als stünde er tatsächlich hinter einer Mauer oder hinter einem Bodyguard, der dem Gegenüber den emotionalen Kontakt zum verletzbaren Teil »hinter der Mauer« erschwert oder verweigert. Im Rahmen einer Borderline-PS zeigt sich das zum Beispiel als häufiges Dissoziieren oder »Abdriften«, besonders wenn starke Ängste (in vielen Fällen vor dem Hintergrund traumatischer Erlebnisse) ausgelöst werden. Patienten sind in solchen Situationen nicht mehr ansprechbar und scheinen den Kontakt mit der Außerwelt vorübergehend unterbrochen zu haben. In manchen Fällen steht ein starkes Misstrauen im Vordergrund, sodass der Patient sehr genau zu beobachten scheint (»scannen«), was das Gegenüber macht. Dabei wird häufig über einen »misstrauischen« oder »paranoiden« Beschützer gesprochen, z. B. bei einer paranoiden PS. In anderen Fällen zeigen sich v. a. Unruhe und Ängstlichkeit sowie ein sozialer Rückzug, wobei in der Literatur manchmal über einen »ängstlichen Beschützer« gesprochen wird, wie z. B. bei ängstlichen PS.

Auch hier hängt die Reaktion des Gegenübers stark von dessen Schemata und Modusaktivierungen ab. In jedem Falle erlebt der Therapeut jedoch einen Mangel an emotionalem Kontakt und Zugänglichkeit. Man fühlt sich irritiert, »nicht im Kontakt«, hält sich zurück und geht tendenziell selbst in einen Bewältigungsmodus.

Distanzierter Selbstberuhiger oder Selbststimulierer

In diesem Modus steht vor allem die Suche nach Ablenkung und Selbstberuhigung im Sinne einer unmittelbaren Anspannungsreduktion im Vordergrund. Die konkreten Verhaltensweisen in diesem Modus können sehr variieren, denn im Prinzip können alle möglichen Handlungen dafür verwendet werden. Besonders häufig dafür gewählt werden selbstbetäubende (Tagträume, Grübeln, Fernsehen, betäubende/beruhigende Substanzen) sowie stark stimulierende Tätigkeiten (Computerspiele, Einkaufen, exzessives Arbeiten, exzessiver Sport, Sexualität, Suchtverhalten).

Ärgerlicher Beschützer

In diesem Modus steht ebenso ein Bedürfnis nach Sicherheit und Kontrolle im Vordergrund. Die Haltung und die Aussage des Patienten zeigen eine »ärgerlich-aggressive Fassade«, die einem deutlich signalisiert: »Komme mir nicht zu nahe!«. Es zeigt sich kein direkter Angriff auf den Therapeuten, vielmehr eine »warnende Haltung«. Es handelt sich nicht um eine Kampfaufforderung, sondern um die Aufforderung, sich zu entfernen.

Die Reaktion des Therapeuten in der Gegenübertragung kann ähnlich sein wie bei einem distanzierten Beschützer. Auch wenn das »genervt sein« oder die ärgerliche Fassade des Patienten sichtbar sind und als Warnung wahrgenommen werden, ist die affektive Reaktion qualitativ anders als bei tatsächlichen Angriffen und Entwertungen (s. u.).

4.4.3 Überkompensation (Kämpfen/Dominieren)

Überkompensationsmodi entstehen im Gegensatz zu angepasst-unterwürfigen Modi als übertriebener Ausdruck von Selbstbehauptung und Selbstwerterhöhungs- oder Kontrollbedürfnissen. Das Streben nach Selbstbehauptung ist wie bereits geschildert ein universelles Grundbedürfnis. Entsprechend normal und funktional ist die Fähigkeit, sich adäquat durchzusetzen und dominant aufzutreten, auf sich aufmerksam zu machen, Konflikte auszutragen und zielgerichtet-aktiv Einfluss auf die Umwelt zu nehmen. Bei maladaptiven Bewältigungsmodi tritt diese Tendenz in übertriebener und zu dominierender Form auf.

Narzisstischer Selbsterhöher

Hier werden Dominanz und Überheblichkeit deutlich zum Ausdruck gebracht. Anders als beim aggressiven Beschützer verlässt der Patient seine »Sicherheitszone« oder seine Mauer und geht über in ein aktiv-bedrängendes, oft kompetitives und entwertendes Verhalten. Nicht nur das Bedürfnis nach Sicherheit und Kontrolle, sondern gleichzeitig nach Selbstwerterhöhung sind in diesem Modus übertrieben aktiv. Der Therapeut fühlt sich in der Regel verletzt und ähnlich wie beim aggressiven Beschützer tendenziell selbst in einen maladaptiven Bewältigungsmodus gedrängt. Es ist nicht leicht, diesem Modus gegenüber in einem zentrierten Erwachsenenmodus zu bleiben.

Histrionischer Aufmerksamkeitssucher

Dieser Modus ist nicht dominant oder entwertend, er sucht jedoch fast penetrant nach Aufmerksamkeit und Bewunderung. Auch in diesem Fall handelt es sich um eine Variante der aktiven »Kampfhaltung«, jedoch mit anderen Strategien, wie etwa dramatischen Äußerungen, demonstrativem, provakantem oder gar verführendem Verhalten in einer kontrollorientierten und selbstbezogenen Weise. Auch hier zeigt sich das Bedürfnis nach Sicherheit und Kontrolle einerseits (denn der Patient dominiert in diesem Modus trotzdem das Geschehene), aber auch nach Selbstwerterhöhung durch die Bestätigung von anderen andererseits. Es ist als Gegenüber in der Regel sehr schwer, einen Menschen in diesem Modus zu übersehen und man fühlt sich häufig »gezwungen« zu reagieren. Dies kann unterschiedliche Reaktionen auslösen, abhängig von den eigenen Schemata. Die »Oberflächlichkeit« in der Eigendarstellung oder auch die Inkongruenz kann in vielen Fällen ein diffuses Gefühl der Anspannung bis hin zu Ärger beim Therapeuten auslösen.

Zwanghafter Kontrolleur

Auch die aktive übermäßige Kontrolle anderer wird als eine Form der Überkompensation konzeptualisiert, wenn durch gezielte Handlungen die Umwelt aktiv beeinfluss wird. Ein Patient in diesem Modus, wie es in der Regel bei anankastischen Persönlichkeiten zu erwarten ist, verhält sich pedantisch und überkorrekt sowie sehr leistungsorientiert und häufig »angespannt-genervt«, wenn man sich seinen Vorstellungen nicht anpasst. Er zwingt dabei in der Regel die Menschen in seiner Umgebung, sich seinem rigiden Regelwerk anzupassen. Das Gegenüber reagiert in der Regel ebenso mit Ärger und in Abhängigkeit vom eigenen Persönlichkeitsstil mit unterschiedlichen Bewältigungsmodi.

Einschüchterer oder Schikanierer

Hier ist die Aggressivität deutlich sichtbar. Der Patient zeigt sich sehr dominant bis hin zu offen bedrohlich. Die Verhaltensstrategien in diesem Modus gehen von »kleineren Gehässigkeiten« in Mobbingsituationen über verbale Angriffe bis hin zu antisozialem Verhalten. Während die selbsterhöhend-narzisstische Überkompensation eher verletzend ist und häufig Schamgefühle auslöst, löst dieser Modus bei der direkten Aktivierung gegen den Therapeuten Angst aus. Genau das ist seine Funktion.

Manipulierer, Trickser, Lügner

Die Beschreibung dieses Modus kommt ursprünglich aus der Arbeit mit forensischen Patienten. In diesem Modus verhalten sich Patienten häufig hinterhältig und setzen alle möglichen Mittel ein, um eigene Vorteile zu erreichen. In einer schwächeren Form zeigt sich dieser Modus z. B. bei Patienten mit einem Rentenbegehren oder ähnlichen Anliegen, aber auch bei Menschen, die mit scheinbar aufopfernd wirkendem Verhalten Zuwendung »erzwingen« wollen. In diesem Modus fehlt das prosoziale Gefühl von Schuld oder Scham, denn die Betroffenen fühlen sich »im Recht«.

4.5 Der integrative Modus des gesunden Erwachsenen

Dank unserem biologischen Versorgungssystem sind wir grundsätzlich in der Lage, mit anderen Menschen mitzufühlen, empathisch ihre Bedürfnisse zu erkennen und uns um sie zu kümmern. Dabei aktiviert sich unser prosoziales Bindungssystem und wir sind sogar auch zur Selbstaufopferung bereit, z. B., um einem Kind in Not zu helfen. Ein ähnlicher Prozess findet gegenüber der eigenen Person statt, wenn man mittels Selbstreflexion und Achtsamkeit für innere Prozesse die eigene Emotionalität und ggf. emotionale »Notlage« wahrnehmen kann. Diese Wahrnehmung von sich selbst aus einer symbolischen Außenperspektive ermöglicht Selbstmitgefühl. Dadurch sind wir in der Lage, uns selbst zu betrachten und zu behandeln, wie ein guter Freund oder ein liebevoller Elternteil es tun würde, indem wir einerseits unsere Emotionen und Bedürfnisse wahrnehmen und würdigen, andererseits auch die äußeren Umstände und Situationen betrachten und vor dem Hintergrund der eigenen Kompetenzen und Grenzen ein ausbalanciertes Verhalten als »funktionale Bewältigungsreaktion« suchen.

> Der Erwachsenenmodus hat sowohl eine »Beobachter-Funktion« als auch eine »exekutive Funktion«. Er integriert alle Kernelemente (Emotionen, Kognitionen, Handlungstendenzen), was rigide Einseitigkeit vermeidet und das Finden und Ausführen von langfristig adaptiven und funktionalen Bewältigungsstrategien ermöglicht.

4.5.1 Der Erwachsenenmodus als Beobachter

In diesem Modus sind wir in der Lage, uns und unsere Umgebung aus einer Beobachterperspektive achtsam wahrzunehmen. Damit gemeint ist nicht nur die Fähigkeit, unmittelbare emotionale und kognitive Aktivierungen sowie Handlungsimpulse wahrzunehmen, sondern auch die Fähigkeit, sich von diesen zu lösen und eine funktional-distanzierte selbstreflexive Haltung einzunehmen. Aus einer biologischen Perspektive kann dabei von der Aktivierung des Default Mode Network (DMN) ausgegangen werden (► Kap. 2).

4.5.2 Die aktive Rolle des Erwachsenenmodus

Eine distanzierte Betrachtung aus der Beobachterperspektive ermöglicht eine Neubewertung der Situation und die Planung funktionaler Interventionen. Aus einer biologischen Perspektive kann vor allem von der Aktivierung eines funktionalen Executive Control Network (ECN) ausgegangen werden.

Selbstmitgefühl und fürsorglicher Umgang mit Emotionen und Bedürfnissen. Im Erwachsenenmodus erkennt man das Bedürfnis nach Nähe, Sicherheit und Zuwendung hinter der Traurigkeit und Angst des verletzbaren Kindes (Bindungsbedürfnis), sowie das Bedürfnis nach Autonomie und Selbstwerterhöhung hinter dem Ärger und der Wut des ärgerlichen Kindes. Darüber hinaus schafft der Patient Raum für Spielen, Spaß und Spontaneität im funktionalen Modus des glücklichen Kindes.

Gesunde Selbstdisziplin und -kritik. Man distanziert sich von den übertriebenen Ansprüchen und Selbstabwertungen der dysfunktionalen kritischen Modi, erlernt aber sowohl eine für sich angemessene Selbstdisziplin (z. B. gesunder Bezug zu Arbeit, Akzeptanz von Regeln und Grenzen) als auch eine funktionale, moderate Selbstkritik (z. B. im Umgang mit Fehlern).

Flexiblere Handlungen. Im Erwachsenenmodus kann man bewusst und situationsangemessen handeln und zwischen Kooperation (z. B. sich auf Kompromisse einlassen können), Selbstabgrenzung/Selbstfürsorge (z. B. durch Selbsttröstung, Planung angenehmer Aktivitäten, Entspannung und Erholung) und Selbstbehauptung (z. B. Engagement im beruflichen Bereich, sich bei Diskussionen durchsetzen und Forderungen stellen) wählen.

5 Kontextuelle Schematherapie und die 3. Welle der Verhaltenstherapie

5.1 Schemamodi in der SORK-Analyse

Lassen Sie uns für einen Moment noch einmal an die SORK-Analyse denken. Wenn wir Modi als komplexe Zustände definieren und die Unterscheidung zwischen Kindmodi, kritischen Modi und Bewältigungsmodi v.a. anhand der Kernelemente Emotion, Kognition und sichtbares Verhalten erklären, dann ist das Modusmodell auch in »klassischen« verhaltenstherapeutischen Termini darstellbar. Und auch die Verbindung zwischen Modi und Schemata kann dadurch graphisch sehr gut erklärt werden (▸ Abb. 5.1).

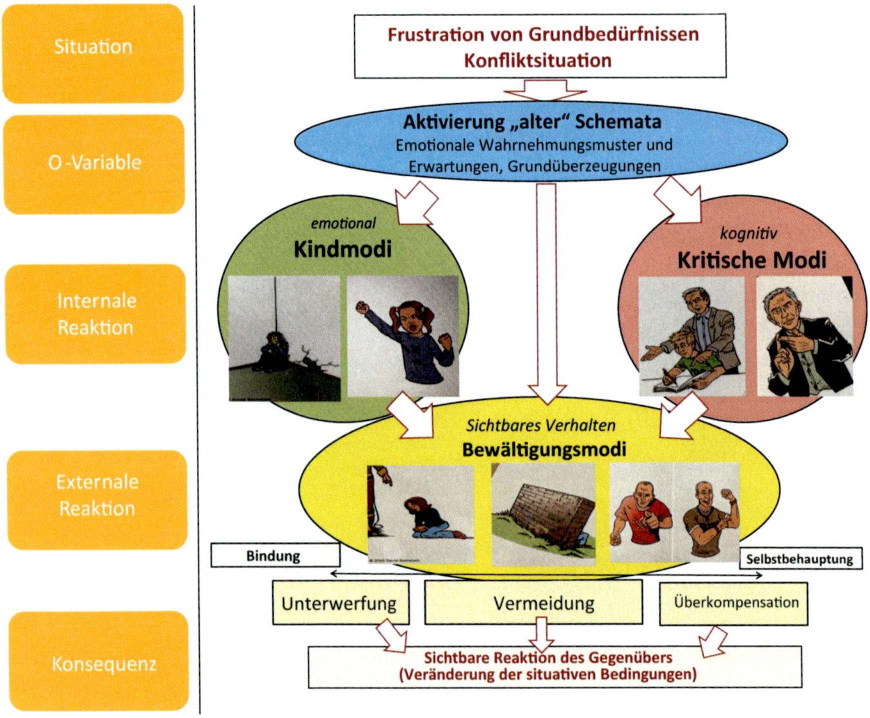

Abb 5.1: Schemamodi in der SORK-Analyse (Verwendung der Moduskarten von David Bernstein mit freundlicher Genehmigung)

Diese Darstellung ist sicherlich eine reduktionistische Vereinfachung sehr komplexer Vorgänge. Denn zum einen ist die SORK-Analyse keinesfalls linear, sondern als ständige zirkuläre Rückkoppelungsschleife zu verstehen. Zum anderen bestehen Modi nicht ausschließlich aus Emotionen, Kognitionen oder Verhalten, sondern sind komplexe »Konglomerate«, bei denen man aber bestimmte Elemente als »dominierend« ansehen kann (Emotionen bei Kindmodi, kognitive Bewertungen bei kritischen Modi und automatisierte Handlungstendenzen bei Bewältigungsmodi).

Ein Modus kann im Prinzip wie eine »Momentaufnahme« betrachtet werden, etwa so, als würden wir einen laufenden Film pausieren: Rückkoppelungskreise sind sehr schnell und führen jeweils zu wechselnden Zuständen, bei welchen zwar ein Element dominiert, jedoch die anderen ebenso vorhanden sind.

Diese »Vereinfachung« hat jedoch klare Vorteile! Einerseits macht sie die »Kommunikation« mit anderen Methoden innerhalb der Verhaltenstherapie leichter, was die Kompatibilität mit anderen Techniken stark erhöht. Auf einer praktischen Ebene ermöglicht uns diese Darstellung aber auch einen besseren Überblick über verschiedene Techniken und deren zielgerichteten Einsatz. Und es erleichtert das Verständnis der funktionalen Zusammenhänge zwischen Modi für Patienten, was die Arbeit mit dem Modusmodell auf Stühlen oder im Sinne von Situationsanalysen enorm vereinfacht.

5.2 Das dimensionale Verständnis des Modusmodells

Wenn man sich Bindung und Selbstbehauptung als zwei Polaritäten der gleichen Dimension vorstellt, lassen sich Kind- und viele Bewältigungsmodi relativ klar eher dem Bindungs- oder dem Selbstbehauptungspol zuordnen. Eine weitere Dimension bewegt sich zwischen den Polaritäten einer »hinteren Bühne« und einer »vorderen Bühne« (Roediger 2016). Analog zu Rainer Sachses Konzept einer »Motivebene« und einer »Spielebene«, bezeichnet die innere Bühne eher »innerlich erlebte« emotionale sowie auch kritische Modi »hinter den Kulissen«, welche man in dieser reinen Form nur nahestehenden Menschen zeigt. Die äußere Bühne bezeichnet dahingegen die sichtbaren Verhaltensstrategien interpersonaler Bewältigungsmodi im Alltag.

Abbildung 5.2 zeigt die Einordnung von Kind- und Bewältigungsmodi entlang dieser beiden Dimensionen (▶ Abb. 5.2). Verletzbare Kindmodi tendieren sehr deutlich zum Bindungspol (und damit zu internalisierendem Verhalten), ärgerliche und impulsive Kindmodi zum Selbstbehauptungspol (und damit zu externalisierendem Verhalten).

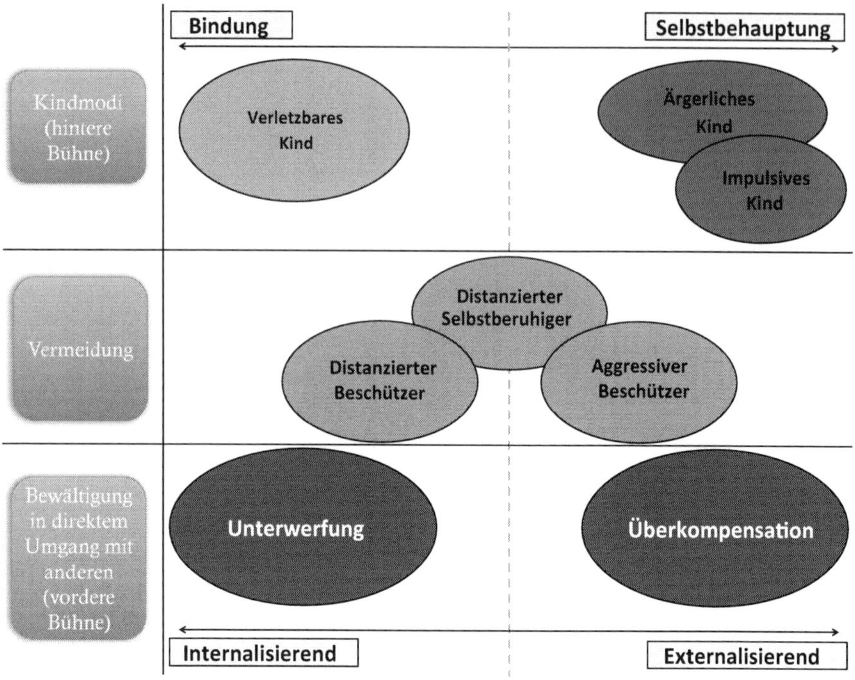

Abb. 5.2: Dimensionale Zuordnung von Modi

Auf der »vorderen Bühne« macht unterwerfendes Verhalten nur Sinn, wenn man dafür Bindung von den Personen bekommt, die man sich unterwirft. Die Selbsterhöhung eines Narzissten oder das dramatische Verhalten eines histrionischen Patienten sind ebenso nur sinnvoll, wenn es gelingt, andere kontrollieren zu können oder Bewunderung zu bekommen. Folgen und Kämpfen sind sehr klar interpersonale Strategien und entsprechend gut den Polaritäten Bindung (Folgen, Unterwerfung) oder Selbstbehauptung (Kämpfen, Überkompensation) zuzuordnen. Wie verhält es sich jedoch mit Vermeidungsmodi? Die sind weder auf der inneren noch auf der äußeren Bühne klar zu platzieren, sondern in einer Art »Zwischenraum«, denn Flucht und Vermeidung beinhalten eine Rückzugsbewegung. Bei einem distanzierten Beschützer zeigt sich eher eine Tendenz zur Passivität und ängstlichen Sicherheitsorientierung, beim aggressiven Beschützer eher zur Selbstbehauptung. Im distanzierten Selbstberuhiger scheint der Fokus v. a. auf die Vermeidung einer bewussten Beschäftigung und Wahrnehmung mit unangenehmen Emotionen gerichtet zu sein. Qualitativ zeigen sich sowohl passivere Handlungen (Tagträume, Ablenkung) als auch aktivere Selbststimulationsstrategien (»High sensation seeking«, Selbstverletzungen, Suchtverhalten).

Welche Rolle spielen aber kritische Modi? »Antreiber- und Kritiker-Stimmen« scheinen eine wichtige Rolle bei der Entstehung und Aufrechterhaltung konkreter Verhaltensweisen und Bewältigungsmodi zu haben. »Internalisierende« Bewältigungsmodi und insbesondere Unterwerfung lassen sich vor allem durch die Hemmung von Selbstbehauptungstendenzen erklären. Bei »externalisierenden« Überkompensationsmodi scheinen dahingegen bindungsorientierte Tendenzen vernachlässigt zu werden. Diese Sichtweise, Modi dimensional einzuordnen, mag zwar etwas reduktionistisch wirken, bildet jedoch die innere Dynamik im Patienten sehr lebendig ab und kann für den Therapeuten v. a. während der Modusarbeit mit mehreren Stühlen sehr hilfreich sein, denn die Patienten tendieren (wie bei einer Waage oder einem Kompass) auf allen Ebenen eher zur Bindungs- oder zur Selbstbehauptungsseite.

5.2.1 Internalisierende Dynamik

Mit dem Begriff der »Internalisierung« wird die Tendenz gemeint, bei Frustrationen und Konfliktsituationen trotz natürlichem Selbstbehauptungsgrundbedürfnis auf der Bewältigungsebene entweder zu sehr bindungsorientiert-unterwürfig oder zu passiv-vermeidend zu reagieren. Diese Tendenz wird überwiegend bei Cluster-C-Persönlichkeiten beobachtet, insbesondere bei ängstlich-vermeidenden und abhängigen Patienten. Internalisierende Reaktionen ergeben sich vorübergehend auch bei Cluster-B-Persönlichkeiten, jedoch weniger stabil. Bei dieser inneren Dynamik spielt in der Regel ein Antreiber- oder Kritikermodus eine entscheidende Rolle. Abbildung 5.3 zeigt, wie diese Modi die Selbstbehauptungstendenz neutralisieren (▶ Abb. 5.3). *Ein ärgerlicher Kindmodus hat in dieser Dynamik keinen Raum.* Es kommt zu einem Mangel an »innerer Kraft«, welche jedoch notwendig ist, um auf der äußeren Bühne eine zwischen Bindung und Selbstbehauptung ausgewogene Haltung zu zeigen und auch in der Lage zu sein, im Bedarfsfall stärker in die Aktivität oder Dominanz zu gehen. Die Angst und die Trauer im verletzbaren Kindmodus werden durch die Aktivierung des Kritikers oder Antreibers darüber hinaus in aller Regel verstärkt. Der Patient wählt sinnvollerweise als unmittelbare Lösung entweder eine Fluchtreaktion (z. B. distanzierter Beschützer) oder die Unterwerfung gegenüber der in der Konfliktsituation beteiligten Person, häufig um die Bindung zu ihr nicht zu riskieren.

5.2.2 Externalisierende Dynamiken

Mit dem Begriff der »Externalisierung« wird dahingegen die Tendenz gemeint, bei Frustrationen und Konfliktsituationen trotz natürlichem Bindungsbedürfnis auf der Bewältigungsebene entweder zu sehr selbstbehauptungsorientiert-kämpferisch oder zu aktiv-selbststimulierend-vermeidend zu reagieren. Diese Tendenz wird überwiegend bei Cluster-B-Persönlichkeiten beobachtet (histrionische, narzisstische, emotional instabile, impulsive und antisoziale Persönlichkeiten) und seltener bei Cluster-C-Persönlichkeiten. Analog zur internalisierenden Dynamik, spielen bei »externalisierenden Patienten« der Antreiber- bzw. Kritikermodus eine entscheidende Rolle. *Nicht Ärger und Selbstbehauptung werden hier vorübergehend neutralisiert, sondern prosoziale Emotionen* (Trauer, Bindungsangst, Scham, Schuld). Abbildung 5.4 zeigt diese Dynamik (▶ Abb. 5.4). Auch wenn ein verletzbarer Kindmodus grundsätzlich im Modusmodell solcher Patienten von hoher Relevanz ist, hat er in diesen Aktivierungszuständen keinen Raum. Die Selbstabwertungen im Kritikermodus sowie die

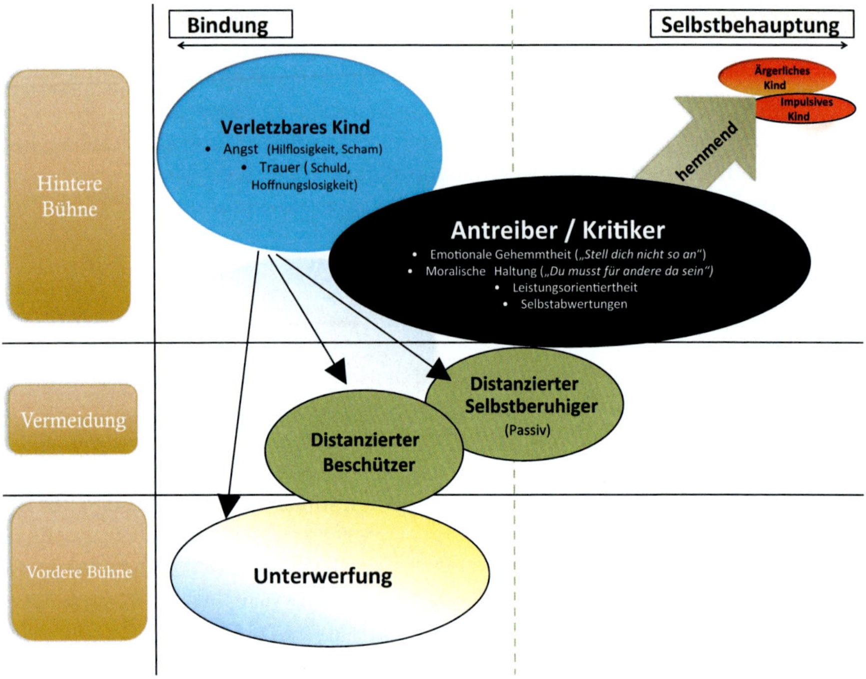

Abb. 5.3: Internalisierende Modusdynamik

emotionalen Hemmungstendenzen oder auch die Leistungsorientierung des Antreibers führen zwar im Normalfall zur Intensivierung und Aufrechterhaltung verletzlicher Emotionen wie Angst und Trauer (verletzbares Kind), in der Mikroanalyse der Aktivierung eines externalisierenden Bewältigungsmodus zeigt sich jedoch eine vorübergehende Hemmung dieser Emotionen. Sie treten im Bewusstsein der Patienten vorübergehend völlig in den Hintergrund. Das führt zu einem »Überschuss« an Kraft, die sich in den aktiven Bewältigungsmodi sehr deutlich zeigt. Die Aggressivität der Kritiker wendet sich nach außen, häufig auch die typischen Formulierungen und Schemaaktivierungen, sodass eine Art »Opfer-Täter«-Umkehrung stattfindet: Ein narzisstischer Patient, der sich häufig in den eigenen vier Wänden sehr schämt und unzulänglich fühlt (der Kritiker »attackiert« das verletzbare Kind), wird in seinem narzisstischen Überkompensationsmodus selbst zum »Entwerter« anderer Personen. In den überkompensierenden Bewältigungsmodi auf der »äußeren Bühne« zeigt sich der bereits erwähnte »Kraftüberschuss« deutlich, denn es handelt sich dabei um aktive Handlungstendenzen und Verhaltensübertreibung.

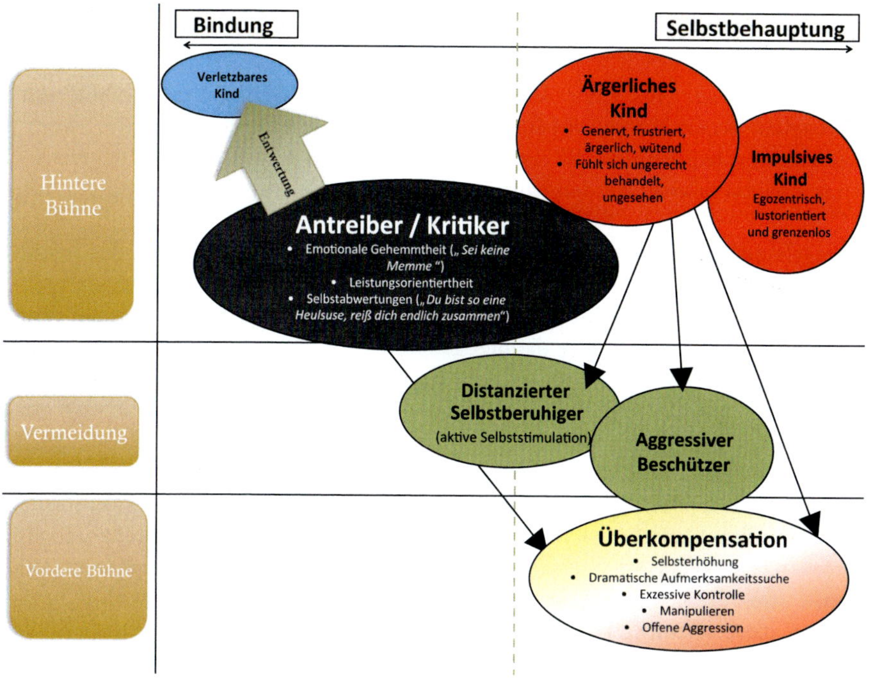

Abb. 5.4: Externalisierende Modusdynamik

5.3 Das Modell der Acceptance and Commitment Therapy (ACT)

ACT ist ein *transdiagnostischer Behandlungsansatz* der sogenannten 3. Welle der Verhaltenstherapie, der auf der Basis der Bezugsrahmentheorie (relational frame theory; RFT) und des funktionalen Kontextualismus als Weiterentwicklung des behavioralen und verhaltensanalytischen Denkens entwickelt wurde. ACT konnte in den letzten 30 Jahren im Rahmen von über 100 RCTs empirisch gut untersucht und ihre Wirksamkeit in der Behandlung zahlreicher Achse-I-Störungen empirisch belegt werden, z. B. bei Angst- und Zwangsstörungen, Depression, chronischen Schmerzen, somatoformen Störungen, Suchterkrankungen. In ACT wird mit sechs Kernfertigkeiten gearbeitet, die sowohl zur Erklärung der Psychopathologie im Sinne einer Fallkonzeption als auch zur Darstellung der zu trainierenden Fertigkeiten verwendet werden:

ACT-Kernfertigkeiten

Gegenwärtigkeit. Aus einer ACT-Perspektive kann psychische Flexibilität erst entstehen, wenn innere und äußere Erlebnisse im Hier und Jetzt flexibel wahrgenommen werden und die eigene Aufmerksamkeit bewusst auf das gegenwärtige Erleben gelenkt werden kann.
Selbst-als-Kontext. Das Selbst wird in ACT als Standort des Erlebens in einem umgebenden, gegenwärtigen Raum verstanden (»Kontext«). Wenn das Selbst nicht als Inhalt, sondern als Kontext verstanden wird, ist ein grundsätzlicher Perspektivwechsel möglich, was als Zeichen psychischer Flexibilität gilt. Bei psychischer Rigidität findet dahingegen eine Verschmelzung mit früher gebildeten Selbstkonzepten (Narrativen) statt: Das Selbst wird dann als Objekt und nicht als Kontext erlebt, was die Offenheit für die flexible Wahrnehmung des augenblicklichen Moments sehr einschränkt.
Akzeptanz. Auch »Bereitwilligkeit« genannt. Damit bezeichnet man in ACT eine bewusste und offene Haltung gegenüber dem augenblicklichen emotionalen Erleben. Ein Mensch, der sein Erleben akzeptiert, kann sowohl angenehme als auch schmerzliche Emotionen und Empfindungen flexibel wahrnehmen und diese annehmen, ohne sie festhalten oder von ihnen flüchten zu wollen bzw. gegen diese anzukämpfen. Dahingegen führt das Ablehnen des emotionalen Erlebens zu psychischer Rigidität und zur Anfälligkeit für klinische Symptome.
Kognitive Defusion. ACT betont den »prozessualen Charakter« der Sprache und des Denkens und stellt die kognitive Fusion im Sinne einer »Verschmelzung« mit Gedanken, Selbstkonzepten und Bildern als ein wesentliches Problem dar, welches zur Rigidität und zum emotionalen Leiden führt. Defusion bezeichnet dahingegen die Fähigkeit, seine Gedanken weniger ernst zu nehmen und diese nicht mehr als »Wahrheit« zu betrachten. Die Kategorie »wahr vs. nicht wahr« wird bei der kognitiven Defusion durch die Kategorie »nützlich vs. weniger nützlich« ersetzt.
Klarheit über Werte. Werte sind in ACT das Ergebnis einer freien und bewussten Wahl, statt der unkritischen Übernahme von Bewertungen der inneren Kritikerstimmen. Werte stehen für das, was einem im Leben langfristig wichtig ist. Werte sind Sinn gebend und zeigen eine Richtung für konkrete Handlungen auf. Ein Wert bezeichnet eine Haltung und ist mit einem konkreten Ziel nicht zu verwechseln. Während ein konkretes Ziel lauten könnte *»Ich möchte die Phantasie in D-Moll von Mozart spielen können«*, könnte der Wert dahinter lauten *»Musik in meinem Leben haben«*. Wenn man lange genug übt, dann erreicht man das Ziel. Damit erledigt sich aber der Wert dahinter nicht, denn er ist überdauernd.
Engagiertes Handeln. Dies bezeichnet in ACT nichts anders als die bewusste Umsetzung eigener Werte in konkrete Handlungen. So spricht man in ACT auch von »sinnvollen (Werte = Sinn) Handlungen«.

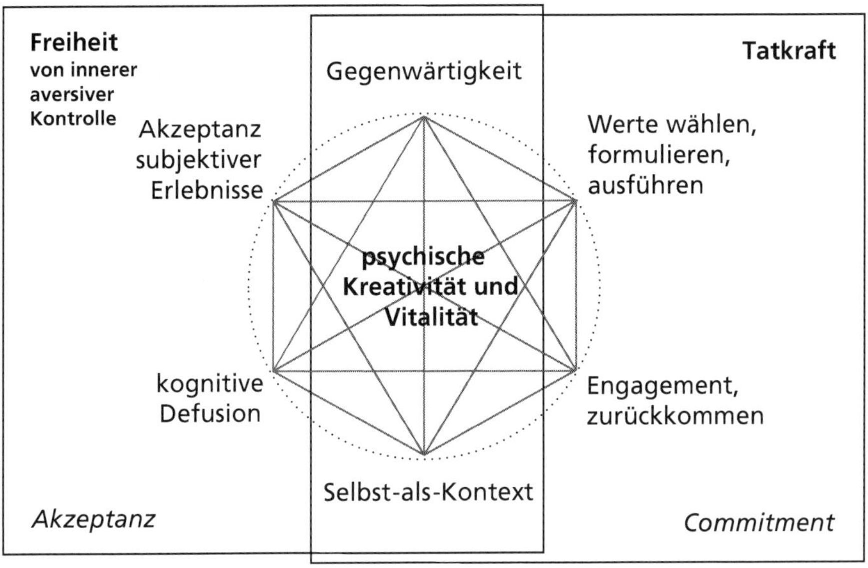

Abb. 5.5: ACT-Fertigkeiten und Kernprozesse (Sonntag 2008, Abdruck mit freundlicher Genehmigung, modifiziert nach Hayes et al. 2006)

5.4 Der Erwachsenenmodus aus einer kontextuellen Perspektive

Die sechs Fertigkeiten können im Kontext der Schematheorie dem Erwachsenenmodus zugeordnet werden. Rainer Sonntag (2008) beschreibt in seiner Systematik neben den sechs Fertigkeiten und deren pathologischen Korrelaten zwei übergeordnete Kernprozesse: *Freiheit von innerer aversiver Kontrolle* (»acceptance«) und *Tatkraft* (»commitment«). Dabei werden kognitive Defusion und emotionale Akzeptanz als Fertigkeiten des Kernprozesses »Freiheit« einerseits, Werteorientierung und engagiertes Handeln als Fertigkeiten des Kernprozesses »Tatkraft« andererseits beschrieben.

Interessanterweise gehören die Fertigkeiten Gegenwärtigkeit (Achtsamkeit) und Selbst-als-Kontext beiden Kernprozessen an. Der Grund liegt auf der Hand, wenn man genau hinsieht: Diese Prozesse sind der zentrale Dreh- und Angelpunkt des Modells! Sie entsprechen der bereits erwähnten meta-perspektivischen *»Beobachter-Funktion«* des Erwachsenenmodus, während die anderen vier Fertigkeiten eher der *»exekutiven Funktion«* des Erwachsenenmodus zugeordnet werden können.

Selbst-als-Kontext beschreibt eine wesentliche Eigenschaft des Erwachsenenmodus: Die Fähigkeit, sich von unmittelbaren, schemaassoziierten emotionalen und kognitiven Aktivierungen und Handlungsimpulsen zu lösen und dabei zu erkennen, dass diese nur im Kontext verstanden werden können. »Kontext« umfasst dabei sowohl die aktuelle Situation entsprechend der horizontalen als auch die eigene Lebensgeschichte im Sinne der vertikalen Verhaltensanalyse.

Auf einer Metaebene erkennt man im Erwachsenenmodus, dass man gewissermaßen jeder seiner Modi ist, aber auch keiner davon. Man ist zeitweise jeder der »Schauspieler auf der vorderen Bühne« und genauso der »Regisseur hinter den Kulissen«.

Teil II: Behandlungsgrundlagen und spezifische Techniken

6 Behandlungsziele

6.1 Allgemeine Behandlungsziele entlang der SORK-Analyse

Wie lauten üblicherweise die wesentlichen Behandlungsziele bei der Behandlung von Persönlichkeitsstörungen (PS)? Aus einer rein deskriptiven Perspektive könnten wir natürlich die ICD- oder DSM-Kriterien für die einzelnen PS nehmen und deren Veränderung als Ziele postulieren. Eine viel funktionalere Darstellung ergibt sich, wenn man diese Symptome ins SORK-Modell überträgt und dementsprechend Veränderungsziele formuliert.

6.1.1 Stimulus

Auf der Mikroebene beobachten wir häufig bei Betroffenen von PS eine auffällige »Inflexibilität« bzgl. der Reaktion auf bestimmte (Hinweis-)Stimuli, sodass die darauffolgende Verhaltenskette schwer aufzuhalten zu sein scheint. Eine Patientin mit einer Ängstlichen Persönlichkeit reagiert fast »reflexartig« mit Angst, entsprechenden kognitiven Bewertungen und situativer Vermeidung auf eine Einladung eines Bekannten, ihn zu einer Geburtstagsfeier zu begleiten. Ein Patient mit einer narzisstischen PS reagiert ebenso fast wie »im Autopiloten« auf eine kritische Bemerkung eines Arbeitskollegen vor der ganzen Mannschaft. Diese Stimuli scheinen eine fast eigenständige »Macht« über die darauffolgenden Reaktionen zu haben. Daraus entwickelt sich im Prinzip schon ein erstes mögliches Ziel: Solche Stimuli konkret als Muster herausarbeiten, um diese im Alltag sogar vor deren Auftreten zu erkennen und auf die darauffolgende automatisierte Reaktion schon »vorbereitet« zu sein.

Auch auf einer Makroebene fällt grundsätzlich auf, dass die allgemeine Lebensführung häufig das Auftreten solcher Situationen, die diese »Ketten« in Gang setzen, begünstigt. Wenn eine Patientin mit einer BPS sich bspw. auf Liebesbeziehungen mit Männern einlässt, die sie über eine Sex-Treff-App kennenlernte, dann erhöht dies die Wahrscheinlichkeit von erneuten Erfahrungen von Verlassenheit und emotionaler Vernachlässigung. Auch daraus ergeben sich konkrete Therapieziele, wie z. B. das Trainieren einer vorsichtigeren/selbstfürsorglicheren Wahl der Menschen, mit denen man sich auf emotionale Beziehungen einlässt.

6.1.2 Organismus

Die O-Variable hilft uns besser zu verstehen, wieso wir auf einen bestimmten Stimulus so reagieren, wie wir es tun, und nicht anders. Und wie wir bereits im Kapitel 3 feststellten, können wir hier im Prinzip (unbewusste) Schemaaktivierungen platzieren, die sowohl die aktuelle Situation mit »alten Szenen« und Gedächtnisinhalten verbinden als auch die darauffolgenden Reaktionen in Kontext setzen. Aus funktionaler Sicht geht es uns grundsätzlich darum, diese »Überlappung von Szenen« aus Vergangenheit und Gegenwart bewusst zu machen, um wieder Freiheit hinsichtlich der Reaktion auf die Situation »im Hier und Jetzt« zu erlangen. Konkret möchten wir z. B. dem narzisstischen Patienten vom vorherigen Beispiel beibringen, den kritischen Kommentar durch seinen Arbeitskollegen vor gesammelter Mannschaft nicht zu »verwechseln« mit früheren Situationen, in denen er als Kind übermäßig kritisiert oder bloßgestellt worden ist (wie z. B. Mobbingerlebnisse in der Schule). Dies bedarf in den meisten Fällen sowohl eines Diskriminationstrainings im Hier und Jetzt als auch der gezielten Arbeit mit diesen prägenden oder gar traumatischen Erlebnissen.

6.1.3 Emotionale Reaktion

Bei Menschen mit PS beobachten wir in der Regel Auffälligkeiten hinsichtlich der emotionalen Reaktion auf Ereignisse, die sowohl die Variationsbreite, die Intensität oder auch die Angemessenheit dieser Reaktion betreffen können. Die funktionalen Ziele beziehen sich dann auf den Umgang mit aversiven Emotionen, was sowohl die Herunterregulation bei einem »Überschuss« als auch die Intensivierung bei »Mangel« an einer bestimmten Emotion bedeuten kann. So müsste eine Borderline-Patientin lernen, ihre Verlassenheitsängste zu regulieren, während ein ängstlich-dependenter Patient in der Regel lernen sollte, sich seines Ärgers bewusster zu werden und diesem auch mehr Raum zu geben. Weitere Ziele können im Allgemeinen die achtsame Wahrnehmung emotionaler Reaktionen und Bedürfnisse sein oder auch die Akzeptanz aversiver Emotionen als Bewältigungsversuch.

6.1.4 Kognitive Reaktion

Ähnlich wie hinsichtlich der emotionalen Reaktion finden wir in der Regel bei Menschen mit PS auffällige kognitive Bewertungen der unmittelbaren Situation sowie Grundüberzeugungen und Einstellungen, die ebenfalls problematisch sind. Die Formulierung dieser Ziele im Rahmen des SORK-Modells fällt einem Verhaltenstherapeuten meistens leicht: Infragestellung automatischer Gedanken oder Veränderung dysfunktionaler Grundüberzeugungen gehören im Prinzip zu unserem Alltag – zumindest in der Theorie. Und auch wenn im Falle von PS diese Veränderungen nur mühsam und meistens v.a. durch Anwendung emotionsaktivierender und erlebnisorientierter Techniken gelingen, lassen sich diese Ziele entsprechend dem SORK-Modell funktional formulieren.

6.1.5 Sichtbare Handlungen

Das sichtbare Verhalten und insbesondere der Umgang mit Impulsen und mit zwischenmenschlichen Konfliktsituationen ist bei Menschen mit PS auffällig. Auch die Formulierung dieser Ziele mit funktionalen Termini ist für Verhaltenstherapeuten eher »alltäglich«, denn hier beschreiben wir die konkreten Handlungen, die der Patient aktuell zu selten oder gar nicht zeigt (bzw. die, welche er weniger zeigen sollte). Der ängstlich-vermeidende Patient soll durch die Behandlung bspw. lernen, sich weniger sozial zu isolieren und aktiv den Kontakt zu anderen Menschen suchen, wie etwa durch die Teilnahme an VHS-Kursen oder an Vereinsaktivitäten. Eine dependete Patientin soll z. B. lernen, sich besser selbst zu behaupten und ihrem Ehemann ihren Ärger zu zeigen, wenn dieser sie respektlos behandelt. Und ein emotional instabiler Patient wird durch die Behandlung lernen, die Häufigkeit von impulsiven Selbstverletzungen und Überessanfällen zu reduzieren und anstattdessen lernen, sich mit funktionaleren Strategien zu regulieren, wie etwa Stresstoleranzfertigkeiten oder Strategien zur Aufmerksamkeitslenkung.

6.1.6 Konsequenzen

Auch hinsichtlich der Konsequenzen, die auf sichtbares Verhalten folgen, können klare Ziele formuliert werden: Der bereits erwähnte narzisstische Patient soll bspw. lernen, die emotionale Reaktion seines Gegenübers nach einem entwertenden oder arroganten Kommentar seinerseits wahrzunehmen und zu realisieren, dass die kurzfristige Erleichterung durch die schnelle Übertönung belastender Emotionen wie Scham oder Angst nicht lange anhält und dass die negativen Konsequenzen, wie etwa das Fehlen sozialer Kontakte im privaten Bereich, überwiegen.

6.2 Das Behandlungsrational der Schematherapie

Das Behandlungsrational in der Schematherapie ist verhältnismäßig überschaubar und ergibt sich aus unserem grundsätzlichen Verständnis der Verhaltenssteuerung und der Entwicklung und Aufrechterhaltung psychopathologischer Symptome im Kontext einer PS (▸ Abb. 6.1).

An erster Stelle steht die Entwicklung von »Schema- bzw. Modusbewusstsein«: Therapeut und Patient entwickeln ein Erklärungsmodell für die Schwierigkeiten und Symptome, die Leidensdruck verursachen und den Patienten in die Therapie bringen. Die individualisierte Fallkonzeption ist die »gemeinsame Sprache« in unserer Kommunikation. An zweiter Stelle steht die Schemaaktivierung, denn Reaktionsmuster, egal ob kognitiv, emotional oder motorisch, können nur effektiv adressiert und verändert werden, wenn sie aktiv sind. Das bedeutet konkret: Wenn sich Schemata und Modi nicht spontan in der Sitzung aktivieren, müssen diese gezielt aktiviert werden. Wenn diese Muster aktiv sind, dann haben Therapeut und Patient die Möglichkeit, diese wahrzunehmen und adaptive Regulationsmöglichkeiten einzuüben, wobei eine neue Beziehungserfahrung für den Patienten stattfinden soll. In diesem Prozess lernt der Patient zunehmend, diese Strategien selbstständig anzuwenden und in seinen Alltag zu übertragen, was letztendlich das Hauptziel der Behandlung ist.

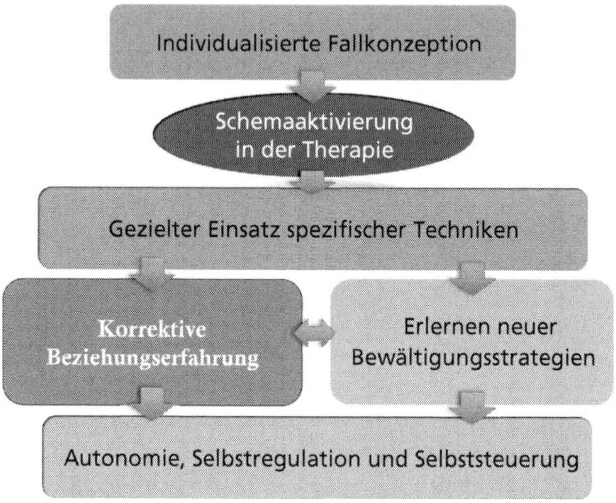

Abb. 6.1: Behandlungsrational

6.3 Störungsspezifizität und prozessorientiert-transdiagnostisches Vorgehen

Obwohl die kognitive Verhaltenstherapie ursprünglich mit individuellen Verhaltensanalysen begann und sich lange gegen klassifizierende Diagnosen wehrte, wurden in den letzten 40 Jahren zahlreiche störungsspezifische Behandlungsmanuale entwickelt. Nicht zuletzt aufgrund der Unzufriedenheit mit der Validität der DSM-Diagnosekategorien wurden in den letzten Jahren mehrere transdiagnostische Ansätze entwickelt und untersucht. Viele Methoden der 3. Welle der VT sind in diese Kategorie einzuordnen, dazu gehören sowohl ACT als auch Schematherapie (s. Heßler und Fiedler 2019 für eine ausführliche Systematik).

PS sind in der Abgrenzung besonders unscharf und zeigen eine hohe Komorbidität mit anderen psychischen Erkrankungen. Aus diesem Grund lässt sich deren Behandlung nur begrenzt störungsspezifisch manualisieren. Hier bietet sich die Schematherapie als integrative Methode an, die zwar eine individuelle, transdiagnostische Fallkonzeption hat, aber auf Basis der daraus abgeleiteten Therapieziele manualisierte Therapieelemente (z. B. Imaginationen und Stühle-Dialoge) an das individuelle Störungsbild angepasst einsetzt.

Die Schematherapie befindet sich in diesem Spannungsfeld zwischen Störungsspezifität und transdiagnostischem Denken, in dem sich auch andere »3. Welle«-Methoden bewegen (CFT, ACT). Wie wird dieses Problem in der Schematherapie gelöst? Durch das dimensionale Modusmodell, das aufgrund seines breiten Spektrums an möglichen Reaktionen und Reaktionsketten die Konzeptualisierung unterschiedlichster Persönlichkeitsstörungen ermöglicht.

Anhand des Modusmodells lassen sich sowohl externalisierende Reaktionen (wie etwa bei antisozialen, emotional instabilen, histrionischen oder narzisstischen Patienten), als auch internalisierende Tendenzen (selbstunsichere, dependente, anankastische Patienten) konzipieren und strategisch behandeln. Daher ist Schematherapie sehr breit und flexibel einsetzbar.

6.4 Grundsätzliche »modusbezogene« Therapieziele

Ein sorgfältig erstelltes Fallkonzept und insbesondere ein individualisiertes Modusmodell, das die wesentlichen Probleme und psychopathologischen Einschränkungen des Patienten darstellt und erklärt, sind Grundlage für die Planung der Behandlung. So lassen sich modusbezogene Therapieziele formulieren.

6.4.1 Reduktion dysfunktionaler Bewältigung

Automatisch ablaufende und kurzfristig wirksame, jedoch langfristig problematische Handlungen werden in der Regel Bewältigungsmodi zugeordnet. Das übergeordnete Ziel der Behandlung besteht darin, effektivere Verhaltensweisen und Selbstregulationsstrategien zu erlernen und im Erwachsenenmodus (top-down) die automatisierte (bottom-up-)Aktivierung von Bewältigungsmodi zu unterbrechen. Entsprechend dem dimensionalen Verständnis des Modusmodells handelt es sich beim Umgang mit maladaptiver Bewältigung weniger um ein Löschen oder »Wegradieren« und ein Ersetzen durch neu erlerntes Verhalten, sondern vielmehr um die Entwicklung einer achtsamen inneren »Beobachter-Position«, in der die Patienten zunächst aus erlernten Automatismen konsequent aussteigen, dann die Situation im heutigen Kontext neu bewerten und schließlich unter Nutzung heute vorhandener (aber in Momenten von Schemaaktivierungen blockierter) Ressourcen funktionaler und flexibler reagieren.

6.4.2 Entmachtung kritischer Modi

In der Schematherapie soll der Patient lernen, die Aktivierung kritischer Modi zu erkennen und Abstand dazu zu finden, um Raum für eine andere, effektivere, flexiblere und letztendlich im Sinne der langfristigen Bedürfnisbefriedigung hilfreichere Haltung zu schaffen. Denn das explizite achtsame Identifizieren und Externalisieren übertriebener Leistungsorientierung bzw. moralischen Denkens (Antreiber) sowie massiver Selbstabwertungstendenzen und überkritische Bewertungen (Kritiker) oder Selbstbestrafungsneigungen (Bestrafer) ermöglicht die Distanzierung und die anschließende »Entmachtung« dieser Modi.

Die Arbeit mit kritischen Modi und deren Entmachtung bewirkt dann zwangsläufig eine Infragestellung der »giftigen« Glaubensätze, welche vor allem (jedoch nicht ausschließlich) in den Schemata der 4. und 5. Domäne zu finden sind.

6.4.3 Selbstfürsorglicher Umgang mit Kindmodi

Der Zugang zur eigenen Verletzbarkeit (als Tor zum Bindungsbedürfnis) oder zur eigenen Kraft (als Promotor des Selbstbehauptungsbedürfnisses) ist die Voraussetzung für ein ausbalanciertes und langfristig effektives Verhalten im Sinne der Erfüllung emotionaler Grundbedürfnisse. Sowohl die Wahrnehmung von Basisemotionen (Angst, Trauer, Ekel, Ärger, Freude) als auch deren bewusste Akzeptanz und ggf. Regulation wird mit dem Patienten explizit trainiert.

Die *spontane Aktivierung von Kindmodi* wird grundsätzlich vor dem Hintergrund der Biografie und der frühen Deprivationen validiert und ernstgenommen. Für die *gezielte Aktivierung* dieser Emotionen bieten sich Imaginationsübungen, Modusdialoge auf Stühlen und die Arbeit mit und in der therapeutischen Beziehung an. Patienten lernen die differenzierte Wahrnehmung eigener Bedürfnisse und eine selbstfürsorgliche Haltung sowohl im Rahmen gezielter Übungen als auch am Modell des Therapeuten und seines Umgangs mit sich selbst (z. B. seinen eigenen Fehlern und Schwächen) und dem Patienten.

Die Arbeit mit dem *glücklichen Kindmodus* ergibt sich in vielen Fällen indirekt, denn erfolgreiche Übungen in der Behandlung führen häufig zu einer besseren Bedürfnisbilanz und somit zur Zufriedenheit und Freude oder Erleichterung. Therapeut und Patient können aber auch gezielt Übungen durchführen und Verhaltensexperimente vorbereiten, um in der Therapie und später im Alltag diesen Modus zu aktivieren.

6.4.4 Stärkung des gesunden Erwachsenen

Der Patient lernt in der ST, sich selbst und seine Reaktionen »auf der inneren Bühne« (Kindmodi, Elternmodi) durch innere Achtsamkeit zunächst wahrzunehmen und zu akzeptieren. Dies ermöglicht einen Gewinn an Flexibilität auf der Handlungsebene, sodass maladaptiv gewordene Bewältigungsstrategien bewusst durch funktionaleres und interpersonal erfolgreicheres Verhalten ersetzt werden können. Dabei übt er, sich neu auszubalancieren und »auf der vorderen Bühne« eine ausgewogene Selbstfürsorge und einen funktionalen Ausdruck seiner Bedürfnisse zu zeigen. Das Training des Erwachsenenmodus erfolgt sowohl am Vorbild des Therapeuten, der dann zu einem funktionalen Introjekt wird, das die inneren Kritiker ersetzt, als auch durch das gezielte Training dieser Fertigkeiten.

7 Therapeutische Beziehung

Die psychotherapeutische Beziehung spielt in der Schematherapie eine zentrale Rolle und ist zugleich der »sichere Rahmen«, der Veränderung und die Anwendung emotional belastender Techniken ermöglicht. Sie ist im Sinne einer »korrektiven Beziehungserfahrung« auch ein wesentlicher Wirkfaktor der Behandlung.

Eine Metanalyse von Jacob und Arnzt (2013) verglich Therapieabbrüche während des ersten Behandlungsjahrs im Rahmen zahlreicher RCTs (randomisierter kontrollierter Wirksamkeitsstudien) zur Behandlung von Patienten mit Borderline-Störungen. Dabei wurden die Abbruchsquoten der sogenannten »Big 4« in der Behandlung dieser Störung verglichen: Schematherapie, Übertragungsfokussierte Therapie (TFT), Mentalisierungsbasierte Therapie (MBT) und Dialektisch-Behaviourale Therapie (DBT). Die durchschnittliche Abbruchsquote der Schematherapie lag bei 10,1 % und war deutlich niedriger als die der DBT mit 23 %, der MBT mit 24,8 % und TFT mit 34,9 %.

Therapeutische Beziehung als Ressource

Auch wenn die Schematherapie veränderungsorientiert und durchaus konfrontativ ist, scheint die Beziehung zum Therapeuten für die meisten Patienten sehr stabilisierend zu sein und die Funktion eines »sicheren Orts« zu übernehmen. Besonders bei der Arbeit mit traumatisierten Patienten spielt dies eine sehr große Rolle!

Fallbeispiel – 24-jähriger Patient mit Missbrauchserfahrungen in der Kindheit

Ein 24-jähriger Patient war in seiner Kindheit über mehrere Jahre durch einen älteren, psychisch sehr auffälligen und sadistischen Nachbarn schwer missbraucht worden. Neben der PTBS litt der Patient auch an einer kombinierten PS, sodass eine kombinierte Behandlung erfolgte und im Rahmen der Schematherapie ein besonderer Fokus auf das Imaginative Überschreiben gelegt wurde. Nach Abschluss einer Imaginationsübung mit einer der zahlreichen sexuellen Missbrauchsszenen erfolgte diese kurze Interaktion:

P.: *(gerührt, mit Tränen in den Augen)* Danke …

Th.: *(warm, lächelt ihn an)* Wofür?

P.: *(schaut kurz nach unten und überlegt, als müsste er sich kurz »sammeln«)* Danke, dass Sie das alles hier mit mir aushalten und bei mir bleiben, obwohl ich das alles erlebte ... und obwohl ich manchmal echt doof zu Ihnen war. Sie sind für mich da und Sie tun das, was meine Eltern damals hätten tun sollen *(wird trauriger, weint)*. Ich wünschte, Sie wären damals da gewesen. Wenn Sie mich in der Übung so verteidigen ... wenn Sie die ganze Zeit bei mir bleiben ... dann sind Sie der Vater, den ich mir immer gewünscht habe.

Unsere Transparenz und emotionale Verfügbarkeit in der direkten Arbeit mit dem Patienten führt sehr häufig auch zu einer Besserung der Therapiemotivation. Das dürfte uns ja nicht überraschen! Wenn wir uns selbst hinter einem Bewältigungsmodus »verstecken«, dann macht es für unsere Patienten nicht leicht, selbst das eigene »Versteck« zu verlassen und sich auf die Beziehung mit uns einzulassen. Mit anderen Worten: Je authentischer und emotional zugänglicher wir uns als Therapeuten zeigen, umso mehr laden wir unsere Patienten ein, dasselbe zu versuchen.

Fallbeispiel – 26-jährige Patientin mit Borderline-Persönlichkeitsstörung

Eine 26-jährige Patientin mit einer BPS hatte bereits zahlreiche vollstationäre Behandlungen in sowohl offenen als auch geschlossenen Stationen der allgemeinpsychiatrischen Abteilung eines großen Klinikums, bevor sie in das Schematherapieprogramm der psychosomatischen Abteilung aufgenommen wurde. Dann erfolgte diese Interaktion:

Th.: In den nächsten zwei Sitzungen würde ich mich gerne mit Ihnen über Ihre Lebensgeschichte unterhalten, wäre das für Sie ok?

P.: *(distanziert)* Das müssen wir nicht tun. Sie finden meine biografische Anamnese in der Akte, ich war schon ein paar Mal in dieser Klinik.

Th.: *(schaut sie an und redet langsam, warm und zugeneigt)* Mir geht es nicht so sehr um die nackten Daten, wo und wann Sie geboren wurden oder wo Sie zur Schule gingen ... das kann ich in der Tat einfach nachlesen. Ich möchte Ihre persönliche Geschichte hören. Ich weiß, dass Sie viele schlimme Dinge erlebt haben, aber vielleicht auch schöne Dinge. Ihre eigenen Erinnerungen und wie Sie diese Dinge erlebt haben, helfen uns nachzuvollziehen, wie Sie sich zu der Person entwickelten, die Sie heute sind. Wenn ich mir mit Ihrer Hilfe selbst ein Bild von der kleinen Susanne machen kann und sogar mitfühlen kann, wie es ihr ging und was sie alles erlebt hat, dann werde ich Sie viel besser verstehen können. Und ich möchte Sie wirklich verstehen und nicht einfach »einen weiteren Fall« vor mir sehen.

P.: *(wirkt verunsichert)* Meinen Sie das wirklich?

Th.: *(weiterhin warm)* Ja, wirklich ...

P.: *(gerührt, beginnt zu weinen)* Dann versuche ich es ... was möchten Sie wissen?

7.1 Begrenzte elterliche Fürsorge

Elterlich bedeutet, dass Sie sich als Therapeut sich wie ein »guter Elternteil« verhalten. Sie nehmen die Bedürfnisse Ihres Patienten wahr und erkennen sie an. Wenn der Patient sich in einem verletzbaren Kindmodus befindet, dann bieten Sie ihm aktiv Sicherheit und Geborgenheit an, so wie ein guter Elternteil es tun würde. Sie hören auch bewusst den »Protest« hinter dem Ärger im ärgerlichen Kindmodus und helfen dem Patienten, aus diesem Ärger heraus selbstbehauptungsorientierte Wünsche zu formulieren. Und Sie setzen auch liebevolle, aber klare Grenzen, wenn ein Patient sich in einem impulsiven Kindmodus befindet. Insgesamt setzen wir uns als Schematherapeuten aktiv für die Befriedigung emotionaler Grundbedürfnisse ein, welche in der Kindheit des Patienten zu wenig oder nicht befriedigt wurden.

Begrenzt bedeutet einerseits, dass die Therapiezeit begrenzt ist und entsprechend auch die therapeutische Beziehung. Anderseits aber auch, dass der Therapeut aktiv die Entwicklung von Autonomie und Selbstständigkeit unterstützt und seinen Patienten grundsätzlich auf »Augenhöhe« behandelt, wenn sich dieser in einem Erwachsenenmodus befindet. »Nachbeeltern« bedeutet in der Kindererziehungsmetapher zwar, das Kind zu versorgen, solange dies notwendig ist. Das langfristige Ziel der Erziehung ist jedoch die Entwicklung des Kindes zu einer gesunden und selbstständigen Person. Diese Entwicklung kann nur stattfinden, wenn sich die Eltern im Verlauf zunehmend zurücknehmen und das Kind nur bei Bedarf aktiv unterstützen. So muss im Verlauf der Behandlung der Patient natürlich die Erwachsenenrolle mehr und mehr selbst übernehmen, wobei wir weniger aktiv werden und eine begleitende Rolle einnehmen. Metaphorisch werden wir eher zum Trainer, der dem Sportler beim Spielen vom Feldrand aus zuschaut, nach Bedarf Anleitung gibt und ansonsten anfeuert.

7.2 Empathische Konfrontation

Bemühte Eltern setzen auch Grenzen und kritisieren angemessen das Verhalten ihrer Kinder, um Selbstreflexionsprozesse zu initiieren und eine prosoziale Haltung zu stärken. So setzen auch wir dem Patienten Grenzen, wenn dies notwendig ist, und konfrontieren ihn mit den maladaptiven Effekten seiner Bewältigungsmodi, ohne jedoch die Person zu entwerten. Die Konfrontation mit den Konsequenzen eines Bewältigungsmodus ist – aus unserer Sicht als Therapeuten jedenfalls – in der Regel leichter, wenn sich die dysfunktionalen Verhaltensweisen im Alltag des Patienten zeigen und nicht unmittelbar in der Therapiesitzung. Aber auch hier werden wir – abhängig von unseren eigenen Erfahrungen, Schemata und Modi – unter Umständen mit der Herausforderung konfrontiert, ausgewogen zu bleiben und die Balance zwischen »Empathie« und »Konfrontation« aufrechtzuerhalten.

Fallbeispiel – 54-jährige Patientin mit einer Kombinierten Persönlichkeitsstörung

Die Behandlung einer 54-jährigen Patientin mit einer Kombinierten PS (überwiegend ängstlich-vermeidend und paranoid) fokussiert sich nach inzwischen 40 Sitzungen auf konkrete Veränderungen im Hier und Jetzt. Trotz Vereinbarung, tägliche Spaziergänge zu machen sowie den Kontakt zu einer alten Freundin zu suchen, berichtet sie im Gespräch zum wiederholten Mal, seit dem letzten Gespräch nichts davon getan zu haben.

Th.: Wie hat es denn funktioniert mit den Spaziergängen und dem Treffen mit Ihrer Freundin?

P.: *(etwas beschämt, distanziert)* Nicht so gut, ich habe es wieder irgendwie nicht geschafft.

Th.: *(zunächst noch verständnisvoll)* Das ist wirklich schade. Was ist denn passiert?

P.: Es war wie immer. Irgendwie ging das nicht. Ich habe dran gedacht und ich wollte es auch tun, aber ich konnte mich nicht überwinden. Ich dachte, ich bin zu blöd, ich schaffe es einfach nicht. Mir ist alles zu viel.

Th.: Okay. Dann können wir vielleicht zusammen schauen, was sich da genau abgespielt hat. Haben Sie Ihr Protokoll dabei? Die Situation notiert, als Sie sich »gegen« die Hausaufgabe entschieden?

P.: Nein … das habe ich auch nicht geschafft. Das Protokoll ist auch leer.

Th.: *(schaut ernster, bleibt aber warm)* Ich möchte ganz ehrlich zu Ihnen sein, Petra. Ich weiß, dass es gute sehr Gründe gibt, wieso sich Ihre Mauer entwickeln musste. Und ich weiß auch, dass es manchmal ganz schwierig sein kann, sich vom doofen Bestrafermodus abzugrenzen. Das ist mir wirklich alles bewusst. Aber letztendlich ist es am Ende des Tages Ihre Entscheidung, ob Sie auf Ihren Bestrafer hören wollen oder nicht … oder ob Sie zulassen, dass Ihre Mauer übernimmt und Sie sich zurückziehen und nichts tun. Wir brauchen hier Ihre gesunde erwachsene Seite am Lenkrad! Und dann ist es egal, ob andere Modi im Auto sitzen und sehr laut schreiben. Sie kommen trotzdem ans Ziel. Aber ich sitze unter der Woche nicht im Auto, und wenn Sie sich nicht selbst vornehmen, Ihre gesunde erwachsene Seite zu aktivieren, dann wird sich für Sie wirklich nichts ändern.

Die Situation ist häufig eine andere, wenn die maladaptive Bewältigung auf die Person des Therapeuten gerichtet ist. Im Prinzip ist jede Form der Bewältigung in Abhängigkeit unserer eigenen Bewältigungstendenzen ein potenzielles Problem hinsichtlich des Therapieverlaufs. Im Teil 3 werden wir uns mit verschiedenen Konstellationen im Sinne von »Moduszirkeln« beschäftigen. Bei den verbalen Angriffen eines Einschüchterermodus oder den provozierenden Entwertungen in der narzisstischen Selbsterhöhung zeigt sich eine besondere Herausforderung: Wir werden einerseits quasi dazu gezwungen, klare Grenzen zu setzen, andererseits brauchen wir in der Situation eine deeskalierende Haltung und eine effektive Selbstregulationsstrategie im Umgang mit unseren eigenen emotionalen Reaktionen. Während wir zu Beginn der Behandlung eher zur Empathie tendieren und uns bemühen, z. B. im Rahmen von Stühle-Übungen mit dem Patienten hinter die Kulissen zu gehen und die Gründe für die Überkompensation auf der vorderen Bühne zu finden, erwarten wir im weiteren Verlauf von unseren Patienten, dass sie sich zunehmend eigenständig regulieren.

Fallbeispiel – 50-jähriger Patient mit Depression und kombinierter Persönlichkeitsstörung

Ein 50-jähriger Patient mit einer Depression vor dem Hintergrund einer PS mit stark narzisstischen und paranoiden Zügen ist bereits seit über 30 Sitzungen in Behandlung. In den letzten Sitzungen stand v.a. die Arbeit mit seiner Verletzbarkeit und Einsamkeit »hinter den Kulissen« im Vordergrund. Die Sitzung beginnt ca. zehn Minuten später als geplant. Diese Interaktion findet zu Beginn des Gespräches statt:

Th.: *(freundlich)* Es tut mir leid, dass Sie zehn Minuten warten mussten, ich bin heute irgendwie etwas weniger strukturiert als sonst!

P.: *(lehnt sich etwas zurück, zieht eine Augenbraue hoch, lächelt provozierend)* Sogar der große Herr Doktor hat wohl nicht alles im Griff, so wie es aussieht. Vielleicht haben Sie auch ein paar Problemchen. Sollen wir vielleicht Seiten wechseln? Was beschäftigt Sie denn?

Th.: *(zieht sich etwas zurück, schaut ernst, spricht aber ruhig)* Herr Müller, was machen Sie gerade?

P.: *(weiterhin provozierend)* Nichts, wieso? War das ein bisschen unangenehm für Sie? Ich wusste schon, dass Sie einen weichen Kern haben, aber dass der so weich ist, wusste ich nicht.

Th.: *(atmet durch, angespannter, bemüht um einen ruhigen Ton)*: Welchen Modus aktivieren Sie gerade?

P.: Sie sind der Experte, der immer alles besser weißt. Sagen Sie es mir.

Th.: Sie schicken gerade Ihren Kämpfer vor. Und er ist wirklich gut. Sie greifen mich gerade an, und ich war wirklich überhaupt nicht darauf vorbereitet. Ganz im Gegenteil. Ich freute mich, Sie zu sehen und meinte es ernst, als ich mich für die Verspätung entschuldigte.

P.: Habe ich Sie etwa ein bisschen gekränkt?

Th.: *(ernst, verärgert und verletzt, weiterhin bemüht um einen ruhigen Ton)*: Ja, das haben Sie. Und das tun Sie immer noch. Ich bin nicht aus Stahl. Und ich habe auch einen weichen Kern. Der kleine Matias sitzt auch neben mir die ganze Zeit und gerade geht es ihm nicht gut. Das hier ist keine Einbahnstraße. Sie tragen die Verantwortung darüber, wie Sie mit mir sprechen. Sie müssen Ihren Kämpfer zügeln. Ich möchte nicht, dass Sie mich so behandeln. Das verdiene ich nicht. Am Anfang unserer Therapie war ich sicherlich sehr verständnisvoll, wenn Sie verletzende Sachen sagten und schaute mit Ihnen immer »hinter die Kulissen«. Aber die Zeit ist vorbei. Ich möchte, dass Sie mich respektieren und normal mit mir reden. Wenn ich Sie mit etwas verärgere, dann sagen Sie es mir direkt und wir können darüber reden. Aber wenn Sie mich so angehen und mich unnötig verletzen, dann können wir nicht miteinander reden. Und dann macht die Therapie recht wenig Sinn.

P.: *(schaut kurz weg, wirkt etwas beschämt und emotional getroffen)*: Sie haben recht. Ich war gerade sehr blöd zu Ihnen…

Th.: *(sucht Augenkontakt, wird etwas wärmer):* Ja, das waren Sie. Und es freut mich, dass Sie wieder davon wegkommen.

P.: Sorry. Ich bin ziemlich schlecht drauf. Aber Sie können nichts dafür.

Th.: Ja … Danke. Wir können uns sehr gerne anschauen, was Sie gerade so belastet. Ich bin noch ziemlich aktiviert und werde sicherlich einen Moment brauchen, um wieder »runterzukommen«. Aber ich gebe mir Mühe. Das ist mein Teil der Abmachung. Und Sie schicken Ihren Kämpfer zurück ins Wartezimmer. Wollen wir nochmal von vorne anfangen und Sie erzählen mir, was los ist?

Die gezielte emotionale Selbstöffnung spielt bei der Empathischen Konfrontation eine sehr wichtige Rolle (wie etwa Trauer bei Verletzungen, Angst bei Bedrohungen oder Ungeduld/Ärger bei zu hoher Passivität). Dadurch werden wir in unserer Rolle als Therapeut zu einem emotional spürbaren Interaktionspartner, mit dem »echte« korrektive Beziehungserfahrungen stattfinden.

7.3 Die Balance zwischen Bindung und Selbstbehauptung in der therapeutischen Beziehung

Bereits beim vorherigen Fallbeispiel wurde Ihnen sicherlich deutlich, dass nicht nur auf Seite des Patienten, sondern auch auf Seite des Therapeuten eine ausbalancierte Haltung zwischen Bindung und Selbstbehauptung notwendig ist. Wieviel Verständnis ist hilfreich? Wann sind Grenzen notwendig? Wie sollen wir als Therapeuten mit unseren eigenen Gefühlen und Reaktionen während schwierigen Situationen in einer Therapie umgehen?

Es ist im Prinzip völlig normal, dass wir im Kontext solch einer intensiven und emotionalen Arbeit mit einem anderen Menschen affektiv reagieren. Die psychotherapeutische Beziehung und die Bewältigungsmodi unserer Patienten bringen uns in Kontakt mit unseren eigenen Lebensgeschichten, Schemata und Modi. Man kann durchaus einen Schritt weiter gehen und behaupten, dass nicht selten unsere eigenen automatisierten Bewältigungsmodi »den ersten Stein werfen« und einen Moduszirkel beginnen.

E. Roediger spricht bei dieser Dynamik über die »Schuld-Wut-Wippe« (2016). Das ist prinzipiell die praktische Umsetzung unserer Hypothese, dass Bindung und Selbstbehauptung zwei Polaritäten sind: Wenn wir zu konfrontativ waren und der Patient uns seine Überforderung signalisiert (Bindung), aktiviert sich unser eigenes Versorgungssystem und unser eigenes Bindungsbedürfnis, sodass wir uns schuldig fühlen und den Drang verspüren, dies beim Patienten wiedergutzumachen. Dadurch balanciert sich unsere Haltung wieder aus und wir stehen »auf beiden Beinen«. Genauso reagiert unser Selbstbehauptungsbedürfnis, wenn wir zu lange bindungsorientiert zu viel Verantwortung für unseren Patienten übernahmen, sodass wir uns ärgern und den Impuls verspüren, ihn mehr in die Pflicht zu nehmen, für sich zu sorgen.

8 Übungen in der Schematherapie

»Das Ganze ist mehr als die Summe seiner Teile«, postulierte Aristoteles. Und *die Schematherapie ist mehr als die Summe ihrer Techniken!* Denn Übungen in der Schematherapie sind als Werkzeuge zu verstehen, die gezielt und nach Bedarf eingesetzt werden. Die Schematherapie verfügt über eine große Anzahl an spezifischen Techniken und Übungen, die auch kombiniert werden können. Aufgrund ihrer prinzipiell integrativen Natur lassen sich darüber hinaus weitere Elemente aus anderen Methoden und Verfahren einbeziehen, sofern diese mit dem geschilderten Modell und der Grundhaltung konsistent sind.

Praktische Übungen in der Schematherapie sind zielorientiert, werden dem Patienten zunächst transparent erklärt und dann vom Therapeuten direktiv angeleitet.

Zielorientiert bedeutet, dass wir die konkrete Übung als Mittel zu einem bestimmten Zweck bewusst wählen und eine möglichst klare Vorstellung haben sollen, was das Ergebnis der Übung sein wird.
Transparenz ist ein sehr wichtiger Aspekt, denn viele Patienten mit PS wurden in der Kindheit durch psychische oder körperliche Gewalt traumatisiert und haben große Schwierigkeiten, sich auf eine neue und daher zunächst als bedrohlich erlebte Übung einzulassen. Eine Erklärung des Therapeuten über das Vorgehen, die konkreten Schritte, die zu erwartende Dauer und den erwünschten Gewinn für die Behandlung hilft, die Compliance zu stärken und das Misstrauen des Patienten abzubauen.
Direktiv bedeutet, dass wir die Übung aktiv anleiten. Das ist natürlich nicht mit einem militärischen Ton zu verwechseln, denn wir bleiben auch während der Anleitung von Übungen der Grundhaltung einer »begrenzten elterlichen Fürsorge« treu. Übungen erfolgen nur begrenzt prozessorientiert und folgen in der Regel einer vorbestimmten Struktur oder einem konkreten Plan.

8.1 Interventionsspektrum

Zahlreichen Techniken und Übungen in der Schematherapie werden mit unterschiedlichen Zielen und Schwerpunkten angewendet. Denn Übungen sind Werkzeuge, die durch einen erfahrenen Handwerker zielgerichtet und nach Bedarf flexibel eingesetzt werden.

Im Sinne eines »Interventionskompasses« können zwei Dimensionen formuliert werden: Die erste ergibt sich zwischen den Polaritäten der kognitiven Klärung und der achtsamen Beobachterperspektive einerseits und dem vertieften emotionalen Erleben andererseits. Die zweite bewegt sich zwischen einer bindungsorientierten Unterstützung und einer eher selbstbehauptungsfördernden-konfrontativen Veränderungsorientierung. Beide Dimensionen können als Laufwippen verstanden werden, auf welchen der Therapeut sich bewusst und häufig innerhalb der gleichen Übungen bewegt. Diese Art Flexibilität in den Bewegungen entspricht im Wesentlichen der Erwachsenenfunktion, die der Patient internalisieren soll.

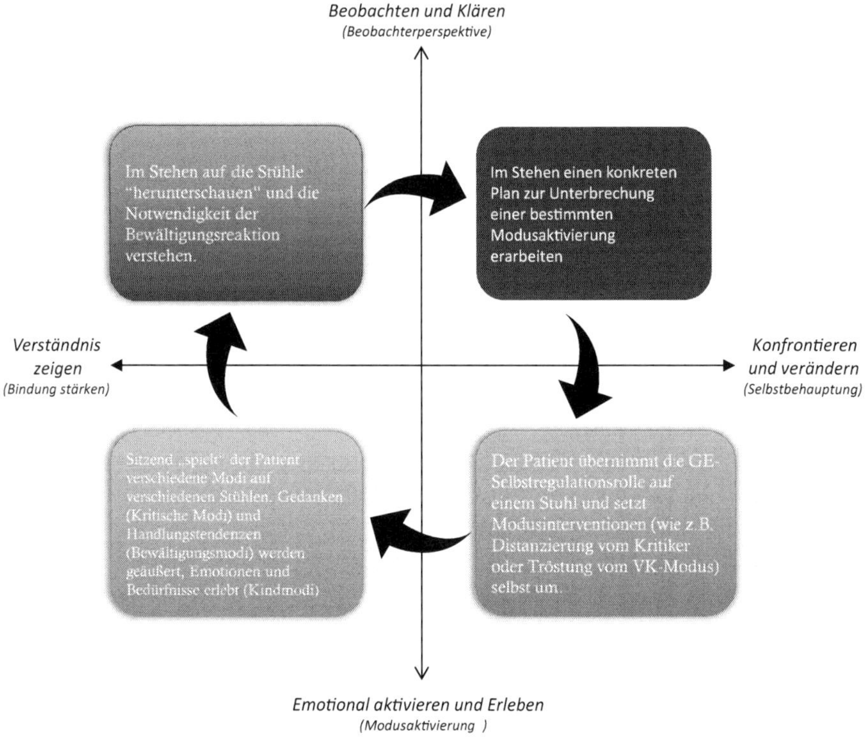

Abb. 8.1: Interventionskompass bei Stühle-Dialogen

9 Imaginationstechniken

Imaginationsübungen sind *sehr effektive erlebnisorientierte Techniken*, die in der Psychotherapie und insbesondere in der Behandlung von Traumafolgestörungen eine sehr lange Tradition haben. Imaginative Techniken werden im Allgemeinen sowohl zur Ressourcenaktivierung, zum Training innerer Achtsamkeit und emotionaler Regulation und zum Entspannungstraining als auch zur emotionalen Exposition, zur gezielten Konfrontation und zur aktiven Veränderung der Bewältigungsreaktionen gegenüber traumatischen Erinnerungen eingesetzt.

Wie funktionieren Imaginationsübungen aus einer neurobiologischen Perspektive? Bei der Arbeit mit »inneren Bildern« arbeitet unser Nervensystem nicht wesentlich anders als bei der Wahrnehmung »echter« visueller Reize. Ganis et al. (2004) verglichen in einer fMRT-Studie visuelle Wahrnehmung und Imagination und fanden sehr große Überschneidungen hinsichtlich der neuronalen Aktivierung, vor allem im Frontal- und Parietallappen (Emotionsgeneration und kognitive Regulation, Aktivierung verschiedener Gedächtnissysteme; ▸ Kap. 2). Die Aktivierung im Okzipitallappen (visueller Kortex) scheint etwas geringer zu sein. Auch im Temporallappen zeigen sich Überschneidungen. Bei Imagination und Wahrnehmung scheinen also vergleichbare Informationsverarbeitungsprozesse aktiv zu sein.

Die Arbeit mit inneren Bildern aus neurobiologischer Sicht

Imaginierte »innere Bilder« sind genauso wie die Wahrnehmung visueller Reize in der Lage, starke emotionale Reaktionen zu evozieren (bottom-up-Aktivierung) und ermöglichen den Zugang zu verschiedenen Gedächtnissystemen, was in der Psychotherapie »Affektbrücke« genannt wird. Genauso wie bei realen Stimuli werden kognitive und motorische Regulationsmechanismen aktiviert (top-down Regulation). Die gezielte Arbeit mit inneren Bildern stellt also eine Verbindung zwischen bottom-up- und top-down-Prozessen dar, die sehr effektive Interventionen ermöglicht.

9.1 Praktische Empfehlungen

9.1.1 Die besondere Sprache der Imagination

Während einer Imaginationsübung verwenden wir eine Sprache, die sich von der normalen Alltagssprache unterscheidet. An dieser Stelle können Sie die hypnotherapeutischen Prinzipien der sogenannten »Trancesprache« (Bongartz und Bongartz 2000) integrieren, wie etwa die Verwendung von einfachen Sätzen mit Fokus auf Wahrnehmung und körperliche Reaktionen und den gezielten Einsatz von Pausen. Anders als bei hypnotischen Suggestionen führen wir jedoch ein Gespräch mit unserem Patienten, sodass wir ein ständiges Feedback über dessen Erlebnisse erhalten.

Neben der Wahl der Formulierungen spielen nonverbale Parameter wie Tonlage und Sprachgeschwindigkeit, Lautstärke und emotionale Wärme eine sehr große, möglicherweise wichtigere Rolle als die Formulierungen an sich.

9.1.2 Sitzposition

In aller Regel liegt der Patient nicht, sondern sitzt bequem. Es ist zu empfehlen, sich während der Imaginationsübung neben den Patienten zu setzen. Dies ist in der Regel unproblematisch und sogar weniger konfrontativ, als direkt vor ihm zu sitzen. Diese Sitzhaltung bringt mehrere Vorteile mit sich: Zum einen erleichtert sie den Aufbau einer guten emotionalen Verbindung, zum anderen können wir uns akustisch gut verstehen, auch wenn wir leise sprechen.

Es ist insgesamt eine völlig andere Erfahrung, wenn wir während Imaginationsübungen nebeneinandersitzen. Sowohl in der aktiven Rolle derjenigen Person, die in der imaginierten Szene das Kind in Schutz nimmt oder tröstet, als auch in der Rolle des Begleiters, der den Patienten im Erwachsenenmodus bei diesen Interventionen anleitet, lässt sich unsere Aufgabe aus direkter Nähe viel besser erfüllen. Denn wir sind dann nicht nur imaginativ, sondern in der Realität an der Seite unseres Patienten, der dies auch so erlebt.

Darüber hinaus können wir auch leichte psychovegetative Veränderungen gut bemerken, wie etwa hinsichtlich der Atemfrequenz oder des -volumens oder im allgemeinen Muskeltonus. Die Körpersprache des Patienten ist insgesamt eine wesentliche Informationsquelle während Imaginationsübungen.

9.1.3 Perspektiven in der Imaginationsarbeit

Die Arbeit mit verschiedenen Perspektiven in der Imagination führt zu unterschiedlichen emotionalen Erfahrungen und ermöglicht uns als Therapeuten einen differenzierten Fokus auf das Bindungs- oder Selbstbehauptungsbedürfnis unseres Patienten.

Kindesperspektive. Hier steht das Bindungsbedürfnis des Patienten im Vordergrund. Wir übernehmen als Therapeuten die Erwachsenenrolle, sodass der Patient die Versorgung, den Halt und den Schutz erleben kann, die ihm in der Ursprungssituation fehlten. Wir sprechen mit dem Patienten als Kind und unterstützen dabei die Aktivierung verletzlicher Emotionen. Der Patient distanziert sich dabei von der Aktivierung maladaptiver Bewältigungsmodi, vertraut seinem Therapeuten und kann sich verletzlich zeigen. Das ist für »externalisierende Patienten« häufig eine Herausforderung, denn sie bevorzugen die kontrollorientierten Handlungen aktiver Bewältigungsmodi.

Erwachsenenperspektive. Hier wird vor allem das Selbstbehauptungsbedürfnis fokussiert. Wir leiten den Patienten an, selbst aktiv zu werden und für sich zu sorgen. Als Erwachsener, der die alte Szene imaginär betritt und aktiv handelt, erlebt der Patient die Kraft und Entschlossenheit sowie die Kontrolle und Selbstwirksamkeit, welche in der Ursprungssituation fehlten. Das kann vor allem für »internalisierende Patienten« eine Herausforderung sein, denn sie bevorzugen die eher bindungsorientierten Handlungen submissiver bzw. passiver Bewältigungsmodi.

9.2 Gezielte emotionale Aktivierung

Bereits während der ersten Sitzungen können Sie kleine Imaginationsübungen durchführen, z. B., um eine aktuelle Situation aus dem Alltag emotional besser wahrzunehmen. Auch während der Besprechung der Lebenslinie können Situationen kurz imaginativ wiedererlebt werden, um die emotionale Beteiligung zu intensivieren. Solche »diagnostische Imaginationen« sind im Prinzip ein direkter Weg in die Lebensgeschichte und ermöglichen eine Verbindung zwischen belastenden Problemen aus dem aktuellen Alltag eines Patienten und Kindheitserinnerungen, welche die Entstehung nun aktivierter maladaptiver Schemata begünstigten. Über die sog. »Affektbrücke« findet der Patient häufig den Zugang zu alten »Szenen«, an die er ansonsten nicht gedacht hätte.

9.3 Stabilisierung und Ressourcenaktivierung

Die imaginative Visualisierung von sich selbst als kleines Kind vertieft die emotionale Verbindung mit den eigenen Kindmodi durch die Aktivierung des phylogenetisch angelegten Versorgungssystems (► Kap. 1) Besonders im Umgang mit verletzlichen Basisemotionen können solche Übungen das Selbstfürsorgeverhalten des Erwachsenenmodus stark fördern.

9.4 Imaginatives Überschreiben (imagery rescripting)

Beim »imaginativen Überschreiben« (ImRs) werden anders als bei einer prolongierten Exposition belastende/traumatische Erinnerungen aktiv verändert. Diese Technik wird nicht nur im Rahmen der ST, sondern in der Behandlung zahlreicher Störungsbilder angewendet, sowohl im Kontext verhaltenstherapeutischer als auch tiefenpsychologischer Verfahren. Effektivitätsstudien konnten die Wirksamkeit von ImRs in der Behandlung von PTBS (Ehlers und Clark 2000; Ehlers et al. 2005; Ehlers et al. 2014, Ehlers und Wild 2015; Arntz et al. 2007), Schlafstörungen (Davis und Wright 2007), einfachen Phobien (Hunt und Fenton 2007), sozialen Ängsten (Wild et al. 2007) und PS (Weertman und Arntz 2007; Arntz 2011) belegen.

ImRs ermöglicht tiefe Umstrukturierungen und korrektive Beziehungserfahrungen. Dabei wird ein notwendiges Fundament errichtet, auf dem Schema-/Modusbewusstsein entsteht und neue GE-Strategien im Umgang mit heutigen Problemen entwickelt werden können.

ImRs erfolgt in drei Phasen: *Exposition, Intervention und Tröstung*. In vielen Fällen wird ähnlich wie in einer Traumatherapie direkt mit der Kindheitserinnerung gearbeitet. In manchen Fällen beginnen Imaginationsübungen jedoch mit dem *Wiedererleben einer aktuellen Situation*, wobei mittels der bereits erwähnten »Affektbrücke« anschließend mit einer Kindheitsszene gearbeitet wird. Eine sehr ausführliche Anleitung zur Durchführung von ImRs finden Sie im Teil III (▶ Kap. 18).

9.5 Imaginative Modus-Arbeit und Training des GE-Modus

Sowohl in einer bestimmten problematischen Situation aus dem Alltag als auch in der unmittelbaren Gesprächssituation kann der Therapeut den Patienten anleiten, einen bestimmten Modus als Person (ein Türsteher als distanzierter Beschützer oder ein strenger Lehrer als Antreiber), als Phantasiefigur (ein Gespenst als Kritiker oder Rambo als aggressiver Überkompensationsmodus) oder als Gegenstand (eine Mauer als distanzierter Beschützer) zu visualisieren. Die Visualisierung erleichtert – ähnlich wie in der Arbeit mit Stühlen – die Externalisierung und Distanzierung, um eine gesunde erwachsene Perspektive einzunehmen.

Wie bei der imaginativen Überschreibung oder in Modusdialogen auf Stühlen können in der Imagination auch gezielt neue gesunde erwachsene Verhaltensstrategien in konkreten Situationen imaginativ vorbereitet und erprobt werden. Durch die lebhafte Vorstellung der zu erwartenden Situation, wie z. B. einer Prüfung oder eines Konfliktgesprächs, werden Schemata und die Neigung zu den »alten Lösungen« der maladaptiven Bewältigungsmodi aktiviert. Analog zu einem Rollenspiel kann der Therapeut den Patienten anleiten, in der imaginierten emotional herausfordernden Situation neue Strategien zu einzuüben (imagery rehearsal).

10 Übungen mit Stühlen

Ähnlich wie die Anwendung imaginativer Techniken hat die Arbeit mit mehreren Stühlen in der Psychotherapie eine lange Tradition. Bereits 1973 beschrieb der Begründer der Gestalttherapie, Fritz Perls, Übungen mit leeren Stühlen sowie Stühle-Dialoge.

Stühle-Dialoge werden in der Schematherapie zur erlebnisorientierten Arbeit mit dem Modusmodell angewendet. Nicht nur erleichtern Übungen mit Stühlen die Vermittlung des schematherapeutischen Modells und das Kennenlernen eigener Modi (Training von »Modus-Bewusstsein«), sie sind auch das wichtigste und effektivste technische Mittel zum gezielten Erlernen von Selbstregulation sowie zum Einübung konkreter in den Alltag des Patienten übertragbarer Strategien (Training des Erwachsenenmodus).

10.1 Ziele der Arbeit mit Stühlen

Emotionale Aktivierung

Die Arbeit mit Stühlen ist bei adäquater Anwendung eine sehr effektive Strategie zur Aktivierung verschiedener Schemata und Modi. Allein das Verlassen der üblichen Gesprächssituation und die Ankündigung einer erlebnisorientierten Übung mit mehreren Stühlen kann starke Emotionen wie Angst oder Misstrauen auslösen, ebenso automatisierte Bewertungen und Bewältigungstendenzen. Während der Übung werden diese Reaktionen gezielt aktiviert und intensiviert, etwas was in einer normalen Gesprächssituation nur undifferenziert und eher diffus erfolgen kann.

Die spontane Aktivierung eines kritischen Modus oder eines Bewältigungsmodus während des Gesprächs weist zwar auf eine emotionale Aktivierung hin, diese bleibt jedoch zunächst unsichtbar. Kindmodi befinden sich in dem Fall metaphorisch betrachtet »hinter den Kulissen«. Die kognitiv-argumentative Fortführung des Gesprächs auf der »Inhaltsebene« kann nur begrenzt einen Moduswechsel bewirken und ist in der Regel für Therapeut und Patient sehr ermüdend. Die Unterbrechung des Gesprächs, der Wechsel von der »Inhalts-« auf die »Prozessebene« und die Verwendung eines zusätzlichen Stuhls für den aktivierten Bewältigungsmodus oder für den aktivierten Kritiker/Antreiber schafft indirekt Raum für die »versteckten« Emotionen der Kindmodi.

Diagnostische Klärung und Erlernen von »Modus-Bewusstsein«

Die Arbeit mit einem extra Stuhl, auf dem der Patient einen bestimmten Modus »spielt« und gezielt aktiviert, ermöglicht eine differenzierte Erarbeitung wesentlicher Merkmale des Modus (Kognitionen, Emotionen, Handlungstendenzen). Darüber hinaus können Entstehungsgeschichte und Funktionalität anhand solcher Übungen sehr effektiv herausgearbeitet werden. Im Rahmen komplexerer Übungen mit mehreren Stühlen wird bereits am Anfang der Behandlung eine exemplarische Konfliktsituation im Sinne der Mikroanalyse mit Stühlen dargestellt. Dabei werden »innere Prozesse« externalisiert und mit der Anleitung des Therapeuten in Kindmodi (Basisemotionen und Grundbedürfnisse) und kritischen Modi (kognitive Bewertungen) sortiert und auf verschiedene Stühle gesetzt.

Der Patient erlebt durch das geleitete Wechseln von einem Stuhl zum anderen in geordneter Weise starke Aktivierungen, die er ansonsten im Alltag als chaotisches Konglomerat erlebt. Dies ermöglicht eine tiefere Problemklärung. Die Arbeit mit Stühlen für verschiedene Modi im »realen Raum« bringt das Modusmodell auf sehr anschauliche Art und Weise zum Leben.

Konkrete Problembewältigung und Modelllernen

Die Darstellung verschiedener Modi im realen Raum ermöglicht nicht nur eine bessere Wahrnehmung und Problemklärung, sondern auch gezielte Interventionen. Anders als Gedanken und Gefühle, sind Stühle im Therapieraum leicht zu bewegen! Bewältigungsmodi können in deren Funktionalität gewürdigt und anschließend umgangen werden, kritische Modi können begrenzt oder entmachtet und zur Seite geräumt bzw. aus dem Zimmer getragen werden, Kindmodi können direkt angesehen und angehört, validiert und getröstet werden.

In den ersten Behandlungsphasen leiten wir in der Regel direktiv die Übungen und übernehmen die »Regie«. Wir sprechen direkt mit den verschiedenen Modi und führen auch Interventionen selbst durch. Einerseits kommt es dabei zu positiven Veränderungen und neuen Erfahrungen, wobei der Patient von uns »versorgt« wird. Andererseits bieten wir bei diesen Interventionen unserem Patienten ein Modell für den Erwachsenenmodus, an dem dieser sich orientieren kann.

Beobachterperspektive, Metaebene und Selbst-als-Kontext

Die Externalisierung innerer Prozesse und deren räumliche »Verortung« führt bereits zu einer ersten Distanzierung. Der Patient sitzt auf einem Stuhl und erlebt dabei die Aktivierung eines bestimmten Modus. Er steht jedoch anschließend bewusst wieder auf und setzt sich auf einen anderen Stuhl, auf dem ein anderer Modus gezielt aktiviert wird. Auf einer Metaebene entsteht eine wichtige übergeordnete Lernerfahrung: Ultimativ ist der Patient selbst derjenige, der aktiv die Entscheidung trifft, auf welchem Stuhl er sitzt. Denn der Modus »bleibt auf einem Stuhl sitzen«, wenn der Patient aufsteht und sich auf einen anderen Stuhl setzt. Der Patient lernt dabei, sich von schemaassoziierten Gedanken und Interpretationen sowie von automatisierten emotionalen Reaktionen und fast reflexartigen Handlungstendenzen zu »lösen«. Noch deutlicher wird dieser distanzierende Effekt, wenn Patient und Therapeut vor den leeren Modusstühlen stehen und reflektieren.

10.2 Praktische Empfehlungen

Jeder erfahrene (Schema-)Therapeut entwickelt mit den Jahren einen eigenen Stil und passt Techniken diesem Stil an. Es wäre vermessen zu behaupten, dass nur einer davon »die wahre Kunst der Stühle-Dialoge« darstellt, denn die Wirkprinzipien hinter der Stühle-Arbeit können unterschiedlich umgesetzt werden. Ich kann Sie nur ermutigen, Techniken auszuprobieren und den eigenen Stil zu entwickeln! In meiner Erfahrung sind folgende Punkte hilfreich:

- *Wenn der Patient auf einem bestimmten Modusstuhl sitzt, dann darf nur dieser Modus sprechen*. Wenn sich ein anderer Modus aktiviert (z. B. verletzbares Kind auf dem Kritiker-Stuhl), dann bitten wir den Patienten, sich auf den Kindstuhl zu setzen. Reflektiert wird im Stehen oder ggf. auf dem Erwachsenenstuhl.
- *Man sollte einen Plan für die Übung haben und diesen nach Möglichkeit umsetzen.* Wir behalten dabei zunächst die Kontrolle und die Übersicht. Wenn wir die Orientierung während der Übung verlieren oder die Technik nicht nach Plan läuft, dann empfiehlt sich, die Übung kurz zu unterbrechen und zu reflektieren (gerne mit dem Patienten zusammen als »consulting team«), anstatt sie ohne Plan fortzusetzen: Metaphorisch gesprochen hält man an und schaut auf die Straßenkarte, wenn man sich verfahren hat, und fährt nicht einfach orientierungslos weiter in der Hoffnung, irgendwie ans Ziel zu kommen!
- *Wenn räumlich möglich, sollten Stühle-Übungen nicht am gleichen Ort im Raum stattfinden, an dem das Gespräch üblicherweise stattfindet*. Man kann extra Stühle für Übungen verwenden (Klappstühle oder Holzhocker zum Beispiel). Dies ermöglicht auch den klaren Wechsel vom Gespräch in die Übung und zurück.
- *Wenn Sie komplexere Übungen mit der ganzen Moduslandschaft* durchführen, bei denen Sie v.a. die Modusdynamik aktualisieren und selbst als »Katalysator/voice in off« fungieren, dann »wandern« Sie mit Ihrem Stuhl/Hocker jeweils zu dem Modusstuhl, auf dem der Patient gerade sitzt, und sitzen leicht versetzt neben/hinter ihm. Dadurch sind Sie nicht in seinem unmittelbaren Blickfeld und seine Aufmerksamkeit gilt entweder einem anderen Modusstuhl oder dem symbolischen Stuhl für die echte Person in der Situation, welche gerade inszeniert wird (► Abb. 10.1).

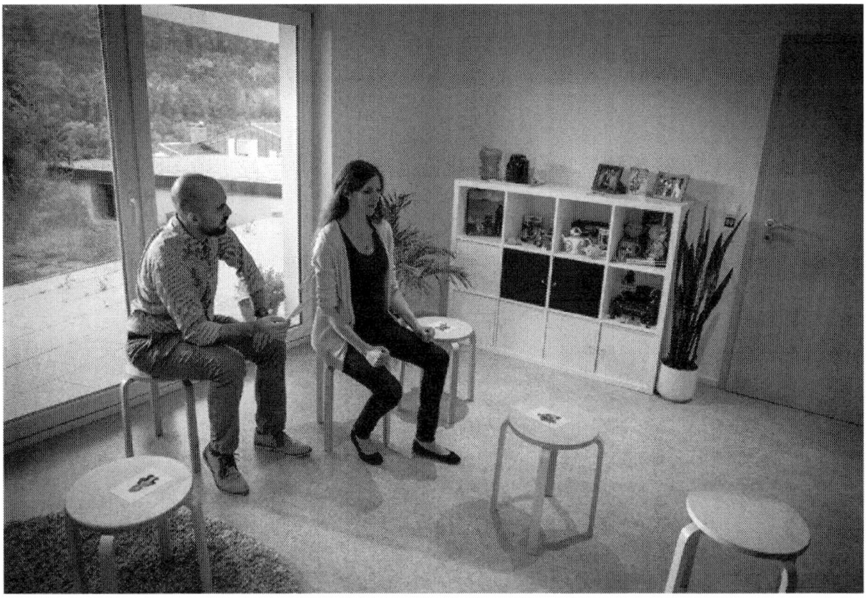

Abb. 10.1: Sitzhaltung während Stühle-Arbeit

10.2.1 Die besondere Sprache der Modus-Dialoge

In aller Regel werden Kindmodi während der Arbeit mit Stühlen in der deutschsprachigen Literatur geduzt. Der Umgang mit Bewältigungsmodi sowie mit kritischen Modi wird nicht einheitlich dargestellt. Auch hier gibt es keinerlei harte Regeln. Ich präferiere das Duzen aller Modi während Übungen mit Ausnahme des Erwachsenenmodus. Viel wichtiger als die pronominale Anredeform ist jedoch unsere therapeutische Haltung und die Art der Kommunikation im Umgang mit verschiedenen Modi. Mit anderen Worten: Man kann sehr emotional distanziert jemanden duzen, genauso sehr warm und zugeneigt jemanden siezen. Denn der Ton macht die Musik!

»Wozu machst du das?« – Gespräch mit Bewältigungsmodi

Die Haltung gegenüber Bewältigungsmodi ist während der Klärungsphase »interessiert-würdigend«, geleitet von der Annahme, dass Bewältigungsmodi aus einem guten Grund entstehen mussten und das grundsätzliche Ziel hatten, ein kleines verletzbares Kind zu schützen und sein Überleben zu sichern. Nur mit einer nichtwertenden und die guten Absichten anerkennenden Haltung kann ein Gespräch über die konkreten Wünsche, Funktionalität, den Bezug zu Grundbedürfnissen und die Entstehungsgeschichte erfolgreich verlaufen. Typische Fragen dabei lauten: »*Was ist deine Rolle in Susannes Leben?*«, »*Wie machst du das genau?*«, »*Wozu machst du das?*«, »*Was möchtest du erreichen?*«, »*Wie soll sich die andere Person verhalten/fühlen?*« Im

Verlauf der Behandlung werden Bewältigungsmodi mehr und mehr mit den langfristig ungünstigen Konsequenzen ihrer Handlungen konfrontiert.

»Was sagst du dazu?« – Gespräch mit kritischen Modi

Die Haltung gegenüber kritischen Modi ist distanziert und neutral, insbesondere bei abwertenden Kritikern oder Bestrafern. Es werden vor allem Bewertungen und kognitive Grundannahmen abgefragt. *»Was sagst du zum (kleinen) Peter?«*, *»Wie findest du es, dass Peter letzte Woche krankgeschrieben war?«*, *»Was sollte er anders tun?«*, *»Was darf er nicht tun?«*

»Wie fühlst du dich? Was brauchst du?« – Gespräch mit einem verletzbaren Kind

Im Gespräch mit einem kleinen ängstlichen oder traurigen Kind wird ein mitfühlender Erwachsene leiser, emotional warm und zugewandt. Der Sprachton überträgt Mitgefühl, Verständnis und liebevolle Fürsorge. Das Gleiche gilt für die Arbeit mit verletzbaren Kindmodi. In der Regel sitzen wir nah am Patienten, in der Regel neben ihm. Im Gespräch werden Emotionen (*»Wie fühlst du dich?«*, *»Was macht das für ein Gefühl?«*, *»Wo fühlst du das im Körper?«*) und Bedürfnisse (*»Was fehlt dir?«*, *»Was brauchst du?«*, *»Wonach sehnst du dich eigentlich?«*) erfragt. Dabei kann es hilfreich für den Patienten sein, die Augen zu schließen.

»Was stört dich? Was hättest du gerne anders?« – Gespräch mit einem ärgerlichen Kind

Im Gespräch mit einem verärgerten oder wütenden Kind wird ein mitfühlender Erwachsener interessiert wissen wollen, was passiert ist. Das Kind möchte gesehen, gehört, wahr- und ernstgenommen werden. Wir passen uns dieser Stimmung an, sprechen auch ggf. lauter und deutlicher, schneller und dezidierter als beim verletzbaren Kind. Die Körperhaltung spielt dabei natürlich eine große Rolle, denn Ärger wird nur aktiviert, wenn der Körper auch aktiviert wird. Auch hier erfragt man Emotionen mit ähnlichen Formulierungen, jedoch mit einem ganz anderen Ton: *»Was fühlst du?«*, *»Was stört dich daran?«*, *»Was stinkt dir?«*. Bedürfnisse werden auch anders erfragt: *»Was würdest du am liebsten anders haben wollen?«*, *»Wie hättest du es eigentlich gerne?«*, *»Was willst du anders haben?«*

10.2.2 Emotionale Validierung: »Ich verstehe dich« vs. »Ich sehe dich«

Verwenden Sie nicht auch manchmal reflexartig diesen Satz als Validierung? *»Herr Müller, ich verstehe, dass…«*. Einmal sagte ich diesen Satz zu einer Patientin, die vor wenigen Monaten eine Fehlgeburt gehabt hatte, woraufhin sie sagte: *»Ja? Wie können*

Sie das verstehen? Hatten Sie auch schon mal eine Fehlgeburt?« Das war kein leichtes Gespräch und ich trainierte mir das ziemlich schnell wieder ab. Bei einem Seminar mit Wendy Behary lernte ich den Satz »*Ich sehe, wie traurig/ärgerlich/etc. Sie sind*«. Diese Worte bringen meines Erachtens die eigentlich intendierte Validierung viel besser auf den Punkt. Und noch dazu: Bei welchem Satz würden Sie sich eher verstanden fühlen? So geht es auch unseren Patienten!

10.2.3 Arbeit mit Symbolen, Modus-Karten und echten Fotos

Die Unterscheidung zwischen Stühlen kann z. B. durch die Verwendung verschiedener Farben für verschiedene Modi intensiviert werden. Viele Kollegen verwenden dazu bunte Kissen oder sogar farbige Klappstühle. Darüber hinaus kann die Arbeit mit echten Fotografien sehr hilfreich sein, z. B. mit einem Kindheitsfoto als Symbol für das verletzbare Kind. Auch die Arbeit mit Modus-Karten, die verschiedene Modi grafisch darstellen, kann die emotionale Aktivierung erleichtern (z. B. die i-Modes von D. Bernstein, siehe www.i-modes.com). Auch Stofftiere, Plastikfiguren und ähnliche Symbole können Modi repräsentieren und jeweils auf den passenden Stuhl gelegt werden.

10.3 Zwei-Stühle-Technik

Dialoge mit zwei Stühlen werden insbesondere zu Beginn der Behandlung zur Klärung und »Modusdiagnostik« eingesetzt. Diese Art, Stühle-Dialoge durchzuführen, basiert auf einer eher deskriptiv-statischen Konzept von Schemamodi. Übungen mit zwei Stühlen sind einfacher und in den meisten Fällen für den Patienten gut verständlich und zuhause replizierbar, was sie für den Anfang einer Behandlung besonders geeignet macht. Insbesondere im Umgang mit Patienten mit schweren PS ist es sehr wichtig, mit solchen Übungen zu beginnen.

Unsere Rolle bei solchen Übungen ist sehr aktiv und wir übernehmen als Therapeuten häufig Funktionen des gesunden Erwachsenenmodus, entweder direkt im Sinne eines Modells oder durch sehr direkte Hilfestellung. Im Prinzip können solche Techniken mit allen Modi angewendet werden, entweder zur gezielten Aktivierung, wenn der Patient sich im Erwachsenenmodus befindet, oder als Strategie für den Umgang mit ungeplanten spontanen Modusaktivierungen.

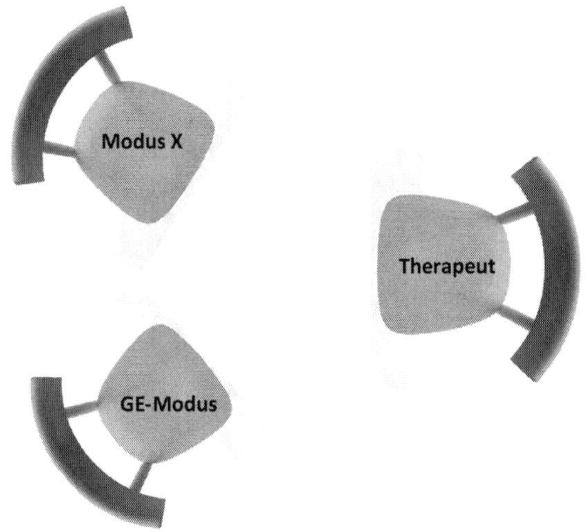

Abb. 10.2: Zwei-Stühle-Technik

In Teil III des Buches finden Sie zahlreiche Übungen mit dieser Technik. Hier eine kleine Übersicht.

Tab. 10.1: Zwei-Stühle-Technik

Nr	Übungsname	Stuhl 1	Stuhl 2	Therapeutenrolle	Seite
16	Interview mit einem Bewältigungsmodus	BM	GE/VK	Führt das Gespräch mit beiden Seiten	202
17	Entmachtung des Kritikers auf einem leeren Stuhl	Kritiker	VK/GE	Aktive Entmachtung	205
18	TV-Duell mit einem Antreiber	Antreiber	GE	Spielt abwechselnd GE und Antreiber	207
19	Das ärgerliche Kind ernstnehmen	ÄK	GE	Modelliert GE	209
20	Das verletzbare Kind wahrnehmen und trösten	VK	GE	Modelliert GE	210
21	Ventilieren von Ärger und Wut	ÄK	VK	Aktive Validierung (GE)	212
22	Rollenspiel mit einem impulsiven Kind	IK	GE	Spielt abwechelnd GE und IK	213
46	Den GE-Modus suchen	GE	Therapeut	Modelliert GE	269

10.4 Komplexe Übungen mit drei und mehr Stühlen

Übungen mit mehr als drei Stühlen fokussieren sich v.a. auf die Interaktion zwischen Modi und sind entsprechend komplexer. Mit solchen Übungen bilden wir jedoch das dimensional-dynamische Moduskonzept viel besser ab. Während Imaginationsübungen die effektivste Strategie für die Arbeit mit früheren Erfahrungen in der ersten Hälfte der Behandlung darstellen, sind komplexere Stühle-Dialoge mit der ganzen Moduslandschaft die Technik der Wahl, um aktuelle Konflikte mikroanalytisch zu verstehen und neue Bewältigungsstrategien herauszuarbeiten.

Tab. 10.2: Komplexe Stühle-Übungen

Nr	Übungsname	Therapeutenrolle	Seite
3	Diagnostische Aufstellung der Moduslandschaft	Führt das Gespräch mit beiden Seiten	165
30	Stühle-Übungen bei internalisierender Modusdynamik	Führt das Gespräch mit beiden Seiten	233
31	Stühle-Übungen bei externalisierender Modusdynamik	Aktive Entmachtung	238
32	Auflösung innerer Konflikte	Spielt abwechselnd GE und Antreiber	241
33	Stühle-Übung vor dem Ganzkörperspiegel	Modelliert GE	242
34	Förderung von Empathie	Modelliert GE	245
35	Selbst-als-Kontext in der Stühle-Arbeit	Modelliert GE	247
45	Übung mit Paaren	Modelliert GE	263
47	Selbstöffnung/Empathische Konfrontation	Selbstöffnung und Konfrontation	271
48	Selbstöffnung/Konfrontation mit Passivität	Selbstöffnung und Konfrontation	272

11 ACT-Strategien und das Training des Erwachsenenmodus

ACT ist *transdiagnostisch und erlebnisorientiert.* In ACT werden zahlreiche praktische Übungen und Verhaltensexperimente eingesetzt, wie z. B. das Training konkreter Fertigkeiten zur Achtsamkeit oder Erlebnisakzeptanz, den Einsatz von Metaphern und Paradoxien sowie die gezielte Arbeit mit der therapeutischen Beziehung. Diese prinzipielle Ähnlichkeit ermöglicht die Integration ACT-spezifischer Techniken in einen schematherapeutischen Behandlungskontext.

11.1 Der Erwachsenenmodus als Beobachter

11.1.1 Achtsamkeit für das Hier und Jetzt: Gegenwärtigkeit

Schemata beeinflussen nicht nur die Wahrnehmung der eigenen Person, sondern auch die Wahrnehmung der Umwelt und der Menschen, mit welchen wir interagieren. Bei stark aktivierten Schemata wechselt man in dysfunktionale Modi, welche als »Autopiloten« die Kontrolle übernehmen. Im Erwachsenenmodus sind wir hingegen idealerweise in der Lage, Schema- und Modusaktivierungen bewusst zu erkennen und achtsamen Abstand davon zu nehmen, um uns und unsere Interaktionspartner im Hier und Jetzt und ohne die »Schema-Brille« wahrzunehmen.

In der Schematherapie wird Achtsamkeit in Bezug auf die Selbst- und die Außenwahrnehmung zunächst *implizit und am Modell des Therapeuten trainiert.* Wir unterstützen während Imaginationen und Stühle-Dialogen gezielt den Patienten bei der bewussten Wahrnehmung eigener Emotionen sowie deren körperlicher Ausdrucksform, automatisch ablaufender Gedanken und Handlungstendenzen. Aber auch außerhalb der Sitzung wird Achtsamkeit mittels der Führung eines Selbstbeobachtungsprotokolls trainiert.

Gezielte Achtsamkeitsübungen im formalen Sinn können in die Schematherapie sehr gut integriert werden, sowohl während der Therapiesitzungen als auch im Rahmen von Hausaufgaben, die von Patienten in Eigenregie durchgeführt werden, z. B. Umgebungsbeschreibung beim Spazierengehen mit Schwerpunkt auf unterschiedlichen Sinneskanälen, Gehmediationen, Atemübungen, Body Scan. Auch Achtsamkeitsrituale wie die sog. »Willkommensübung« am Anfang der Stunde (Valente und Reusch 2017) sind hilfreich.

Manchmal ist *ein gezieltes Diskriminationstraining* notwendig, denn starke Schemaaktivierungen beeinflussen die Wahrnehmung des Gegenübers. Je nach Schema- und Modusaktivierung kann der Patient uns als Therapeuten unterschiedlich wahrnehmen, etwa wie einen strengen Vater, der von ihm aufgrund seiner schlechten Leistung enttäuscht ist (Schema Unzulänglichkeit/Scham und Versagen im verletzbaren Kindmodus bei dependenten PS), oder wie eine gefährliche Person, welche die Absicht hat, einen zu entwerten oder zu verletzen (Schema Misstrauen/Missbrauch im verletzbaren Kindmodus oder im distanzierten Beschützer bei Borderline-Patienten). Die fokussierte, realistische Wahrnehmung des Therapeuten im Hier und Jetzt im Sinne eines Diskriminationstrainings verstärkt die Fähigkeit des Patienten, zwischen der Aktivierung dysfunktionaler Schemata vor dem Hintergrund traumatischer Erlebnisse einerseits und aktueller Erlebnisse andererseits zu unterscheiden.

11.1.2 Die Metaebene: Selbst-als-Kontext

Die zunehmende Befreiung von Selbstkonzepten wird in einem positiven Behandlungsverlauf v. a. während der Stühle-Arbeit gut sichtbar. Der Patient wird zunehmend flexibler und effektiver und lernt, sich von Inhalten zu lösen. Er erkennt, dass jeder Stuhl einen Modus und somit einen Aspekt seiner Persönlichkeit symbolisiert und dass er quasi per Definition jeder dieser Modi ist und sein kann. Denn er ist derjenige, der in seinen Kindmodi deren Gefühle fühlt. Er ist genauso derjenige, der in kritischen Modi jeden deren automatisierten Gedanken denkt. Und er ist auch die Person, die in verschiedenen Bewältigungsmodi bestimmte Handlungen ausführt. *Er ist jeder seiner Modi, aber genauso keiner davon.* Er kann auf den Stühlen sitzen, wenn er möchte. Und er kann genauso wieder aufstehen. So lernt der Patient, sich funktional zu distanzieren und im augenblicklichen Moment bewusst zu entscheiden, womit er sich aktiv beschäftigen und was er tun möchte – oder auch nicht.

11.2 Der Erwachsenenmodus und die Freiheit von innerer aversiver Kontrolle

11.2.1 Emotionale Akzeptanz

Ähnlich wie bei Achtsamkeitsübungen, wird die Fähigkeit zur Erlebensakzeptanz in der Schematherapie *zunächst indirekt und am Modell des Therapeuten* erlernt und trainiert. Dies passiert sowohl im Rahmen von Übungen als auch durch die grundsätzliche Haltung des Therapeuten. *Gezielte Akzeptanzübungen* können in die Schematherapie aber auch gut integriert werden. Dazu gehören Imaginationsübungen, wie etwa die Vorstellung, man sei ein Türsteher und würde jeden Gedanken, jedes Gefühl und jede Körperempfindung begrüßen und ihnen die Tür in einen großen Saal öffnen (▶ Kap. 19.3). ACT bietet zahlreiche Metaphern und Geschichten, die auch in der Schematherapie angewendet werden können, häufig in späteren Behandlungsphasen, in denen v. a. konkrete Veränderungen im Hier und Jetzt stattfinden und die Verantwortung mehr und mehr in den Händen des Patienten liegt.

11.2.2 Kognitive Defusion

Insbesondere im Umgang mit schemaassoziierten Gedanken und automatischen Bewertungen können Defusionstechniken in die Schematherapie integriert werden. Ein »unerbittlicher Kampf« gegen Schemata oder kritische Modi ist nicht nur mühsam und erschöpfend, sondern auch kontraproduktiv. Denn Schemata verschwinden nicht, genauso wenig dysfunktionale kognitive Muster. Kritische Modi bleiben im Grunde kritisch! Das ist an sich nicht weiter schlimm, solange der Patient deren Aktivierung erkennt und bewusst die kritischen Gedanken nicht mehr so ernst nimmt (sich nicht auf den kritischen Stuhl setzt).

Gezielte Strategien wie etwa der Einsatz von Humor (*»Glauben Sie wirklich jeden Pups, der Ihnen der Kritiker ins Ohr flüstert«*, Verwendung von einem Buzzer zur Markierung von Kritikeraktivierungen), Spiele mit Kritikersätzen (z. B. Sätze rückwärtssprechen, sie zu einem Lied schreiben und singen, sich als Nachrichten im Radio vorstellen) sind nur einige Beispiele.

11.3 Der Erwachsenenmodus und tatkräftiges Handeln

Aus der ACT-Perspektive beobachtet man bei psychischen Störungen das Gegenteil von sinnvollen Handlungen (Werte = Sinn), denn Handlungen ergeben sich als Kampf gegen aversive Erlebnisse (der Agoraphobiker fährt kein Auto, um das Aufkommen von Angst zu verhindern), als Ausdruck kognitiver Fusion (der depressive Patient zieht sich zurück aus Überzeugung, für ihn bestehe keine Hoffnung), als Verschmelzung mit Selbst-Inhalten (der leistungsorientierte Narzisst kann sich nicht vom Selbstbild als erfolgreicher Manager lösen) oder als Verlust des Kontakts mit dem Hier und Jetzt (Angstpatienten leben eher in der Zukunft, depressive Patienten in der Vergangenheit). Dieses Verständnis psychopathologischer Phänomene findet sich in der Schematherapie deutlich wieder und beschreibt wesentliche aufrechterhaltende Bedingungen dysfunktionaler Bewältigungsmodi. Im Umkehrschluss ist der Erwachsenenmodus in seiner exekutiven Funktion dafür verantwortlich, andere Verhaltensweisen zu wählen und umzusetzen. Die Grundlage dafür ist die Werteklärung, die im Kontext der Schematherapie als Beitrag, emotionale Grundbedürfnisse langfristig zu befriedigen, verstanden werden kann.

11.3.1 Übungen zu Werteklärung

Die Ermittlung aktueller Werte erfolgt in ACT vor dem Hintergrund spezifischer Arbeitsblätter (Hayes 2007; Luoma et al. 2007), die zunächst vom Patienten als Hausaufgabe ausgefüllt und anschließend in der Sitzung besprochen werden. Dieses Vorgehen ist auch in der Schematherapie gut umsetzbar. Darüber hinaus können verschiedene erlebnisorientierte Übungen durchgeführt werden, wie spezifische Imaginationsübungen (z. B. die Vorstellung des eigenen 80. Geburtstags oder der eigenen Trauerfeier), Rollenspiele (z. B. der Patient spielt seinen eigenen besten Freund und erarbeitet im Gespräch mit dem Therapeuten, was aus der Sicht des imaginierten Freundes derzeit dem Patienten wirklich wichtig im Leben ist), Übungen mit Fotos (z. B. mit typischen Lebensbereichen wie Beruf, Familie, Freizeit, Gesundheit, etc.) oder auch das Erstellen persönlicher Werte-Kärtchen, die im Raum oder auf Stühle gesetzt werden und bzgl. deren Priorität im Raum geordnet werden.

11.3.2 Engagiertes Handeln und Commitment

Die Rückübertragung von Verantwortung an den Erwachsenenmodus sowohl hinsichtlich der aktiven Gestaltung der Therapiesitzungen als auch der Selbstregulation und der Umsetzung konkreter Veränderungen im Alltag steht (spätestens) ab der zweiten Hälfte der Behandlung im Vordergrund. Sowohl Verhaltensexperimente als auch die Verwendung von Selbstbeobachtungsprotokollen sind dabei hilfreich. Wenn der Patient diese Verantwortung nicht ausreichend übernimmt, dann erfolgt die empathische Konfrontation zur Einforderung von sog. Commitment.

12 Verwendung von Arbeitsblättern, kognitive Interventionen und behaviouristische Techniken

12.1 Selbstbeobachtungsprotokolle

Selbstbeobachtungsprotokolle haben eine große Tradition in der kognitiven Verhaltenstherapie. Und auch in der Schematherapie können sie eine wichtige Rolle spielen, wenn sie von Therapeuten und Patienten für wichtig erachtet und regelmäßig geführt/ausgewertet werden.

Während der diagnostischen Phase ist die systematische Selbstbeobachtung im Alltag als Informationsquelle für die Erstellung der Fallkonzeption sehr hilfreich. Darüber hinaus trainiert der Patient dabei implizit Achtsamkeit und das Einnehmen einer Beobachterperspektive. Analog zum »ABC-Spaltenprotokoll« können Protokolle individuell zugeschnitten werden. Empfehlenswert im Sinne einer graphischen Darstellung des SORK-Modells können Sie Ihren Patienten ein allgemeines Selbstbeobachtungsprotokoll (SBP) unter Angabe spezifischer Situationen, Gedanken, Emotionen/Körperempfindungen und Handlungen führen lassen. Das gibt uns in der Regel »frisches Material«, um die Fallkonzeption wirklich lebendig und alltagsnah zu erstellen und anhand konkreter Beispiele zu erklären.

Im weiteren Verlauf der Behandlung können Sie bspw. ein SBP mit Fokus auf Grundbedürfnisbefriedigung oder als Protokoll GE-Entscheidungen. Auch hier spielen v.a. der aktuelle Behandlungsfokus und die bisherigen Erfahrungen mit dem Patienten hinsichtlich schriftlicher Hausaufgaben eine wichtige Rolle.

12.2 Spezifische Arbeitsblätter

Am Anfang der Behandlung können Sie Schwerpunkte bei der systematischen Selbstbeobachtung setzen, wie etwa die Aktivierung bestimmter Modi dokumentieren. Zur Beschreibung einzelner Modi können auch spezifische Arbeitsblätter verwendet werden, z. B. »Modus unter der Lupe« (Valente und Reusch 2017). Zur exemplarischen Mikroanalyse wichtiger Situationen werden sogenannte Schema-Memos angefertigt (Young et al. 2005; Roediger 2016). Sie können ebenso spezifische schematherapeutische Verhaltensanalysen durchführen, z. B. für die Protokollierung schwieriger Situationen oder auch von Rückfällen in dysfunktionale Bewältigungsreaktionen (Valente und Reusch 2017). Anleitungen und konkrete Beispiele finden Sie im Kapitel 19.4 (► Kap. 19.4).

Es gibt ebenso zahlreiche ACT-Arbeitsblätter, die sich sehr gut im Kontext einer Schematherapie integrieren und anwenden lassen. Sehr viele Arbeitsblätter können Sie auf der Internetseite www.contextualscience.org herunterladen (die Mitgliedschaft ist gebührenpflichtig, der Jahresbeitrag jedoch freiwillig) sowie frei zugänglich im Internet finden. Sie finden auch in spezifischen ACT-Büchern (z. B. die »ACT Tools« von Matthias Wengenroth, 2017) sehr viel Material, das Sie einsetzen können.

12.3 Klassische kognitive Umstrukturierungstechniken

Es gibt zahlreiche spezifische Techniken der kognitiven Umstrukturierung (s. dazu Wilken 2003 oder Zarbock 2008). Viele davon können auch im Rahmen der Schematherapie eingesetzt werden. Dazu gehören z. B. die situationsbezogene Arbeit mit automatischen Gedanken und übergeordneten Grundannahmen, welche erarbeitet und sowohl empirisch als auch hedonistisch diskutiert werden können. Häufig beziehen sich diese Grundannahmen auf »Soll-Sätze« oder Selbstabwertungen (kritische Modi). Es können jedoch auch automatische Gedanken der Bewältigungsmodi sein (wie etwa misstrauische Attributionen im paranoiden Beschützermodus). Ebenso helfen Pro/Contra-Gegenüberstellungen, z. B. bei der Arbeit mit Bewältigungsmodi.

Die Erfahrung zeigt, dass sich der Patient für die Anwendung dieser Techniken im Erwachsenenmodus befinden muss, denn nur dann ist die dafür notwendige Flexibilität gegeben. Eine Pro-/Contra-Auflistung des distanzierten Beschützermodus im direkten Gespräch mit dem distanzierten Beschützer auf Papier zu bringen, kann auch für den erfahrensten Therapeuten eine Herausforderung darstellen. Wenn aber zuerst im Rahmen eines Stühle-Dialogs dieser Modus »deaktivert« oder im Sinne des Selbst-als-Kontext relativiert wird und der Patient zurück zum erwachsenen Beobachtermodus finden konnte, kann diese Technik entweder im Anschluss zur Übung noch in der Sitzung oder als Hausaufgabe bis zur nächsten Stunde leichter eingesetzt werden, um das Ergebnis der erlebnisorientierten Übung zu festigen.

12.4 Verhaltensbezogene Interventionen

Die Umsetzung neuer Strategien erfordert das konkrete Erlernen fehlender Fertigkeiten. Das können soziale Kompetenzen, Stresstoleranztechniken, Strategien zur

Tagesstrukturierung (Aktivitätsplanung, Setzen von Prioritäten, Einteilung eigener Kräfte und Ressourcen) oder auch Techniken zur Entscheidungsfindung sein. Patienten können z. B. parallel zur Einzeltherapie auch an nicht Schematherapie-spezifischen verhaltenstherapeutischen Gruppentrainings teilnehmen, um solche Fertigkeiten zu üben.

Rollenspiele. Eine unterwürfige Patientin kann mit dem Therapeuten üben, gegenüber ihrem Ehemann oder einer Arbeitskollegin einen bestimmten Wunsch zu äußern. Distanzierte Patienten üben, sich mitzuteilen und Gefühle zu äußern. Ein narzisstischer Patient kann kooperatives Verhalten oder das aktive Zuhören und Eingehen auf die Gefühle eines Gesprächspartners üben. Ein histrionischer Patient übt bspw. die direkte Äußerung eigener Wünsche und Emotionen ohne dramatische Übertreibung. In jedem Falle sollten Verhaltensexperimente im Alltag folgen, um den Transfer dieser neuen Verhaltensstrategien in den Alltag zu ermöglichen.

Verhaltensexperimente. In der Behandlung sehr leistungsorientierter Patienten können neue konkrete Strategien für den Umgang mit Verantwortung und Leistung entwickelt und im Alltag erprobt werden. Auch die bewusste Distanzierung von automatisierten Selbstabwertungstendenzen kann durch Verhaltensexperimente unterstützt werden, bspw. durch eine Art »Umfrage zu eigenen positiven Eigenschaften« unter Freunden. Solche Erfahrungen können in der Therapie aufgegriffen und z. B. bei Stühle-Dialogen zwischen dem gesunden Erwachsenen und dem Kritiker verwendet werden.

Teil III: Leitfaden für die Praxis

13 Behandlungsstruktur

Die Behandlung komplexer Störungen lässt sich in den wenigsten Fällen mit einem festen Behandlungsprotokoll und einer a priori definierten Sitzungsanzahl manualisieren. Die Schematherapie ist dabei keine Ausnahme. Das liegt sowohl an der Komplexität von PS als auch an der Komplexität der Methode. Es gibt inzwischen mehrere empirische Studien, welche die Wirksamkeit der Schematherapie bei der Behandlung verschiedener PS belegen. Damit ist die Schematherapie ein störungsübergreifender bzw. transdiagnostischer Ansatz. Die Behandlungsprotokolle unterscheiden sich teilweise, wobei zwischen zwei grundlegenden Herangehensweisen unterschieden werden kann.

Die erste Herangehensweise legt den Fokus auf die Behandlung verschiedener Modi in einer vorgesehenen Reihenfolge. Das war der Fall bei Studien zur Behandlung von Borderline-Störungen (Arntz und van Genderen 2009). Die Behandlung wurde wie folgt aufgegliedert:

1. Diagnostik und Fallkonzeptualisierung
2. Krisenmanagement (Arbeit mit dem distanzierten Beschützer zur Reduktion von Dissoziation, Substanzmissbrauch, Selbstverletzungen)
3. Gezielte Modus-Interventionen (Konfrontation des strafenden Elternmodus, Validierung von Kindmodi, Stärkung des gesunden Erwachsenen)
4. Behandlung von Traumata (Fokus auf den verletzbaren Kindmodus)
5. Training des gesunden Erwachsenen und langfristige Verhaltensänderungen

In Studien zur Behandlung von Cluster-C-PS (Arntz 2010) sowie in einer In einer weiteren Studie zur Behandlung einer großen gemischten Persönlichkeitsstörungspopulation (N=323 mit narzisstischen, histrionischen, paranoiden und Cluster-C-PS, Bamelis et al 2014) wurde eine andere Herangehensweise gewählt, da bei diesen Patienten von einer höheren Stabilität bereits zu Beginn der Behandlung ausgegangen wurde. Das ermöglichte einen verhältnismäßig direkten Einstieg in die Imaginationsarbeit mit traumatischen Erinnerungen. Die Behandlungsphasen wurden nicht nach Modi, sondern nach konkreten Behandlungsthemen entlang der Dimension Vergangenheit-Gegenwart-Zukunft aufgebaut:

1. Fallkonzeption
2. Vergangenheitsbewältigung
3. Veränderungen im Hier und Jetzt
4. Zukunftsplanung
5. Vorbereitung der Behandlungsbeendigung

Zum einen wird dadurch klar, dass die Behandlungsstruktur störungsspezifische Besonderheiten berücksichtigen und auch ausreichend Raum für individuelle Prozesse anbieten muss. Zum anderen zeigt sich in beiden Fällen, auch wenn aus verschiedenen Perspektiven betrachtet, eine im Prinzip vergleichbare Behandlungsstruktur. Tabelle 13.1 zeigt eine idealtypische Behandlungsstruktur und eine ausführliche Beschreibung der zu erwartenden Foki, Techniken und Besonderheiten der therapeutischen Beziehungsgestaltung im Rahmen einer ambulanten Langzeitbehandlung mit 60 Sitzungen (▸ Tab. 13.1).

Tab. 13.1: Orientierende Behandlungsstruktur einer ambulanten Langzeittherapie

Sitzungen	Phase	Fokus	Inhalte	Erlebnisaktivierung	Therapeutische Beziehung	Training spezifischer Fertigkeiten	Hausaufgaben und Arbeitsblätter
5–8	**Diagnostik**	Erstellung der Fallkonzeption	• Klinische Diagnostik und Indikationsstellung • Erhebung von Lebensfallen • Lebensgeschichte • Prägende Beziehungserfahrungen • Auswertung der ST-Fragebögen (YSQ, SMI, YRAI, YCI, YPI) • Erstellung eines Schaubildes der Fallkonzeption, insbesondere des Modusmodells	• Kurze Imaginationsübungen zur emotionalen Klärung • Arbeit mit echten Kindheitsphotos	Fürsorglich zugewandte Haltung	(Nach Bedarf) • Aufmerksamkeitslenkung und Stresstoleranz • Achtsamkeit und Akzeptanz • Aufbau positiver Aktivitäten	• Schaubild zu wichtigen Beziehungserfahrungen • Lebenslinie • Selbstbeobachtung anhand des Schaubildes zum Modusmodell
ca. 20	**Vergangenheitsbewältigung und Entwicklung von »Modusbewusstsein«**	Immer, wenn möglich, Arbeit mit/in der Vergangenheit.	**Vergangenheitsbewältigung** • Arbeit mit belastenden oder traumatischen Kindheitserfahrungen	**Imaginatives Überschreiben** • Mittels Floatback-Technik bei starken emotionalen Aktivierungen	• Begrenzte Nachbeelterung und Fürsorge. • Aktivere Rolle des Therapeuten mit starker Vorbildfunktion für	**ACT-Strategien** • Achtsamkeit/Gegenwärtigkeit und Selbstbeobachtung	• Anhören von Audioaufnahmen der Imaginationsübungen • Übungen zur Selbstfürsorge

Tab. 13.1: Orientierende Behandlungsstruktur einer ambulanten Langzeittherapie – Fortsetzung

Sitzungen	Phase	Fokus	Inhalte	Erlebnisaktivierung	Therapeutische Beziehung	Training spezifischer Fertigkeiten	Hausaufgaben und Arbeitsblätter
ca. 20	**Vergangenheitsbewältigung und Entwicklung von »Modusbewusstsein«**	Immer, wenn notwendig, Modusarbeit im Hier und Jetzt	• Erarbeitung des Zusammenhangs zwischen »alten« und »aktuellen« Bildern	• Gezieltes Überschreiben belastender oder traumatischer Erfahrungen **Historische Rollenspiele** • Reinszenierungen alter Interaktionen • Imaginierter Dialog mit prägenden Personen	den GE-Modus des Patienten. • Nach Bedarf empathische Konfrontation und Begrenzung von Bewältigungsmodi.	• Defusion im Umgang mit kritischen Sätzen • Akzeptanzübungen im Umgang mit Modusaktivierungen. • Emotionale Akzeptanz.	
			Klärende Modusarbeit • Einzelne Modi und Modusketten erkennen. • (wenn notwendig) Reduktion gefährdender Bewältigung • Fallkonzeption besser verstehen	**Stühle-Arbeit (Zwei-Stühle-Technik)** • Interview verschiedener Bewältigungsmodi zur Erarbeitung der biographischen Zusammenhänge und der Funktionalität.			• Systematischen Selbstbeobachtung zwischen Sitzungen • Mikroanalysen: »Modus unter der Lupe«, »Schema-Memos« • Tagesrückblicksprotokolle

Tab. 13.1: Orientierende Behandlungsstruktur einer ambulanten Langzeittherapie – Fortsetzung

Sitzungen	Phase	Fokus	Inhalte	Erlebnisaktivierung	Therapeutische Beziehung	Training spezifischer Fertigkeiten	Hausaufgaben und Arbeitsblätter
			• Selbstschädigende und therapiegefährdende Handlungen reduzieren	• Konfrontation mit Konsequenzen von Bewältigungsmodi • Begrenzung von kritischen Modi. • Validierung von Kindmodi.			
ca. 20	**Training des GE-Modus im Hier und Jetzt**	Immer, wenn möglich, Modusarbeit im Hier und Jetzt. Immer, wenn notwendig, Arbeit mit/in der Vergangenheit	Gegenwärtige Lebensführung und konkrete Veränderungen Modusarbeit und Umgang mit schwierigen Situationen im Hier und Jetzt. Training effektiverer Selbstregulations- und Verhaltensstrategien.	**Stühle-Arbeit** • Komplexere Übungen auf der »inneren Bühne« mit aktiver Intervention des Patienten als GE. • Erprobung verschiedener GE-Strategien im Rahmen von Rollenspielen **Imagination** • Nach Bedarf vergangenheitsorientiert. • Modusarbeit in der Imagination.	• Der Therapeut fordert vom Patienten im Rahmen dessen Möglichkeiten eine aktivere Rolle und überträgt zunehmend Verantwortung. • Anleitende und begleitende Haltung.	**ACT-Strategien** • Situationsbezogene Anwendung von Gegenwärtigkeit, Defusion, Akzeptanz, Selbst-als-Kontext. • Werte-Ermittlung • Engagement **Training konkreter Fertigkeiten** bei der Vorbereitung von Verhaltensexperimenten, wie z. B. soziale Kompetenz mittels Rollenspiele.	• Konkrete Vereinbarungen, Verhaltensexperimente. • Selbstbeobachtungs-protokolle • Bedürfnisbilanzierung und »BEATE«-Schritte • Arbeitsblätter zur Werteorientierung und engagiertem Handeln

Tab. 13.1: Orientierende Behandlungsstruktur einer ambulanten Langzeittherapie – Fortsetzung

Sitzungen	Phase	Fokus	Inhalte	Erlebnisaktivierung	Therapeutische Beziehung	Training spezifischer Fertigkeiten	Hausaufgaben und Arbeitsblätter
ca. 20	**Training des GE-Modus im Hier und Jetzt**			• Tröstungsimaginationen. • Problembewältigung. • Zukunftsimaginationen. **Werteorientierung (ACT)** • Klärung eigener Werte mittels Imaginationsübungen			
ca. 10	**Behandlungsbeendigung**	Stabilisierung von Therapieeffekten	• Rückgabe von Verantwortung an gesunden Erwachsenen Modus • Zukunftsplanung und Umsetzung • Progrediente Frequenzreduktion bis zur Beendigung der Behandlung	Nach Bedarf sowohl Stühle-Arbeit als auch Imaginationsübungen			

13.1 Ist eine Stabilisierungsphase notwendig?

Die Notwendigkeit einer Stabilisierungsphase am Anfang der Behandlung von Traumafolgestörungen wird von etablierten Methoden wie z. B. der Psychodynamisch Imaginativen Traumatherapie (PITT) nach L. Reddemann (2004) postuliert. Andere Verfahren, wie z. B. die Narrative Expositionstherapie (Schauer et al. 2005), verzichten grundsätzlich auf eine anfängliche Stabilisierung. Die für die Behandlung von häufig traumaassoziierten BPS entwickelte Dialektisch-Behaviorale Therapie (DBT) schaltet grundsätzlich das Erlernen von Stressregulation der Arbeit mit aversiven Emotionen und der Traumaexposition vor (Linehan 1996, Bohus 2002). In der Schematherapie zeigen sich in der bisherigen Forschung bei BPS ähnliche Tendenzen, sodass Krisenmanagementstrategien und die Stärkung des Modus des gesunden Erwachsenen (GE) in der Modusarbeit vor der expliziten Traumabehandlung erfolgt.

Raabe und Arntz (Arntz 2019) verglichen in einem großen noch unveröffentlichten RCT zur Behandlung von Patienten mit komplexen PTBS nach sexuellem Missbrauch in der Kindheit drei Behandlungsprotokolle: Imaginatives Überschreiben (imagery rescripting ImRs), ein Fertigkeitentraining für Emotionsregulation (Skills training for affective regulation; STAIR) und die sequentielle Kombination STAIR/ImRs. ImRs ohne vorausgegangene Stabilisierung zeigte eine signifikant höhere Effektivität nicht nur als STAIR allein, sondern auch als die Kombination aus beiden. Einerseits scheint der unmittelbare Beginn der imaginativen Traumakonfrontation implizit effektivere Selbstregulationsstrategien zu vermitteln als das explizite Fertigkeitentraining. Andererseits scheint sich die Stabilisierungsphase als Vorbereitung auf die Therapie sogar kontraproduktiv auf den Therapieeffekt auszuwirken. Weitere Vergleichsstudien werden in den Niederlanden derzeit geplant, um die Übertragbarkeit dieser Erkenntnisse auf die Behandlung von BPS zu prüfen und ggf. die aktuell gültigen Behandlungsprotokolle zu verkürzen.

Erfahrungsgemäß kann bei Patienten mit BPS ohne akute Suizidalität oder massive Selbstschädigungstendenzen (Selbstverletzungen, Substanzmissbrauch) ähnlich wie bei anderen PS in aller Regel nach der Erstellung der Fallkonzeption und den ersten Übungen zum besseren Verständnis der eigenen Modusdynamik in die Bearbeitung belastender oder traumatischer Bilder übergegangen werden, wenn parallel dazu ggf. individualisiert Emotionsregulations- bzw. Stabilisierungsfertigkeiten eingeübt werden.

13.2 Flexibilität bei geringerem Störungsgrad

Die Einführung einer Einschätzung des Schweregrads einer PS (leicht-, mittel- und schwergradig) ist bereits für ICD-11 vorgesehen. In solchen Fällen erfolgt die Behandlung möglicherweise nicht als Langzeittherapie (LZT), sondern als Kurzzeittherapie (KZT), und der Verlauf schreitet schneller voran, weil die Ressourcen des Patienten stark genug sind oder bspw. keine sehr ausführliche Vergangenheitsbewältigungsphase notwendig ist.

14 Kombinierte Behandlung von Persönlichkeits- und Achse-I-Störungen

Eine PS ist mit Ausnahme der Borderline PS in den wenigsten Fällen der primäre Grund, aus dem sich Patienten in Behandlung begeben. Vielleicht kennen Sie diese Situation: Sie sehen einen Patienten mit einer komplexen Störung bestehend aus sowohl Achse-I- und Achse-II-Symptomen und sehen sich dann vor einer (vermeintlichen) Entscheidung, mit ihm entweder eine »symptombezogene Verhaltenstherapie« der Angst-, Zwangs-, Schmerz- oder Depressionssymptome zu beginnen oder mit einem Verfahren zur PS-Behandlung, wie z. B. Schematherapie, zu behandeln. Wenn wir aber die SORK-Analyse als Kern unseres Verständnisses der Verhaltenssteuerung ansehen und je nach Störungsbild natürlich entsprechend angepasste Erklärungsmodelle haben, die sich aber auf dieses Grundverständnis zurückführen lassen, dann entsteht für uns als Therapeuten wieder Raum für Flexibilität, um passende Techniken oder Methoden zu wählen und ggf. entsprechend den Störungsbildern zu kombinieren.

Empirisch gut untersuchte und sehr wirksame Techniken und Methoden zur Behandlung von Achse-I-Symptomen können nicht durch ST ersetzt werden. Die Achse-I-Behandlung ist in den allermeisten Fällen parallel zur Behandlung der PS notwendig, sodass Sie solche Techniken in die ST integrieren müssen.

Die Compliance in einem Expositionstraining bei komorbiden Angst-, Ess-, Traumafolge- oder Zwangsstörungen wird besser, wenn anhand des Modusmodells gezeigt wird, welche Modi hinter der gezeigten Persönlichkeitsstruktur bzw. Störung stehen und wie diese die Achse-I-Symptomatik aufrechterhalten. Auch systematischer Aktivitätsaufbau und kognitive Umstrukturierung bei Depression oder eine Serie an Verhaltensexperimenten bei sozialen Phobien gelingt leichter, wenn zuvor das Störungsmodell um ein schematherapeutisches Verständnis der Persönlichkeit erweitert wurde (für konkrete Beispiele integrierter Behandlungskonzepte für Patienten mit Panikstörungen, Depression, Schmerzstörungen, Essstörungen und PTBS s. Reusch und Valente 2015; für die Behandlung von Impulskontrollstörungen mit schematherapeutisch-erweiterter Verhaltenstherapie s. Reusch 2015 sowie Valente und Reusch 2017).

15 Konkretes Vorgehen und Sitzungsaufbau

Wir strukturieren die Sitzung aktiv (▸ Abb 15.1). Eine kurze Einstimmungsphase ist in der Regel sehr hilfreich für beide: Sie können Ihrem Patienten ein Glas Wasser oder eine Tasse Tee anbieten, was zu einem Ritual werden kann. Der Inhalt des Gesprächs in den ersten Minuten ist an sich selten wichtig, denn dieses Gespräch dient vor allem einer emotionalen Einstimmung aufeinander und einem »Ankommen« in der Sitzung. In einem ACT-Kontext sind auch gezielte Achtsamkeitsübungen am Anfang einer Sitzung üblich, sogenannte »Zentrierungsübungen« (Valente 2015a). Grundsätzlich wird diese Eingangsphase in der Schematherapie auf fünf bis zehn Minuten begrenzt, um anschließend ausreichend Zeit für gezielte erlebnisorientierte Arbeit zu haben. In diesem Sinne vermeiden wir die allgemeine Frage »*Wie geht's Ihnen heute?*« und erfragen gezielt Modusaktivierungen (»*Welche Seiten von Ihnen können Sie gerade bemerken?*« oder »*In welchem Modus sind Sie gerade?*«) oder gleich Aufträge für die heutige Sitzung (»*Was haben Sie heute in die Sitzung mitgebracht, woran wir arbeiten können?*«).

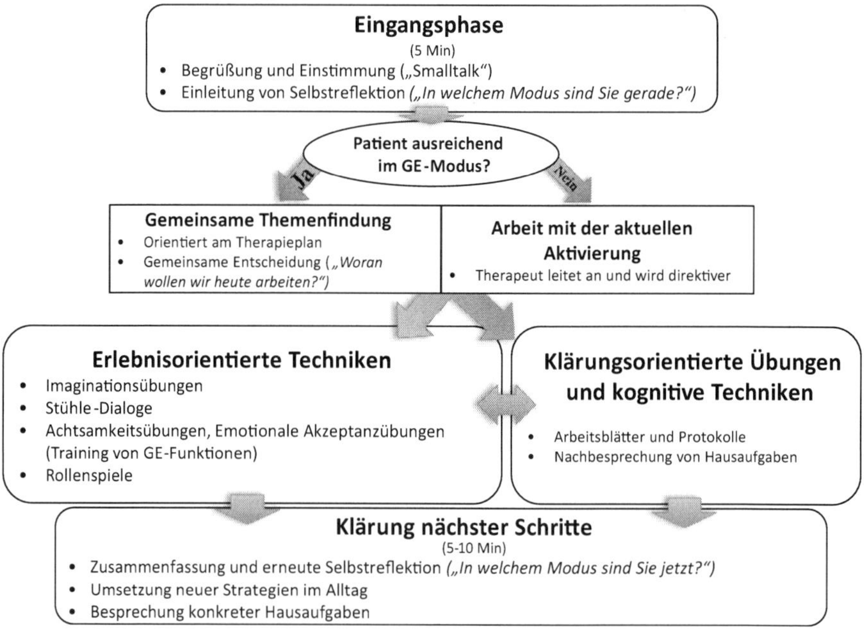

Abb. 15.1: Sitzungsstruktur

Im Hauptteil der Sitzung sollten wann immer möglich emotionsaktivierende Techniken angewendet werden. Häufig gibt es entsprechend dem Therapieplan bereits ein in der vorherigen Sitzung vereinbartes Thema, wie etwa die Fortsetzung einer Serie von Imaginationsübungen oder das Besprechen einer konkreten Konfliktsituation. Wenn der Patient zu Beginn der Stunde sich überwiegend im Erwachsenenmodus befindet, dann bestimmen Patient und Therapeut gemeinsam das Arbeitsthema und die dazu passende Übung. Auch Hausaufgaben aus der vergangenen Sitzung können dann kurz besprochen werden. Wenn dysfunktionale, kritische Modi oder auch Kindmodi stark aktiviert sind, ist in der Regel eine gemeinsame Themenfindung nicht möglich. An dieser Stelle übernehmen wir eine direktivere Rolle und schlagen das Vorgehen für den Umgang mit dieser Modusaktivierung vor.

In der Regel wird eine Sitzung mit der Besprechung des weiteren Vorgehens beendet, wobei vor allem Vereinbarungen bis zur nächsten Sitzung getroffen und mögliche »Hausaufgaben« besprochen werden.

15.1 Inhalts- und Prozessebene

Insbesondere während der klärungsorientierten Arbeit, z. B. während der Beschreibung einer Situation aus der zurückliegenden Woche oder auch beim Auswerten eines Selbstbeobachtungsprotokolls, können wir eine spontane Modusaktivierung übersehen, wenn wir zu sehr mit der vom Patienten geschilderten Geschichte oder dem Inhalt des Arbeitsblattes beschäftigt und nicht ausreichend achtsam sind. Während der Inhalt des Gesagten in aller Regel sehr relevant ist, wenn sich Patient und Therapeut im Erwachsenenmodus befinden und über ein bestimmtes Thema nachdenken, ist er bei starken Modusaktivierungen meistens zweitrangig. Viel wichtiger als das »*was*« (Inhalt) ist das »*wie*« (nonverbale Kommunikation) und das »*wozu*« (interaktionelle Funktionalität). Solche kommunikationstheoretischen Konzepte sind für das Verständnis der »Modussprache« durchaus hilfreich. Eine Patientin berichtet zum Beispiel über einen Konflikt mit ihrem Ehemann in den letzten Tagen und wirkt dabei sehr emotional-distanziert. Anders als sonst, hört sich ihre Stimme monoton an und zeigt kaum Variationen der Tonlage oder der Sprachgeschwindigkeit. Ihre Mimik verändert sich während der Erzählung kaum und ihre Körperhaltung wirkt insgesamt angespannt und starr. Sie berichtet über die Geschehnisse zwar ausführlich, jedoch sehr rational und ohne emotionale Beteiligung. Wenn Sie diese emotionale Distanziertheit ignorieren und nur auf den Inhalt achten, dann werden Sie mit ihr möglicherweise einfach weiter über die Situation sprechen und eine Mikroanalyse über den Konflikt erstellen, was inhaltlich sogar funktionieren würde. Die Patientin könnte in ihrem distanzierten Beschützermodus weiterhin ohne emotionale Beteiligung die gesamte Stunde mit dem Therapeuten die Situationsanalyse erstellen (*Inhaltsebene*), was durchaus im Sinne der Vermeidung einer stärkeren emotionalen Aktivierung effektiv wäre (*interaktionelle Funktion auf der Prozessebene*). Sie würde dabei nichts Neues lernen und die Vermeidungsstrategie würde sogar im Sinne der Lerntheorie verstärkt werden. Anstatt die Besprechung des Protokolls oder der Situation fortzuführen, versuchen Sie die Inhaltsebene zu verlassen und wechseln Sie auf die Prozessebene, um bspw. ein Gespräch mit dem distanzierten Beschützer im Rahmen eines Stühle-Dialogs zu führen.

Modusaktivierungen lassen sich vor allem über nonverbale Kommunikationskanäle (Mimik, Art des Sprechens, Gestik, Körperhaltung, physiovegetative Veränderungen) erkennen und häufig mit Hilfe der eigenen emotionalen Reaktion im Sinne einer »Gegenübertragung«. Spontane oder unerwartete Modusaktivierungen werden sofort angesprochen (»markiert«), validiert und in den Kontext der Fallkonzeption einsortiert. Intensive emotionale Aktivierungen im Hier und Jetzt haben immer Vorrang und werden zuerst bearbeitet.

15.2 Emotionale Aktivierung und Toleranzfenster

Wie bereits dargestellt, ist emotionale Aktivierung in der Schematherapie unabdingbar. Diese muss aber dosiert erfolgen, damit der Patient die neuen Erfahrungen verarbeiten kann. Während bei einer nicht ausreichenden Aktivierung kein Zugang zu den zugrundeliegenden Schemata möglich ist, führt eine Übererregung zur Aktivierung des Alarmsystems. Der subkortikal erzeugte Handlungsdruck in Richtung Flucht oder Kampf wird so stark, dass selbstreflexiv-kognitive Prozesse blockiert werden. Die präfrontal vermittelte Reaktionsflexibilität und Fähigkeit zur Speicherung neuer Informationen gehen verloren. Dan Siegel (1999) nennt den optimalen Bereich zwischen Über- und Untererregung das emotionale »Toleranzfenster«. Dieses Konzept genießt v. a. in der Arbeit mit Patienten mit PTBS hohe Akzeptanz, kann jedoch auf einen Therapieprozess insgesamt übertragen werden.

15.2.1 Herunterregulation bei Übererregung

Es gibt zahlreiche Techniken, die bei der bewussten Stressregulation sehr wirksam sein können. Angelehnt an die Dialektisch-Behaviorale Therapie (DBT) nach Marsha Linehan (1996) können verschiedene Fertigkeiten (»skills«) angewendet werden, um bewusst die Aufmerksamkeit zu lenken und die physiologische Erregung zu verringern. Besonders effektiv scheinen Techniken zu sein, die nicht nur verschiedene Sinneskanäle, sondern auch leichte motorische Aktivierung und Bewegung im Raum beinhalten. Vor dem Hintergrund der bereits erwähnten Polyvagalen Theorie (► Kap. 1.1.2) kann insbesondere die »Vagusbremse« mittels Atemübungen trainiert werden. Während dieser Übungen wird tief und schnell ein- und deutlich langsamer (ca. doppelt so lange) ausgeatmet. Dies führt zur Zunahme atemabhängiger Schwankungen der Herzfrequenz (»Herzratenvariabilität«), was unter natürlichen

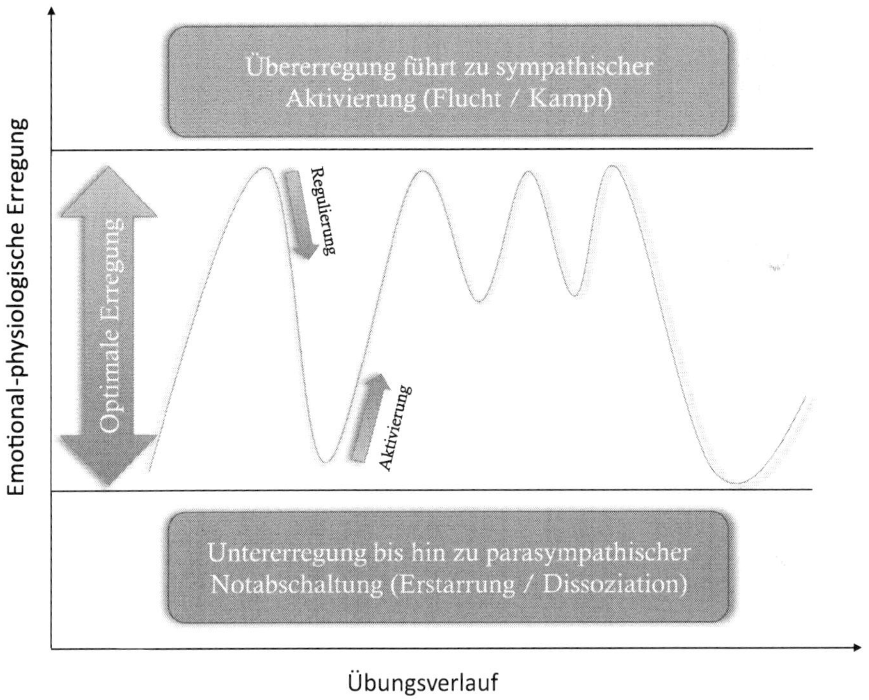

Abb. 15.2: Emotionales Toleranzfenster (modifiziert nach Siegel 1999)

Bedingungen eher in Ruhephasen geschieht. Die Aktivierung der HPA-Stressachse sinkt und der Sympathikus wird »gebremst«. Dies erleichtert Perspektivwechsel und ermöglicht den Weg zurück in den optimalen Erregungsbereich (Toleranzfenster), in dem hohe kognitive Leistungen und Lernerfahrungen möglich sind. Die »Vagus-Bremse« wird auch in der Compassion-focussed Therapy (CFT; Gilbert 2009) zur Aktivierung des »Selbstberuhigungssystems« angewendet.

15.2.2 Aktivierung bei Untererregung

Auch zur physiologischen Aktivierung und zur Verhinderung von dissoziativen Reaktionen existieren zahlreiche Techniken. Auch hier scheinen v. a. körperaktivierende Techniken wirksam zu sein. Dazu zählen z. B. das Aufstehen und die Bewegung im Raum, das Einnehmen einer dominanten Körperhaltung, Gleichgewichtsübungen (auf einem Bein stehen), einfache Spiele zur Ablenkung (etwa einen Ball hin- und herwerfen).

15.3 Komplementäre Beziehungsgestaltung

Die Grundhaltung in der Schematherapie entspricht dem Konzept einer komplementären Beziehungsgestaltung (Grawe 1998), wobei sich die Komplementarität an das Funktionsniveau des Patienten und dessen Fähigkeit anpasst, den eigenen Erwachsenenmodus zu aktivieren. Das Ziel der Behandlung besteht grundsätzlich darin, diese Fähigkeit sowohl mittels konkreter Übungen zu trainieren als auch in der Beziehung zum Therapeuten zu modellieren. Vor allem zu Beginn der Behandlung übernehmen wir selbst modellhaft die Erwachsenenmodus-Funktion. Je präsenter der Erwachsenenmodus des Patienten wird, umso weniger wird die aktive oder sogar direktive Anleitung und Verantwortungsübernahme durch uns erforderlich. Dies bezieht sich nicht nur auf den Therapieprozess insgesamt und kann auch innerhalb einer Sitzung variieren.

15.4 Audioaufnahmen während der Sitzungen

Nicht jeder Therapeut fühlt sich wohl bei der Idee, seine Patienten die Therapiesitzungen aufnehmen zu lassen. Im Übrigen finden es auch unsere Patienten zunächst sehr gewöhnungsbedürftig. Dabei hat die Arbeit mit Audioaufnahmen sehr viele Vorteile: Das Anhören der Sitzungen zwischen den Terminen festigt oder verstärkt sogar viele Effekte unserer Arbeit, ermöglicht auch das Einnehmen einer »Beobachterperspektive« und stärkt die therapeutische Beziehung. Bestimmte Übungen können speziell herausgenommen und explizit häufig wiederholt werden, wie z. B. Imaginationsübungen oder bestimmte Stühle-Techniken.

Wenn Sie dem Patienten ab der ersten Stunde die Wichtigkeit der Aufnahmen erklären und dies zum normalen Ritual machen, dann wird es für Sie beide kein Problem sein, schwierige Übungen, wie z. B. Traumaimaginationsübungen, bei laufender Aufnahme durchzuführen.

99 % unserer Patienten haben inzwischen ein modernes Smartphone, mit dem Audioaufnahmen völlig unkompliziert ermöglicht werden. Im Idealfall sollen sich Patienten zuhause einen Ordner mit diesen ganzen Dateien anlegen und die Sitzungen thematisch benennen, sodass später im Therapieverlauf gezielt bestimmte Übungen wieder herausgesucht und eingesetzt werden können.

15.5 Kommunikation via E-Mail und SMS

Die Kommunikation via E-Mails und SMS kann sehr hilfreich zur Terminvereinbarung sein (bitte beachten Sie dazu unbedingt Datenschutzbestimmungen!). Auch während eines systematischen Aktivitätstaufbaus bei reaktiver Depressivität kann ein vereinbarter E.Mail-Kontakt sehr förderlich sein, bspw. wenn Sie Ihren Patienten erst in vier Wochen wiedersehen werden und möchten, dass er wöchentlich eine Zusammenfassung seiner Aktivitätsliste per E-Mail sendet.

Schwieriger wird die Situation, wenn man diese Kommunikationswege für allgemeine Kontaktaufnahme »öffnet«. Es ist schwer, hierzu eine Pauschalaussage zu treffen. Wenn Sie gerade während der ersten Therapiephase schwierige Imaginationsübungen durchführen und sich der Patient meldet, um mitzuteilen, dass es ihm schwerfällt aber er weiterhin die Aufnahmen wie vereinbart anhört, dann ist dies in der Regel sehr förderlich für die Behandlung, wobei Ihre kurze Ermutigung per E-Mail einen sehr schönen und motivierenden Effekt haben kann. Was passiert aber, wenn Patienten schemaaktiviert E-Mails schreiben, um sich z. B. wegen Ihres Verhaltens in der Sitzung oder dem Therapieverlauf zu beschweren? Eine »goldene Regel«: Nehmen Sie sich zuerst die Zeit, um eigene Schemaaktivierungen zu überprüfen und antworten Sie nicht sofort, wenn Sie selbst noch »getriggert« sind. Gehen Sie dann grundsätzlich auf die »Metaebene« und verlassen Sie die Inhaltsebene – Sie würden dem Patienten auch nicht empfehlen, im Privatleben beziehungsrelevante Unterhaltungen per E-Mail zu führen. Eine mögliche Antwort könnte lauten: »*Liebe (r) Herr/Frau X., es tut mir leid, dass es Ihnen so geht. Aber ich glaube, wir sollten darüber nicht per E-Mail, sondern bei unserer nächsten Sitzung sprechen. Ansonsten entstehen noch mehr Missverständnisse…*«. In manchen Fällen können Sie auf Modusaktivierungen hinweisen *(»Welche Seite von Ihnen hat diese Zeilen geschrieben?«)*, was jedoch die Gefahr birgt, die Aktivierung des Patienten zu verstärken.

An dieser Stelle kann ich Sie auf ein multizentrisches RCT von Nadort et al. (2009) mit 62 Borderlinepatienten hinweisen, bei dem das Angebot, den Therapeuten außerhalb der üblichen Behandlungszeiten zur Krisenbewältigung zu kontaktieren, keine signifikante Verbesserung des Therapieeffekts bewirkte. Mit anderen Worten: inhaltliche Therapieinterventionen und auch die emotionale Nachbeelterung finden in der Praxis und nicht per SMS/E-Mail statt!

16 Diagnostik und Fallkonzeption

Die KVT bedient sich eines hintergründig eher medizinisch orientierten Behandlungskonzeptes, nach welchem einer Behandlungsmaßnahme immer eine Diagnostik als Basis für eine empirisch abgesicherte Therapieplanung vorausgeht. Die Schematherapie ist an der Stelle keine Ausnahme, denn eine effektive Behandlung setzt sowohl die klinische Diagnostik zur Indikationsstellung als auch eine ausführliche Problemanalyse und ein individuelles schematherapeutisches Störungsmodell voraus.

Das Ergebnis der schematherapeutischen Diagnostik ist die Fallkonzeption, deren komplette, erlebnisnahe Erstellung in der Regel fünf bis acht Sitzungen in Anspruch nimmt. Im Rahmen der Weiterbildung zum zertifizierten Schematherapeuten wird sowohl in Supervision als auch bei der Zertifizierung mit einem inzwischen sehr ausführlichen Dokumentationsbogen die systematisierte Erfassung aller wesentlichen diagnostischen Aspekte erarbeitet (die englische Version finden Sie auf der Internetseite der Internationalen Gesellschaft für Schematherapie www.schematherapysociety.org, eine deutsche Version können Sie auf der Internetseite www.schematherapie-stuttgart.de im Rubrik Arbeitsblätter finden). Im psychotherapeutischen Alltag ist die Arbeit mit diesem sehr komplexen Dokumentationsbogen nicht immer möglich, die wesentlichen Elemente der Fallkonzeption müssen jedoch erarbeitet werden, um eine sinnvolle Behandlung daraus abzuleiten. Die folgende Systematik beschreibt diese wesentlichen Elemente sowie einen Vorschlag zu deren strukturierten Erfassung.

Tab. 16.1: Vorschlag zur strukturierten schematherapeutischen Diagnostik

Sitzungen	Fokus	Inhalte
1 bis 2	Klinische Diagnostik und Indikationsstellung	• Anamneseerhebung • Testpsychologische Untersuchungen • Besprechung von Beeinträchtigungen in verschiedenen Lebensbereichen und Erarbeitung von »Lebensfallen«.
1 bis 2	Besprechung der Lebensgeschichte	• Erstellung einer Lebenslinie • Auflistung prägender Erlebnisse (»Bilder«)
1 bis 2	Besprechung prägender Beziehungserfahrungen	• Erstellung des Schaubilds »Prägende Beziehungserfahrungen« • Herausarbeitung wichtigster interpersoneller Muster.

Tab. 16.1: Vorschlag zur strukturierten schematherapeutischen Diagnostik – Fortsetzung

Sitzungen	Fokus	Inhalte
1	Besprechung der Ergebnisse der Schemafragebögen	• Besprechung der Ergebnisse der Fragebögen, insbesondere YSQ/YCI/YPI zur Entstehung von Schemata. • Bezug zur Lebensgeschichte, Beziehungserfahrungen und aktuellen Problembereichen.
1	Erstellung des Modusmodells	• Grafische Darstellung des individualisierten Modusmodells (unter Berücksichtigung des Schema-Mode-Inventory SMI) • Besprechung einer aktuellen Situation als Beispiel

16.1 Die therapeutische Haltung während der diagnostischen Phase

Unsere Haltung während der Anfangsphase ist v.a. offen und interessiert-neugierig gegenüber unserem neuen Patienten. Kennen Sie das Gefühl, einen Patienten beim Erstgespräch zu sehen und dabei zu denken »*Diese Geschichte kenne ich schon ... das habe ich schon 20 Mal gehört, nur in Verbindung mit anderen Gesichtern*«? Dies kann sowohl eine sehr positive Konnotation haben, wie etwa »*Ich weiß ganz genau, was jetzt zu tun ist und ich kann diesem Menschen sicher sehr gut helfen, ich muss mir die Details seiner Geschichte nicht anhören*«, als auch eine negative, wie z. B. »*Noch so einer?!... Wie viele Patienten von dieser Sorte habe ich schon in Behandlung?*« Ich hoffe sehr, dies passiert Ihnen nicht zu häufig! Aber es ist eine sehr menschliche Reaktion. Entweder weil wir gerade versuchen, eine »Abkürzung« zu nehmen, um uns das Leben leichter zu machen, oder weil wir gerade emotional aktiviert werden und in eine Rückzugsbewegung gehen. In jedem Falle ist die Haltung, die wir als Therapeuten am Anfang einer (Schema-)Therapie brauchen, um unsere Arbeit gut machen zu können, ganz anders. An dieser Stelle würde ich gerne eine Metapher zitieren, die ich bei Dr. Rainer Sonntag, bei dem ich das Glück hatte, mich in ACT fortzubilden, lernte.

Jeder Kontakt mit einem Patienten (oder einem Menschen im Allgemeinen) ist wie ein Sonnenaufgang: Man mag die Sonne möglicherweise bereits 100 oder 1000 Mal aufgehen gesehen haben, doch jeder Sonnenaufgang ist einzigartig.

Wenn uns diese Haltung gelingt, dann sind wir offen für die Geschichte, die unseren Patienten zu dem machte, was er heute ist und tut – mit allen Höhen und Tiefen. Während dieser ersten Phase ist eine konfrontative Haltung nur notwendig, wenn der Patient klare Grenzen benötigt. Wir sind klar und auch direktiv bezüglich der

Aufgaben, welche wir uns in den ersten 5–8 Sitzungen vornehmen. Aber wir geben uns große Mühe, verständnisvoll zu sein und empathisch-fürsorglich zu bleiben.

16.2 Psychoedukation und Vermittlung des Modells

Psychoedukation wird in der Tradition verhaltenstherapeutischer Behandlungsmanuale häufig als eigenständige Behandlungsphase beschrieben, in der einerseits die Vermittlung störungsspezifischen Wissens und das fast »deduktive« Einordnen eigener Symptome in ein bestehendes Modell erfolgt, andererseits konkrete Ziele für die Behandlung vereinbart werden. Im Kontext der Behandlung von PS ist eine Trennung zwischen Psychoedukation und Behandlung jedoch künstlich, denn viele Patienten sind zu Therapiebeginn noch nicht in einer funktionalen »Arbeitsbeziehung«, sondern inszenieren früh ihre maladaptiven Interaktionsmuster. Wir müssen daher im Rahmen einer sogenannten »komplementären Beziehungsgestaltung« (Grawe 1998) von Anfang an die Bedürfnisse der Patienten wahrnehmen und befriedigen, damit diese die Beziehung nicht abbrechen. Die Einordnung des gezeigten Verhaltens in Schema- und Modusmodell bereits bei der Erstellung der individuellen Fallkonzeption in den ersten fünf bis acht Sitzungen verbindet somit inhaltliche Edukation, Einordnung von Symptomen und Erlebnissen in das Modell und (nachbeelternde) Beziehungsgestaltung.

Viel wichtiger als die theoretische Vermittlung der zugegebenermaßen sehr komplexen Schematheorie ist für die Behandlung das Verständnis der eigenen Fallkonzeption, der eigenen Schemata und Modi sowie die Verlinkung dieser Muster mit der eigenen Lebensgeschichte und den aktuellen Verhaltensmustern.

Die Schematheorie wird Patienten also nicht in abstrakter Form, sondern prinzipiell anhand ihrer eigenen Erlebnisse und Symptome erklärt. Dies geschieht bereits während der diagnostischen Phase im Sinne eines »geleiteten Entdeckens« (Schneider und Margraf 1998).

16.2.1 Verschiedene Metaphern und das »2-Beine-Modell«

Neben der Arbeit mit Moduskarten ist auch die Arbeit mit Metaphern und die Verwendung von Bildern oder Videos hilfreich, um Grundkonzepte erlebnisnah zu demonstrieren.

Mittels Bilder von kleinen Kindern oder auch kurzen Videosequenzen lassen sich Basisemotionen sehr schnell und gut erklären. Auch der Bezug zu eigenen Kindern oder Kindern in der Familie bzw. im Freundeskreis des Patienten kann dabei sehr hilfreich sein. Die Verbindung zwischen Basisemotionen und Bewältigungsversuchen kann durch das Anschauen des Videos »still face experiment« gut erläutert werden (auf YouTube frei zugänglich).

Auch die Haupttendenzen Kampf, Flucht (aktiv/passiv) und Unterwerfung können sehr gut anhand von Tierverhalten erklärt werden, wie etwa zwei Hunde, die sich auf einer Wiese treffen.

Die Unterscheidung von den zwei emotionalen Grundbedürfnissen Bindung und Selbstbehauptung ist ein zentrales Konzept, mit dem wir während der gesamten Behandlung arbeiten werden. Eine sehr schöne und praktische Metapher ist die der »zwei Beine, auf denen wir stehen und laufen«. Man kann – für eine gewisse Zeit – auf nur einem Bein stehen, dies führt jedoch irgendwann zu einem abrupten Beinwechseln. Man kann auch auf einem Bein hüpfen, aber man ist wesentlich schneller und stabiler, wenn man bei der Fortbewegung beide Beine aktiviert. Sie können daraus spielerische Experimente machen, um das Konzept noch erlebnisnäher zu demonstrieren!

16.3 Anamnese, klinische Diagnostik und wichtigste Problembereiche (»Lebensfallen«)

Anamneseerhebung und klinische Diagnostik sind keine schematherapeutischen Spezifika und basieren zunächst auf der spontan erfragten Symptomatik unter Berücksichtigung bereits vorhandener Vorbefunde und testpsychologischer Ergebnisse. Die Erhebung eines psychopathologischen Befundes ist ebenfalls methodenunabhängig. Darüber hinaus wird das Funktionsniveau des Patienten ermittelt, indem Schwierigkeiten und Ressourcen in wesentlichen Lebensbereichen eruiert werden (Beruf, Wohnsituation, Familie, Freizeitgestaltung, soziale Kontakte). Auch hierfür können standardisierte Instrumente zum Einsatz kommen.

Fallbeispiel Anna: Anamnese

Anna leidet an einer PTBS vor dem Hintergrund einer BPS. Sie ist 23 Jahre alt und lebt bei ihrem (leiblichen) Vater. Sie arbeitet als Industriekauffrau und ist mit ihrer Stelle zufrieden. Sie berichtet über mehrere posttraumatische Belastungssymptome nach langjährigem sexuellem Missbrauch durch ihren Stiefvater in der Kindheit. Darüber hinaus leidet sie seit ihrer Pubertät an starker emotionaler Instabilität mit Gefühlen der inneren Leere und impulsiven Wutausbrüchen. In der Jugend hatte sie sich häufig selbst verletzt, was sie seit zwei Jahren jedoch nicht mehr tut. Insbesondere in der Beziehung zu ihrem Freund erlebt sie sehr massive Probleme. Sie fühlt sich einerseits häufig einsam und vernachlässigt, macht sich aber selbst Vorwürfe und wertet sich ab. Aus diesem Grund kommt es häufig zu Auseinandersetzungen mit ihm, besonders in der Nacht, da Anna ihn häufig versucht zu kontaktieren, um sich zu vergewissern, dass er nicht plane, sie zu verlassen. Auch Arbeitskollegen und Freunde sprachen sie aufgrund ihrer Affektlabilität an, bis sie sich bei einem Psychiater vorstellte, der sie in psychotherapeutische Behandlung überwies.

Das Ermitteln sogenannter »Lebensfallen« (Roediger 2015) oder »life patterns« (Young et al. 2005) stellt den Einstieg in die Vermittlung der schematherapeutischen Haltung und des Störungskonzepts dar. Wir erfragen dabei konkrete Situationen, die sich wie »Fallen« im Leben des Patienten wiederholen. Damit sind *wiederkehrende, emotional belastende Situationen* gemeint. So finden sich Patienten z. B. unabhängig von wechselnden Partnern immer wieder in einem bestimmten Beziehungsmuster wieder. Oder sie erleben immer wieder ähnliche berufliche Konstellationen, welche sich unabhängig von der konkreten Arbeitsstelle zeigen. Argelander (1979) verwendet den Begriff des »szenischen Verstehens«, um die Verbindung zwischen aktuellen (aus dem Alltag des Patienten oder der Interaktion im Therapieraum genommen) und den hintergründigen, biografisch angelegten Beziehungsmustern (»Szenen«) herzustellen. Eine Patientin berichtet bspw., dass sie in Beziehungen häufig eifersüchtig sei und dazu tendiere, ihre Partner zu sehr zu kontrollieren. Das sei sowohl in der aktuellen als auch in mehreren Beziehungen zuvor der Fall gewesen. Ein anderer Patient berichtet über seine Schwierigkeiten, sich in der Freizeit zu erholen und Abstand zu beruflichen Problemen zu finden. Er leide unter dieser Tendenz seit seiner Lehre. Wieder ein anderer Patient berichtet über seine aktuellen Schwierigkeiten im Umgang mit seinem Chef, wobei er nicht zum ersten Mal Probleme mit Vorgesetzten oder Autoritätspersonen habe. Solche sich wiederholenden »Szenen« können als jeweils konkrete Foto- oder Videoaufnahme der Aktivierung eines hintergründigen Musters (bzw. Schemas) verstanden werden. Damit sind Lebensfallen eine lebendige und alltagsnahe Beschreibung der mit der PS einhergehenden maladaptiven Verhaltens- und Beziehungsmuster (bzw. Modi) und geben Zugang zu einer situationsübergreifenden Problembeschreibung und daraus abgeleiteten Behandlungszielen (Modifikation der Modi).

Fallbeispiel Anna: Lebensfallen und wichtigste Problembereiche

Es gibt mehrere »Lebensfallen«, die sich in der Geschichte von Anna wie sich wiederholende Szenen zeigen und ihre wichtigsten Problembereiche abbilden.

1. Anna hat große Schwierigkeiten im Umgang mit Nähe-Distanz in Beziehungen und fühlt sich häufig verlassen, worauf sie mit entweder sehr viel Kontrolle oder sehr viel Unterwürfigkeit reagiert.
2. In unbekannten Situationen wird Anna häufig sehr misstrauisch und distanziert, sodass sie insgesamt Schwierigkeiten erlebt, sich auf Freundschaften einzulassen, und wenig soziale Kontakte hat.
3. Anna hat Schwierigkeiten, Emotionen wahrzunehmen und mit ihnen umzugehen. Wenn sie emotional wird, dann wird sie sehr kritisch zu sich selbst und handelt häufig impulsiv.

16.4 Lebensgeschichte und prägende biografische Bilder

Die Lebensgeschichte eines Menschen ist geprägt vom Niederschlag seiner Beziehungserfahrungen. Erlebnisse in der Kindheit und früherer Jugend sind bei der Entwicklung der Persönlichkeit am prägendsten, vor allem die Erfahrungen im unmittelbaren Umgang mit wichtigen Erziehungsfiguren. Bei der schematherapeutischen Betrachtung der Lebensgeschichte wird der Fokus auf die sich wiederholende Frustration emotionaler Grundbedürfnisse und auf sich wiederholende »Szenen« gelegt, welche die Entstehung früher maladaptiver Schemata und Modi für Patient und Therapeut besser verständlich machen. In vielen Fällen finden sich Hinweise auf belastende Erfahrungen (im Sinne von Vernachlässigung oder aktiver Traumatisierung), die zum Verständnis der in Fragebögen erfassten Schemata und Modi zunächst kognitiv herangezogen und im Weiteren in Imaginationsübungen wieder erlebbar gemacht werden.

Es gibt zahlreiche Möglichkeiten, die Lebensgeschichte eines Menschen zu erheben und grafisch darzustellen. In vielen Fällen wird die »biografische Anamnese« meistens aus Zeitgründen mittels eines langen Anamnesefragebogens erhoben, wobei diese Informationen nicht zwangsläufig im Gespräch mit dem Therapeuten wieder aufgegriffen, sondern in einer Akte archiviert werden, auf die man häufig erst beim Verfassen eines Psychotherapieantrags oder eines Arztbriefes zurückgreift. *Im Kontext der Schematherapie ist die Besprechung der Lebensgeschichte mehr als »nur« Datenerhebung,* denn sie ermöglicht eine erste emotionale Annäherung zwischen Therapeuten und Patienten und in manchen Fällen bereits erste korrigierende Beziehungserfahrungen.

Fallbeispiel Anna: Lebensgeschichte

Anna hatte einen jüngeren Bruder (- 3 Jahre). Sie lebte in Deutschland bis zum Beginn der Grundschule. Danach trennten sich ihre Eltern und ihre Mutter wanderte mit beiden Kindern nach Frankreich aus. Ihr Vater war emotional sehr distanziert und abweisend, konsumierte exzessiv Alkohol und verbrachte sehr wenig Zeit zuhause. Fotos aus der Zeit zeigen ein kleines Mädchen, das die Aufmerksamkeit ihres Vaters haben möchte, und einen Vater, der genervt oder abwesend wegschaut. Ihre Mutter war impulsiv, häufig laut und entwertend. Nach der Trennung heiratete sie einen Franzosen, welcher Anna vom 8. bis zum 10. Lebensjahr regelmäßig sexuell missbrauchte – immer, wenn ihre Mutter mit dem jüngeren Bruder am Nachmittag das Haus verließ und sie zuhause Hausaufgaben machen sollte. Er drohte damit, ihre Mutter und ihren Bruder zu töten, sollte sie etwas davon erzählen. In der Schule fiel sie zunehmend auf, bis das Jugendamt informiert wurde. Annas Stiefvater wurde zu einer Gefängnisstrafe verurteilt. Sie kam in eine Pflegefamilie und anschließend zu ihrem leiblichen Vater zurück nach Deutschland. Ihre Mutter gab ihr die Schuld am Bruch ihrer Ehe (*»Erzähl mir nicht, dass du unschuldig warst, du wusstest ganz genau, was du da tust… du hast meine Ehe und unser Leben zerstört«*).

Ihr Vater nahm sie bei sich auf, wobei er weiterhin emotional distanziert und mit der Situation überfordert war. Seine Schwester kümmerte sich immer wieder um die kleine Anna, wenn er nicht dazu in der Lage war, was der Patientin etwas Stabilität gab. Sie starb jedoch unerwartet, als Anna 15 war. Daraufhin verstärkte sich die emotionale Instabilität mit dissoziativen Tendenzen, Wutausbrüchen und Selbstverletzungen. Nach dem Realschulabschluss absolvierte sie eine Ausbildung als Industriekauffrau, was ihr nicht leicht viel. Bereits bei ihrem ersten Freund mit 16 erlebte sie massive Schwierigkeiten mit Sexualität. Ihr zweiter Freund misshandelte sie und zwang sie zu sexuellen Handlungen, wobei sie sich wie gelähmt fühlte. Gleichzeitig erlebte sie massive Verlassenheitsängste. Ihr aktueller Freund ist wesentlich freundlicher und bemüht. Sie wird trotzdem sowohl von Angst als auch von Eifersucht überflutet, wenn er sich nicht meldet. Gegenüber ihrem Vater zeigt sie sich unterwürfig, unterstützt ihn übermäßig finanziell und fühlt sich zur Dankbarkeit verpflichtet.

Die grafische Darstellung kann z. B. als Lebenslinie erfolgen, die sowohl auf ein großes Blatt Papier gemeinsam gezeichnet als auch mit Hilfe eines Seils als Metapher für die Lebenszeit und Steinen und Blumen als Symbole positiver oder negativer Erlebnisse auf dem Boden des Therapiezimmers dargestellt werden kann – angelehnt an der Methode der Narrativen Expositionstherapie (Schauer et al. 2005). Als Vorbereitung dieser Sitzungen kann der Patient bereits als Hausaufgabe einen ersten Entwurf der Lebenslinie angefertigt haben. Je nach Stabilität und Offenheit des Patienten können dabei auch echte Fotografien einbezogen werden – eine Technik, die Wendy Behary (2013) bei der Arbeit mit Narzissten und impulsiven Patienten sehr häufig anwendet. Besonders Fotos aus der Kindheit vermitteln uns ein buchstäblich viel umfassenderes Bild von der Lebenssituation des Patienten in jenen Situationen. Diese Bilder können später in Modusdialogen auf Stühlen als Symbol für das Erleben des Kindes verwendet werden. Viel wichtiger als die Technik ist jedoch *unsere Haltung: wir interessieren uns spürbar für diese Geschichte und würdigen sein Vertrauen in uns.*

Verstecken Sie sich nicht hinter einem Klemmbrett, während Sie mehrere Meter entfernt sitzen! Arbeiten Sie aktiv mit Ihrem Patienten an der Erstellung der Lebenslinie als »gemeinsames Werk« und schenken Sie ihm möglichst ungeteilt Ihre Aufmerksamkeit. Dies führt in aller Regel schnell zum Aufbau von Vertrauen.

Eine gezielte emotionale Aktivierung während der Besprechung der Lebensgeschichte kann mittels kurzer fokussierter Imaginationsübungen erreicht werden. Diese ergeben sich häufig »spontan«, während der Patient über eine konkrete Situation berichtet. In vielen Fällen werden Erinnerungen eher rational dargestellt, wobei die zu erwartende emotionale Beteiligung ausbleibt. In anderen Fällen ist eine emotionale Reaktion zwar sichtbar, diese vermischt sich aber mit kognitiven Bewertungen und Bewältigungsstrategien. Durch die Imaginationstechnik sind sowohl unser Patient als auch wir besser in der Lage, die emotionale Reaktion und ggf. die Frustration von Grundbedürfnissen herauszuarbeiten.

Übung 1: Kurze Imaginationsübung während der diagnostischen Phase

Dauer: ca. 10 Minuten

1. Unterbrechen Sie die Erzählung und bieten Sie den Patienten an, eine kurze Imaginationsübung zu machen: »*Ich würde gerne diese Situation noch etwas besser und konkreter mit Ihnen anschauen. Wir könnten eine kleine Vorstellungsübung machen: Dabei werden wir uns möglichst lebhaft die Situation vorstellen und sie wiedererleben, als würde sie jetzt stattfinden. Das Ziel ist, dass Sie sich, so gut es Ihnen möglich ist, in das Erleben von damals hineinversetzen, als könnten Sie noch einmal der kleine Peter sein. Dann verstehen wir vielleicht noch besser, wie Sie sich damals fühlten und was Sie damals gebraucht hätten. Wollen wir das zusammen ausprobieren?*«
2. Wenn möglich sollten Sie neben Ihrem Patienten sitzen, sodass Sie beide in die gleiche Richtung schauen. Leiten Sie ihn an, sich in die damalige Situation hineinzuversetzen, so dass Sie mit ihm als Kind reden können. »*Okay, dann versuchen wir jetzt, uns in die damalige Zeit zurückzuversetzen, als würden wir das jetzt erleben. Sie sind jetzt der kleine Peter, der in diesem Moment erlebt, wie seine Mutter mit ihm spricht und anfängt, ihn anzuschreien. Sie sind wieder dort und können den Ort und ihre Mutter von damals wiedersehen, als wären wir in die Zeit zurückgereist. Sie sehen und hören Ihre Mutter und sind wieder im alten Bild. Was sagt sie denn zu dir, kleiner Peter?*«
3. Erarbeiten Sie die emotionale Reaktion und versuchen Sie, die Basisemotionen zu erkennen. »*Wie fühlt sich das an? Wo fühlst du das im Körper?*«
4. Erarbeiten Sie konkrete Wünsche: »*Was müsste hier passieren, sodass es Dir besser geht?*«, »*Wie soll sich Deine Mutter anders verhalten?*«
5. Erarbeiten Sie unbefriedigte Grundbedürfnisse: »*Was kommt für dich gerade zu kurz? Was brauchst du?*«
6. Beenden Sie langsam die Imaginationsübung und kommen Sie zurück ins »Hier und Jetzt«. Fassen Sie mit Ihrem Patienten das Erlebnis aus jetziger Zeit zusammen. Erarbeiten Sie die Konsequenzen für ihn.

Neben der Lebenslinie ist das Ergebnis dieser Sitzung(en) eine Auflistung belastender oder traumatischen Erlebnisse, die während der Imaginationsarbeit in der Behandlung behandelt und überschrieben werden sollen. Bereits das Auflisten dieser »biografischen Bilder« gibt uns häufig ein tieferes Verständnis von unseren Patienten und ermöglicht uns eine empathischere Haltung im Umgang mit Auslösern für Schemaaktivierungen (»Trigger«). Auch im Umgang mit spontanen Modusaktivierungen in der Interaktion mit uns gewinnen wir durch das Wissen um diese Erlebnisse im Sinne des »szenischen Verstehens« nach Argelander (1979) ein viel lebendigeres und tieferes Verständnis.

16.5 Prägende Beziehungserfahrungen

Die Besprechung der prägenden Beziehungserfahrungen erfolgt im Grunde nach dem gleichen Prinzip, wobei sich für die grafische Darstellung mehrere Instrumente anbieten. Abbildung 16.1 zeigt die Beziehungsgeschichte von Anna (▶ Abb. 16.1). In der Mitte des Schaubildes sieht man »die kleine Anna«. Alle wichtigen Bezugspersonen werden in den Kästchen um sie herum dargestellt. Besonders wichtig sind die verbindenden Pfeile zwischen diesen Personen und der Patientin. Pfeile von den Personen in Richtung der Patientin zeigen, wie sie von diesen Personen behandelt wurde. Pfeile von der Patientin ausgehend zeigen emotionale Reaktionen und wesentliche Bewältigungsversuche.

Übung 2: Schaubild zur »Beziehungsgeschichte«

Dauer: 1 bis 2 Sitzungen
Dieses Schaubild kann sowohl auf einem Flipchart als auch auf einem normalen Blatt Papier erstellt werden (Das hängt v.a. von Ihrer Präferenz ab. Persönlich bevorzuge ich die Arbeit mit einer normalen DIN-A4 Seite, sodass Patient und ich nebeneinandersitzen und gemeinsam daran arbeiten). Sie sollten mit dieser Übung gleich zu Beginn der Sitzung starten, denn sie benötigt in der Regel etwas Zeit!

1. Malen Sie ein Kind in der Mitte des Schaubildes und erklären Sie Ihrem Patienten, dass dieses Kind ihn symbolisiert.
2. Malen Sie die oberen leeren Kästchen und schreiben Sie die Namen der Eltern Ihres Patienten. Lassen Sie den Patienten die Charaktereigenschaften seiner Eltern beschreiben, möglichst mit konkreten Beispielen.
3. Mit Pfeilen von den Kästchen der Eltern ausgehend versucht man, stichwortartig deren wesentliches Verhalten gegenüber dem Kind in der Mitte darzustellen. Typische Beispiele können lauten »kümmerte sich liebevoll«, »ignorierte ihn«, »verließ ihn sehr früh«, »setzte ihn ständig unter Druck«.
4. Mit Pfeilen vom Kind ausgehend schildert man die damaligen emotionalen Reaktionen (Basisemotionen) sowie Verhaltenstendenzen (Unterwerfung, passive/aktive Flucht, Kampf).
5. An den Seiten können andere wichtige Personen stehen, wie etwa Geschwister oder auch Großeltern/Onkel/Tanten. Auch hier erarbeiten Sie mit dem Patienten zusammen wesentliche persönliche Eigenschaften dieser Personen sowie die Interaktionsmuster mit Pfeilen in beide Richtungen.
6. Im unteren Bereich können KiGa und Schule sowie Freunde außerhalb der Familie dargestellt werden.
7. Wenn das Schaubild fertig ist, können Sie mit Ihrem Patienten emotionale Reaktionen im Hier und Jetzt herausarbeiten. »*Schauen Sie sich das Schaubild noch einmal an. Wie geht es Ihnen, wenn Sie das jetzt von außen anschauen? Wenn Sie sich vorstellen, das sei ein anderes Kind, das gerade diese verschiedenen Beziehungserfahrungen macht?*«

8. Machen Sie eine Kopie des Schaubilds für Ihre Akte und geben Sie Ihrem Patienten das Original mit (das Schaubild als Ergebnis dieser Arbeit werden Sie in den darauffolgenden Sitzungen brauchen und ggf. während der Besprechung von Schemata und Modi noch ergänzen.)

Im Rahmen der Erstellung dieses Schaubilds erfahren wir nicht nur sehr viel über den Hintergrund der interpersonellen Schwierigkeiten und den Kontext der Entstehung dysfunktionaler Schemata und Modi, sondern bekommen die Möglichkeit, im Hier und Jetzt den Patienten und seine Reaktionen hinsichtlich dieser Erlebnisse zu beobachten.

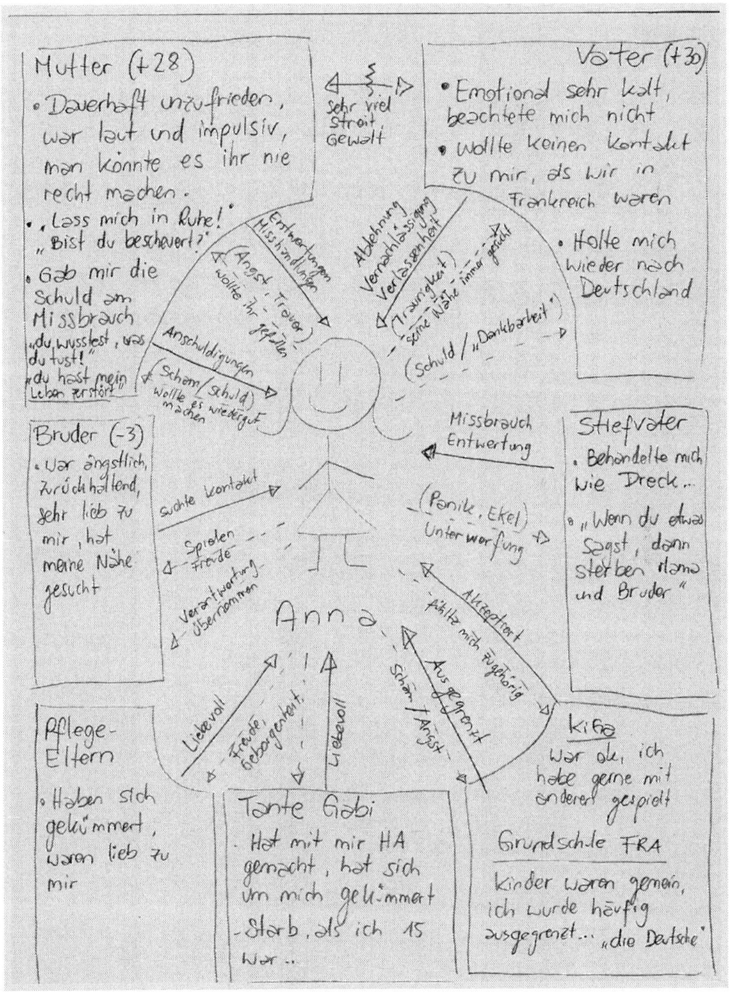

Abb. 16.1: Beziehungsgeschichte von Anna

16.6 Arbeit mit spezifischen Fragebögen

Die Betrachtung der aktuellen Problematik eines Patienten und das Erfragen von »Lebensfallen« unter Berücksichtigung seiner Lebensgeschichte und den resultierenden prägenden Beziehungserfahrungen ermöglicht uns in aller Regel, erste Hypothesen zu wichtigen Schemata (»traits«), intrapsychischen Bewältigungsoperationen und Schemamodi (»states«) aufzustellen. Es empfiehlt sich dennoch grundsätzlich die Verwendung von Schemafragebögen. Einerseits, um den eigenen klinischen Eindruck zu konfundieren, andererseits, um alle Schemata und Modi systematisch abzufragen. Es gibt fünf Fragebögen zur Erfragung aller wesentlichen Elemente der spezifischen schematherapeutischen Diagnostik:

- den Fragebogen zu aktuell auslösbaren Schemata in »erduldeter Form« YSQ (Young Schema Questionnaire)
- den Fragebogen zum erinnerten Verhalten beider Elternfiguren im Hinblick auf die Begünstigung der Entstehung verschiedener Schemata YPI (Young Parenting Inventory)
- den Fragebogen zu Vermeidungsstrategien YRAI (Young-Rygh Avoidance Inventory)
- den Fragebogen zu kompensierenden Bewältigungsreaktionen YCI (Young Compensation Inventory)
- den Fragebogen zur Erfassung von Schemamodi SMI (Schema Mode Inventory)

Auch wenn alle Fragen aus der direkten Patientenarbeit empirisch gewonnen und faktorenanalytisch untersucht wurden, erfüllen diese Fragebögen in den meisten Fällen nicht die Gütekriterien standardisierter Testverfahren. Deswegen sind sie primär als klinische, strukturierte Anamneseinstrumente zu verstehen.

YSQ und SMI wurden in den letzten Jahren systematisch weiterentwickelt und mehrmals hinsichtlich deren Faktorenstruktur untersucht. Die zum Zeitpunkt der Erstellung dieses Buches aktuellen Versionen sind der YSQ-3 (3. revidierte Version, sowohl in der revidierten Kurzform YSQ-S3r und der Langform YSQ-L3) und der SMI-1 (ein neuer SMI befindet sich derzeit in der Entwicklung). Für Therapeuten können autorisierte Fragebögen über die Schematherapie-Fortbildungsinstitute bezogen werden. Darüber hinaus wurde in den letzten Jahren ein Computerprogramm mit allen Fragebögen zur Beantwortung durch den Patienten am PC oder online entwickelt (»QueST«, mehr Informationen unter www.schematherapie-frankfurt.de).

16.6.1 Auswertung

Alle Fragebögen beinhalten zahlreiche Items, die mit Hilfe des Antwortschlüssels (falls Sie mit Papierfragebögen arbeiten) den 18 Schemata (YSQ, YPI, YCI) bzw.

14 verschiedenen Modi (SMI) zugeordnet werden (▸ Tab. 16.2). Da es keine standardisierten Normen zur Auswertung der Fragebögen gibt, errechnen wir einfache Mittelwerte der Rohwerte der zu jedem Schema bzw. Modus gehörigen Item, was jeweils eine Zahl zwischen 1 und 6 ergibt. J. Young entwickelte die ersten Fragebögen überwiegend als Therapieinstrumente und ging zunächst davon aus, dass Werte unter 4 nicht signifikant seien. Zahlreiche Forschungsarbeiten in den letzten Jahren zeigen jedoch, dass dies nicht der Fall ist. Sie müssen sich an dieser Stelle keine Sorgen machen: Ich werde Sie jetzt nicht mit Forschungsergebnissen und Zahlen »bombardieren«. Lobbestael et al. (2010) verglichen die Mittelwerte der Modusausprägung von gesunden Kontrollpersonen, Achse-I-Patienten und Achse-II-Patienten. Sogar unter den Probanden mit klinisch bestätigten PS sind die Mittelwerte pro Modus-Subskala grundsätzlich < 4.

Die Auswertung von YPI, YSQ und YCI erfolgt sinnvollerweise gleichzeitig. Aus diesem Grund werden die Mittelwerte einzelner Schemata im Auswertungsblatt nebeneinander dargestellt. Für jedes Schema bekommen wir eine Einschätzung der Verhaltensweisen beider Eltern hinsichtlich dessen Entstehungsbegünstigung (YPI), die Ausprägung des Schemas in »erduldeter« Form im Alltag des Patienten (YSQ) sowie Hinweise auf kompensatorische Anstrengungen bei Schemaaktivierungen (YCI). Nehmen wir das Beispiel des Schemas Verlassenheit und stellen wir uns folgende Konstellation vor: Wir finden hohe Werte bei einem oder sogar beiden Eltern im YPI, einen eher niedrigen Wert beim YSQ, aber einen hohen Wert beim YCI. Dies könnte etwa darauf hinweisen, dass die Erlebnisse in der Kindheit zur Entstehung des Schemas führten, so dass dieses vorhanden ist. Der Patient erlebt die Aktivierung des Schemas mit bewussten Verlassenheitsängsten jedoch nicht, denn er konnte lernen, diese Ängste zu kompensieren, indem er zum Beispiel sehr selbstständig und wenig gebunden ist und selbst zum »Casanova« wurde.

Tab. 16.2: Schemata in der Fragebogendiagnostik

Domäne	Schema	YPI			YSQ3	YCI
		Mutter	Vater	Stiefvater		
I	Emotionale Entbehrung	4,6	4,8	3,6	4,6	3,2
	Verlassenheit und Instabilität	4,8	4,6	5,6	4,4	3,8
	Misstrauen/Missbrauch	2,2	2,6	6	4,8	2,7
	Isolation	nA	nA	nA	3,6	3
	Unzulänglichkeit/Scham	4,6	3,2	5,8	4,8	3
II	Erfolglosigkeit/Versagen	3,8	2,2	5,6	2,8	4,2
	Abhängigkeit und Inkompetenz	3,7	2,7	5,2	2,2	4,8
	Verletzbarkeit	2,2	1,8	4,8	2	4,2
	Verstrickung/Unentwickeltes Selbst	4,2	4,8	2,8	4	3,4

Tab. 16.2: Schemata in der Fragebogendiagnostik – Fortsetzung

Domäne	Schema	YPI			YSQ3	YCI
		Mutter	Vater	Stiefvater		
III	Anspruchshaltung/Grandiosität	2,3	2,8	1	2,2	2,8
	Unzureichende Selbstkontrolle	4,3	3,3	2	4,2	3,5
IV	Unterordnung/Unterwerfung	4,5	3,8	5,2	4,6	4,5
	Aufopferung	3,9	4	3,2	2,8	nA
	Streben nach Zustimmung	4,2	3,3	2	4,8	2,8
V	Emotionale Gehemmtheit	3,8	2,2	4	3,8	nA
	Überhöhte Standards	4	2,4	1	3,6	3
	negatives Hervorheben/Pessimismus	3,5	4,8	4,7	3,2	3,8
	Bestrafungsneigung	4,1	2,2	5,8	4,4	nA

Fallbeispiel Anna: Entwicklung dysfunktionaler Schemata

Domäne I. Anna erlebte bereits in den ersten Jahren ihres Lebens emotionale Vernachlässigung und Ablehnung durch ihren Vater (emotionale Vernachlässigung, Verlassenheit) sowie eine sehr unsichere Beziehung zu ihrer Mutter, die sehr ungeduldig und impulsiv sowie abwertend war (Unzulänglichkeit/Scham). Der sexuelle Missbrauch durch ihren Stiefvater verstärkte sowohl das Unzulänglichkeitsschema als auch ein tiefes Gefühl von Angst vor Nähe (Missbrauch/Misstrauen). In fast allen Schemata der Domäne I finden wir sowohl bei den Eltern (YPI) als auch in »erduldeter Form« (YSQ) hohe bis sehr hohe Werte. Auch die Kompensationswerte sind an mehreren Stellen erhöht. Man kann also prinzipiell annehmen, dass Anna in allen Schemata höhere Mittelwerte erreichen und intensivere/häufigere Schemaaktivierungen bewusst wahrnehmen würde, wenn sie sich nicht bemühen würde, diese Aktivierungen und die dazu gehörigen Emotionen kompensatorisch zu regulieren.

Domäne II. Anna konnte kein gesundes Gefühl der Selbstständigkeit und der Autonomie entwickeln, teilweise musste sie auch elterliche Aufgaben gegenüber ihrem jüngeren Bruder übernehmen und entwickelte das Schema Verstrickung/unentwickeltes Selbst. Insgesamt sehen wir in den Ergebnissen der Fragebögen eher hohe Werte beim Elternverhalten, was sich aber auf die Werte der Schemata in erduldeter Form im Hier und Jetzt (YSQ) nicht stark auswirkt. Beim Betrachten der Kompensationswerten sieht man jedoch, dass dies möglicherweise durch Annas aktiv-kompensatorische Versuche erklärt werden kann, denn sie erreicht hohe Werte in allen Schemata. So wurde sie ab der Jugend zunehmend verhaltensauffällig und lernte, sich entgegen der Erwartungen ihrer Erziehungsfiguren zu verhalten (Abhängigkeit in Kompensation). Sie lernte aber auch, sich selbst-

bewusst und mutig zu zeigen (Versagen und Verletzbarkeit in kompensierter Form).
Domäne III. Anna lernte keinen gesunden Umgang mit Grenzen (ungenügende Selbstkontrolle): Ihr wurden zunächst von ihrer Mutter zu viele Grenzen gesetzt, nach der Rückkehr nach Deutschland zu ihrem Vater jedoch zu wenige.
Domäne IV. Anna lernte bereits in der früheren Kindheit als Reaktion auf die ständige Ablehnung durch ihren Vater und die strenge Erziehung durch ihre Mutter, mit überwiegend unterwürfigen Verhaltensweisen auf sich aufmerksam zu machen (Streben nach Zustimmung, Unterwerfung). Das Schema »Unterwerfung« wurde auch stark durch den sexuellen Missbrauch verstärkt. Ab der Pubertät entwickelten Anna eher kämpferisch-überkompensatorische Strategien, welche sie z. B. im Umgang mit ihrem Freund sehr stark zeigt. Dies spiegelt sich im hohen Kompensationswert des Unterwerfungsschemas wider.
Domäne IV. Anna musste einen sehr aversiven Bezug zu ihren eigenen Emotionen und deren Ausdruck bereits in der Kindheit entwickeln, denn diese wurden von ihrer Mutter impulsiv unterdrückt (emotionale Gehemmtheit). Während des sexuellen Missbrauchs wurde dieses Schema noch weiter verstärkt, denn der Stiefvater drohte ihr mit harten Strafen. Auch das Schema Bestrafungsneigung ist in erduldeter Form stark ausgeprägt, begünstigt sowohl durch den Missbrauch als auch durch die Reaktion ihrer Mutter, als dieser angezeigt wurde. Die Strenge in der Erziehung durch ihre Mutter begünstigte auch die Entstehung des Schemas »Überhöhte Standards« mit perfektionistischen Tendenzen und Leistungsorientiertheit. Das Verhalten aller Elternteile begünstigte auch die Entstehung des Schemas »Negatives Hervorheben«, die Patientin bemüht sich kompensatorisch gegen die Wahrnehmung dieses Schemas.

16.6.2 Besprechung der Ergebnisse mit dem Patienten

Die Fragebögen liefern keine »harten« standardisierten Testergebnisse, sondern Hinweise, die unter Berücksichtigung der klinischen Beobachtung und der Anamnese im Gespräch mit dem Patienten diskutiert werden. Das Auswertungsblatt hilft uns dabei, einen »roten Faden« beim Gespräch zu haben: Wir gehen alle Domäne mit dem Patienten durch und besprechen alle Schemata mit auffälligen Werten. Mit Hilfe des Auswertungsblatts lassen sich die Ergebnisse von YPI, YSQ und YCI zusammenhängend erklären und in Verbindung setzen mit der biografischen Arbeit in den Sitzungen zuvor (Lebenslinie, Schaubild mit den prägenden Beziehungserfahrungen), wobei wir grundsätzlich zunächst dem Patienten das Schema kurz erklären. Somit entsteht ein lebendiges Gespräch, in dem wir gemeinsam mit unserem Patienten »Hypothesen« überprüfen und anhand konkreter Beispiele aus seinem Alltag greifbarer machen.

Es gibt mehrere Metaphern, die bei der Erklärung des Schemakonzeptes hilfreich sein können. Man kann Schemata als Brillen erklären: »*Stellen Sie sich vor, Sie tragen eine Brille mit rötlichen Gläsern und wissen nicht, dass Sie diese gerade tragen … die farbigen Gläser beeinflussen sehr stark, wie Sie die Welt wahrnehmen, Sie sehen alles eher rötlich. So ist es mit unseren Schemata auch: Sie beeinflussen sehr die Art und Weise, wie wir fühlen, worauf wir achten, wie wir denken und auch wie wir handeln, aber wir merken nicht, dass sie aktiv sind«.* Schemata werden häufig auch als »Knöpfe« erklärt: *»Stellen Sie sich vor, es gibt Knöpfe, die im Laufe unseres Lebens angelegt wurden und von deren Existenz wir teilweise nicht wirklich wissen. Und immer, wenn sie gedrückt werden, werden alte Erlebnisse in uns wach mit entsprechenden Gefühlen und Gedanken, so dass wir diese »alten Bilder« mit der Realität fast verschmelzen, ohne es zu merken«.* Das sind nur einige Beispiele. Sie dürfen natürlich kreativ werden und eigene Metaphern verwenden!

16.7 Grafische Darstellung des Modusmodells

Ein wesentliches Element der Fallkonzeption ist die grafische Darstellung des Modusmodells, häufig mit Bezug auf relevante Schemata und prägende Kindheitserfahrungen. Eine solche Darstellung als Skizze erleichtert die konkrete Arbeit sehr und fungiert als Bezugsrahmen für die weitere Arbeit. Darüber hinaus fördert das Betrachten der grafischen Darstellung des Modusmodells den Abstand zu aktivierten emotionalen Zuständen. So kommen Patienten leichter in eine Beobachterperspektive im Sinne des gesunden Erwachsenenmodus.

Es gibt mehrere Möglichkeiten, das Modusmodell grafisch darzustellen. Im deutschsprachigen Raum haben sich in den letzten Jahren zwei unterschiedliche Herangehensweisen etabliert. Auch wenn es sich keineswegs um essenziell unterschiedliche Modelle handelt, weisen diese Herangehensweisen unterschiedliche Schwerpunkte auf.

16.7.1 Deskriptive Modelle

Deskriptive Modelle wie z. B. das von Faßbinder et al. (2016) vorgeschlagene Schaubild (▸ Abb. 16.2) zeigen eine taxonomische Darstellung des Modusmodells und beschreiben die wesentlichen beobachtbaren Modi eines Patienten. Wichtigste Eigenschaften einzelner Modi werden in den jeweiligen Kreisen (bzw. im Kasten auf der rechten Seite für die Bewältigungsmodi) notiert, um das Modell weiter zu individualisieren.

16.7.2 Dynamische Modelle

Dynamische Darstellungen des Modusmodells fokussieren mehr auf die Dynamik »hinter den Kulissen« sichtbarer Bewältigungsmodi und basieren auf einem dimensionalen Verständnis des Modusmodells (▸ Kap. 5). Sie stellen einen Bezug zwischen den Ausprägungen der Modi eines Patienten in einem allgemeinen Kontext dar. Dadurch werden Einseitigkeiten bzw. Verhaltensdefizite und -exzesse deutlich. Therapeuten können dann auf Modi bezugnehmen, die ein Patient gerade nicht zeigt (z. B. den versteckten verletzbaren Kindmodus bei einem Überkompensierer oder die

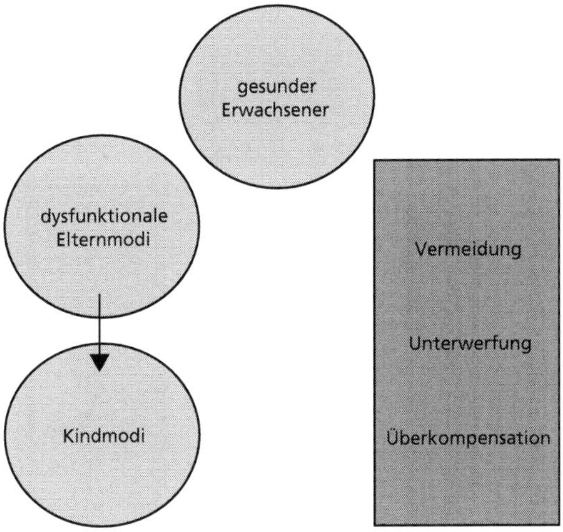

Abb. 16.2: Deskriptives Modus-Schaubild (nach Faßbinder et al. 2016 © Beltz Verlag in der Verlagsgruppe Beltz, Weinheim Basel; mit freundlicher Genehmigung)

blockierte Wut bei einem abhängigen, zwanghaften oder traumatisierten Patienten). Ein Beispiel im deutschsprachigen Raum ist die Moduslandkarte (Roediger 2016). Diese Darstellung (▸ Abb. 16.3) zeigt einerseits verschiedene Dimensionen (vordere Bühne – hintere Bühne, Bindung – Selbstbehauptung, internalisierend – externalisierend, maladaptiv – funktional) sowie eine Verbindung zwischen der intrapsychischen und der interpersonellen Ebene. Das übergeordnete Therapieziel besteht dann in einer flexiblen Ausbalancierung von Einseitigkeiten. Damit wird die Moduslandkarte zu einer Art überpersönlichen »Kompass«, mit dessen Hilfe sich Patient und Therapeut während der Anwendung erlebnisorientierter Techniken orientieren können, denn es geht in der Therapie oft darum, die Modi zu aktivieren, die Patienten gerade nicht zeigen.

Es finden sich in der Literatur Varianten beider Modelle. Auf der Basis früherer Modusskizzen von Arnoud Arntz (2009) und David Bernstein einerseits und der Moduslandkarte andererseits entwickelte ich in den letzten Jahren ein integriert deskriptiv-dimensionales Modell (▸ Abb. 16.4). Dieses Modell ermöglicht eine Unterscheidung zwischen »intimen Modi hinter den Kulissen«, vermeidenden Bewältigungsmodi und Bewältigungsmodi auf der »vorderen Bühne«. Wesentliche soziale Interaktionen können mit Bezug auf den jeweils üblichen Bewältigungsmodus dargestellt werden. Auch die Dimension »Bindung–Selbstbehauptung« und die Verbindung zwischen Kindmodi und Bewältigungsmodi wird dargestellt.

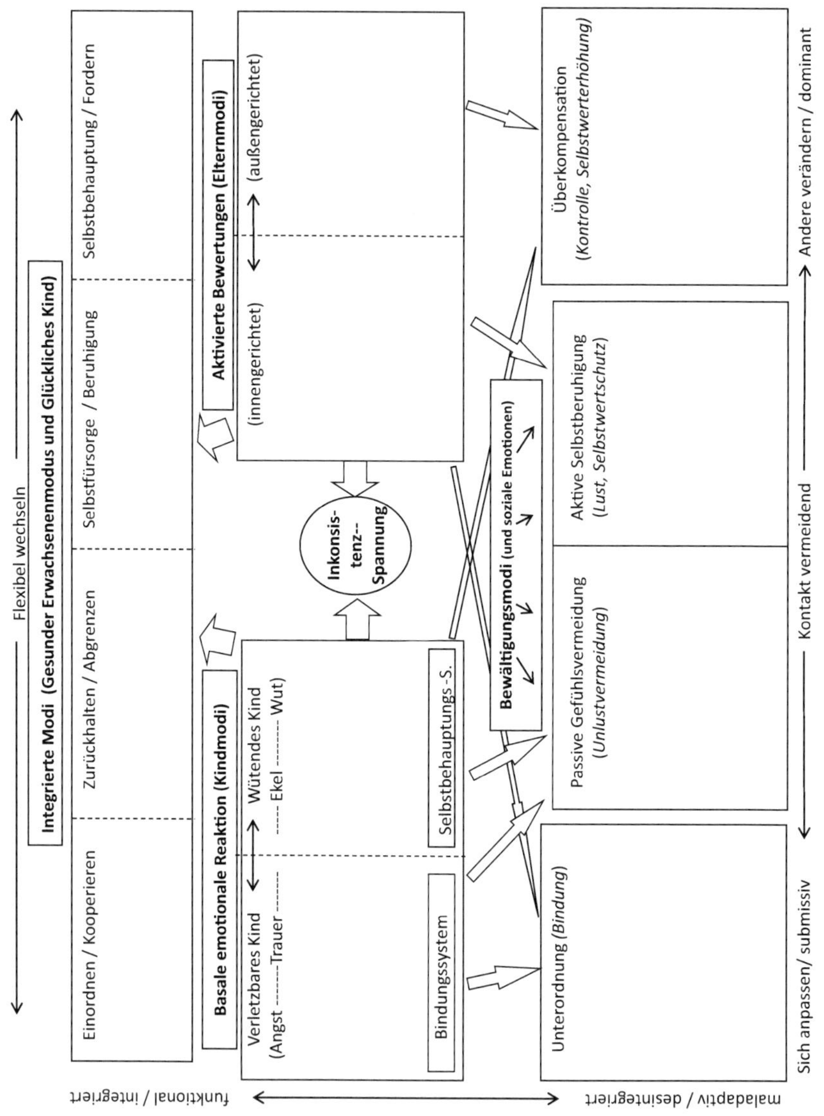

Abb. 16.3: Moduslandkarte (nach Roediger, www.schematherapie-frankfurt.de)

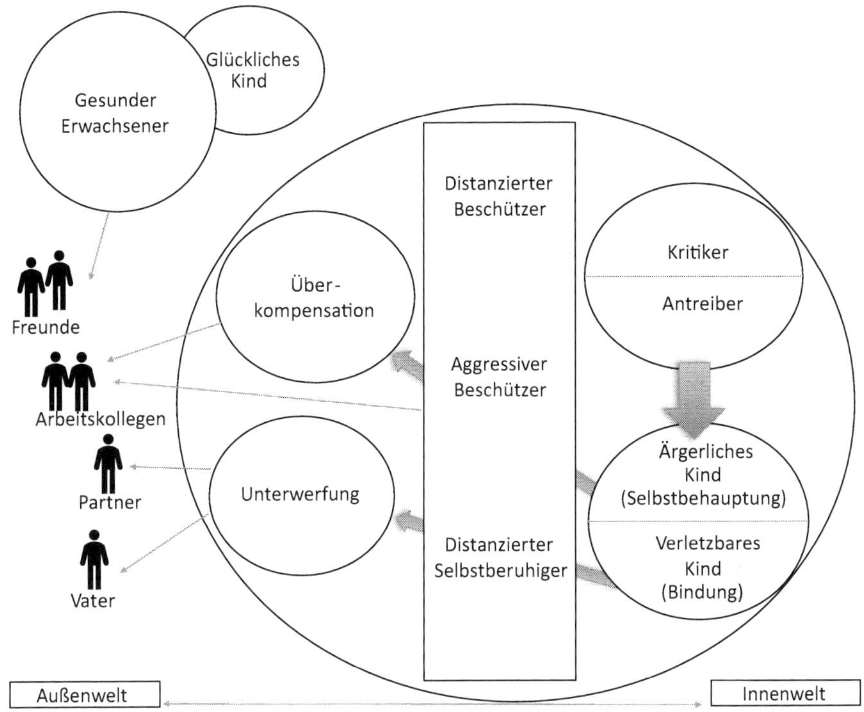

Abb. 16.4: Deskriptiv-dimensionales Modusmodell

16.8 Erstellung eines individualisierten Modusmodells mit dem Patienten

Auch das individualisierte Modusmodell wird gemeinsam mit dem Patienten erstellt. Die Erklärung des Moduskonzepts sowie die Unterscheidung zwischen Kindmodi, kritischen Modi, Bewältigungsmodi und GE-Modus erfolgen genauso wie bei der Besprechung von Schemata sehr praxisnah anhand der konkreten Erlebnisse des Patienten. Auch hier kann die Verwendung von Metaphern sehr hilfreich sein. Modi können als »Zustände«, »Anteile« oder auch als »Seiten von einem« erklärt werden. Kindmodi lassen sich in der Regel gut anhand der Basisemotionen und Grundbedürfnisse erklären. Kritische Modi können bspw. metaphorisch wie ein innerer »Drill Sergeant«, ein strenger Erzieher/Lehrer/Schulrektor oder ein unerbittlicher Staatsanwalt bzw. Richter erklärt werden. Auch das Erfragen möglicher Verhaltensweisen von Hunden, die sich erstmalig auf einer Hundewiese begegnen, kann dabei sehr hilfreich sein, um bei Bewältigungsmodi die verschiedenen Grundrichtungen Folgen/Erstarren (Unterwerfung), Fliehen (Vermeidung) und Kämpfen (Überkompensation) zu erklären.

Es gibt zwei wesentliche Herangehensweisen bei der gemeinsamen Erstellung des Modusmodells: Sie können einerseits die Entwicklung des Modusmodells biografisch »entfalten« und die Entstehung einzelner Modi chronologisch und im biografischen Entstehungskontext erklären. Andererseits können Sie im Hier und Jetzt beginnen und anhand einer konkreten Situation die verschiedenen Reaktionen des Patienten (im Prinzip die verschiedenen Elemente des SORK-Modells) verschiedenen Modi zuordnen und die Modusdynamik mit Hilfe von Stühlen im Therapieraum darstellen.

16.8.1 Fokus auf biografische Entwicklung: »Es war einmal ein kleines Kind...«

Wenn wir das Modusmodell schwerpunktmäßig aus einer lebensgeschichtlichen Perspektive erstellen, dann versuchen wir eine sinnvolle Geschichte zu erzählen, welche gewissermaßen unsere bisherigen biografischen Sitzungen zusammenfasst. Die Geschichte beginnt logischerweise mit einem kleinen Jungen oder Mädchen und dessen frühen Erlebnissen. Dieses Gespräch kann tatsächlich in etwa mit dem Satz anfangen: »*Ich würde gerne mit Ihnen heute ein Schaubild erstellen, auf dem wir verschiedene Seiten von Ihnen sehen. Diese Seiten entwickelten sich nicht einfach so, sondern sind das Ergebnis Ihrer Lebensgeschichte. Die Geschichte begann vor (...) Jahren. Es war einmal ein kleines Kind namens (...), und dieses Kind musste schon sehr früh lernen, wie sich (...) anfühlt ...*«. Dabei sitzen wir neben unserem Patienten und malen – entweder frei händisch oder mit Hilfe eines Vordrucks – in »Echtzeit« während der Erzählung der Geschichte die verschiedenen Modi. Sowohl die Lebenslinie als auch das Schaubild mit den Beziehungserfahrungen liegen vor uns, sodass wir immer wieder die Bezüge setzen können und auch nichts Wesentliches vergessen.

Fallbeispiel Anna: Die biografische Entwicklung von Modi

Die massiven Vernachlässigungs-, Verlassenheits- und Missbrauchserfahrungen führten zur Entwicklung eines sehr *verletzbaren Kindmodus*, überflutet von Einsamkeit, Traurigkeit und Angst. Die kleine Anna entwickelte tiefe Unzulänglichkeitsüberzeugungen und glaubte, mit ihr würde etwas nicht stimmen und sie sei sowohl Schuld an der Vernachlässigung durch ihren Vater als auch am Missbrauch durch ihren Stiefvater. Diese Überzeugungen waren die Brücke zur Entstehung *eines unerbittlichen kritischen Modus*, der in ihrem Fall v. a. den Charakter eines Bestrafers bekam. Zum kritischen Modus gehörte aber auch die Annahme, sie müsse Verantwortung für ihren jüngeren Bruder übernehmen und sich emotional unter Kontrolle halten. Auf der vorderen Bühne lernte sie bereits früh in ihrem Leben, sehr fremdorientiert-unterwürfig zu sein und alles zu tun, um ihren Eltern zu gefallen und von ihnen Zuwendung zu bekommen. Das war für die kleine Anna eine Überlebensstrategie. Dieser *Unterwerfungsmodus* wurde im weiteren Verlauf weiter verstärkt und sie lernte mehr und mehr, die Bedürfnisse anderer ernster zu nehmen als die eigenen. Ständige Deprivationen verstärkten zunächst Gefühle von Traurigkeit und Einsamkeit (verletzbares Kind), Ärger und

Wut hatten zuerst keinen Raum oder waren sogar gefährlich. Sie entwickelte sowohl dissoziative Tendenzen als auch situatives Vermeidungsverhalten, was wesentliche Strategien ihres *distanzierten Beschützers* wurden. In der Pubertät entfaltete sich nach einem erneuten Verlust von Bindung durch den Tod ihrer Tante der *ärgerlich-impulsive Kindmodus*, den sie früher nicht erleben durfte. Einerseits entwickelte sie mit dieser neugewonnenen Kraft kämpferische Selbstüberhöhungstendenzen (*Überkompensation*). Andererseits aktivierten posttraumatische Erinnerungen einen *Selbstberuhigermodus*, in dem sie sich früher selbst verletzte und Drogen konsumierte, heute nur noch Alkohol konsumiert. Gegenüber ihrem Vater und auch nach einem Streit mit ihrem Freund zeigt sie weiterhin eine starke Unterwerfungstendenz.

16.8.2 Fokus auf aktuelle Aktivierungen

Wir können das individualisierte Modusmodell auch anhand einer aktuellen exemplarischen Situation im Sinne einer Mikroanalyse darstellen. Das ist häufig auch eine sehr gute Gelegenheit, um den Patienten in die Arbeit mit Stühlen einzuführen. Mit Hilfe von Stühlen/Hockern werden dann entsprechend der Chronologie der Mikroanalyse einzelne Modi aufgestellt und für den Patienten erlebbar gemacht. Bei dieser Vorgehensweise wird viel deutlicher als bei der biografischen Entfaltung die Modusdynamik betont.

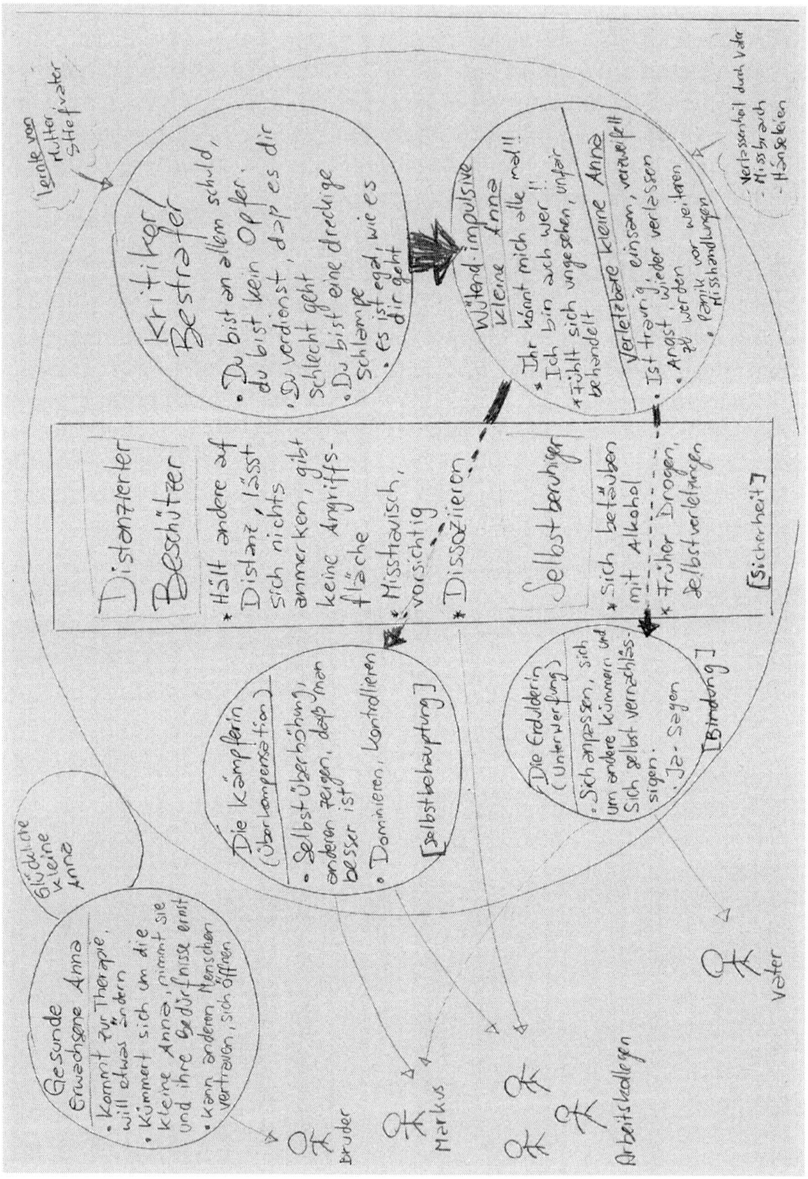

Abb. 16.5: Annas Modusmodell

Übung 3: Aufstellung der Moduslandschaft mit Stühlen anhand einer konkreten Situation

Dauer: 30–40 Minuten

1. Erklären Sie Ihrem Patienten zunächst die Übung: *»Ich würde gerne diese Situation mit Ihnen genauer anschauen. Im Prinzip werden wir uns vorstellen, wir können den Film langsam abspielen und fast in Zeitlupe Ihre Gefühle, Gedanken und Ihr Verhalten erarbeiten und auf Stühle setzen. Das Ziel ist, dass wir verschiedene Seiten von Ihnen und das Geschehen »hinter den Kulissen« besser verstehen können. Okay?«*
2. Stellen Sie einen leeren Stuhl oder Hocker zunächst als Symbol für die Person, mit der ein interpersoneller Konflikt stattfindet bzw. für die auslösende Situation. Dieser Stuhl wird die gesamte Zeit leer bleiben, er wird uns jedoch bei der Unterscheidung zwischen »Außenwelt« und »Innenwelt« helfen: *»Wir stellen uns erstmal vor, dieser leere Stuhl ist Ihr Freund Markus, mit dem Sie abends smsen, okay?«*
3. Sie stehen mit Ihrem Patienten vor dem leeren Stuhl und fangen die Besprechung der konkreten Situation an: *»Gehen wir die Diskussion von gestern in Zeitlupe durch. Was ist genau passiert? Wo waren Sie denn? Was sagte er? Wie reagierten Sie?«* Gehen Sie mit dem Patienten detailliert seine Reaktionen Schritt für Schritt durch.
4. Primär emotionale Reaktionen werden den Kindmodi, übertriebene »Soll-Sätze« oder Selbstabwertungen den kritischen Modi und automatisierte Handlungen den Bewältigungsmodi zugeordnet. Die ersten Reaktionen in der Kette sind für gewöhnlich emotionaler Natur, das ist aber natürlich keine Regel. Immer, wenn in der Mikroanalyse »in Zeitlupe« eine dieser Reaktionen gefunden wird, unterbrechen Sie die Erzählung und erklären Sie kurz dem Patienten, um welchen Modus es sich Ihrer Meinung nach handelt: *»Und in dem Augenblick, als Markus das sagte und Sie so viel Angst bekamen, fühlten Sie sich fast wie das kleine Mädchen, das Sie einmal waren ... das ist die kleine verletzbare Anna hinter den Kulissen, die mitbekommt, was gerade passiert und mit Angst reagiert«*. Dann holen Sie einen Hocker/Stuhl dazu und bitten Sie ihn, dort Platz zu nehmen. Falls Sie mit Moduskarten, Symbolen oder Fotos arbeiten, können Sie diese entsprechend einsetzen. Anschließend erfolgt jeweils ein kurzes Gespräch mit dem Modus. Nach jeder kurzen Modusaktivierung bitten Sie den Patienten, wieder aufzustehen und setzen Sie die mikroanalytische Erzählung der Situation fort.
   - Bei Kindmodi unterscheiden Sie zwischen einem Stuhl für das verletzbare Kind (VK) und einen für das ärgerliche Kind (ÄK). Erfragen Sie die Basisemotion und die körperlichen Empfindungen (*»Wie fühlt sich das an, wenn Markus nicht zurückschreibt? Wo fühlst du das im Körper?«*). Erarbeiten Sie konkrete Wünsche (*»Was müsste hier passieren, so dass es Dir besser geht?)« und* unbefriedigte Grundbedürfnisse (*»Was kommt für Dich gerade zu kurz? Was brauchst Du?«).*

- Für Kritiker/Antreiber nehmen Sie nur einen Stuhl. Den sollten Sie ähnlich platzieren, wie Sie ihn später im Schaubild platzieren werden, in der Regel seitlich zu den Kindstühlen. Lassen Sie den Patienten sich auf den Stuhl setzen und kritische Gedanken äußern, am besten in Du-Form zu den Kindstühlen (*»Was sagst Du zur kleinen Anna, wenn Du hörst, dass sie sich ärgert? Sage es ihr direkt«*).
- Für die Bewältigungsmodi auf der »vorderen Bühne« stellen Sie einen Stuhl zwischen dem Symbolstuhl für die Person/Situation und der »hinteren Bühne« (Kindmodi und Kritische Modi). Falls in der Situation mehr als ein Bewältigungsmodus aktiv war und Sie genug Raum und Hocker/Stühle haben, können Sie jeweils einen Bewältigungsmodus auf einen Hocker/Stuhl setzen. Alternativ kann man aber auch nur einen Stuhl nehmen und mehrere Karten drauflegen. Im kurzen Gespräch mit einem Bewältigungsmodus stellen Sie kurz Fragen zur Handlungstendenz (*»Beschützer, wie löst Du diese Situation für Anna? Was machst Du konkret?«*) und auch zur Funktionalität (*»Wozu machst Du das? Was willst Du für Anna hinter den Kulissen erreichen?*).

5. Immer, wenn eine neue Modusaktivierung erkennbar wird, gehen Sie mit dem Patienten auf den jeweiligen Stuhl und führen Sie ein kurzes Gespräch wie oben geschildet. Wenn die Moduslandschaft für die analysierte Situation vollständig aufgebaut ist und die Dynamik hinter den Kulissen sowie der innere Konflikt gut dargestellt wurden, können Sie ggf. die Erzählung zwar bis zum Ende fortführen, jedoch den Patienten nicht jedes Mal aufs Neue auf den jeweiligen Stuhl hinsetzen, sondern auf die Stühle zeigen, um die Dynamik zu verdeutlichen.
6. Wenn alle Stühle stehen und die Erzählung beendet wurde, dann reflektieren Sie mit Ihrem Patienten noch im Stehen und verdeutlichen Sie den Zusammenhang zwischen Grundbedürfnissen/Basisemotionen (Kindmodi), dysfunktionalen kritischen Gedanken und Bewertungen (Kritische Modi) und automatisierten Handlungen (Bewältigungsmodi). Verlinken Sie die aktuelle Modusaktivierungen mit der Lebensgeschichte und den bereits entdeckten Schemata.

In der Regel reicht die Zeit nach dieser ersten Aufstellung mit Stühlen nicht, um ein Schaubild detailliert zu erstellen. Sehr empfehlenswert ist jedoch das Abfotografieren mit Hilfe eines Smartphones und/oder das Erstellen eines schnellen Entwurfs (▸ Abb. 16.6), sodass der Patient das Ergebnis mitnehmen kann und sich anhand dessen bis zum nächsten Termin im Alltag beobachten und sich dazu Gedanken machen kann. Die Erstellung eines ausführlichen Schaubildes kann ggf. in der nächsten Sitzung erfolgen.

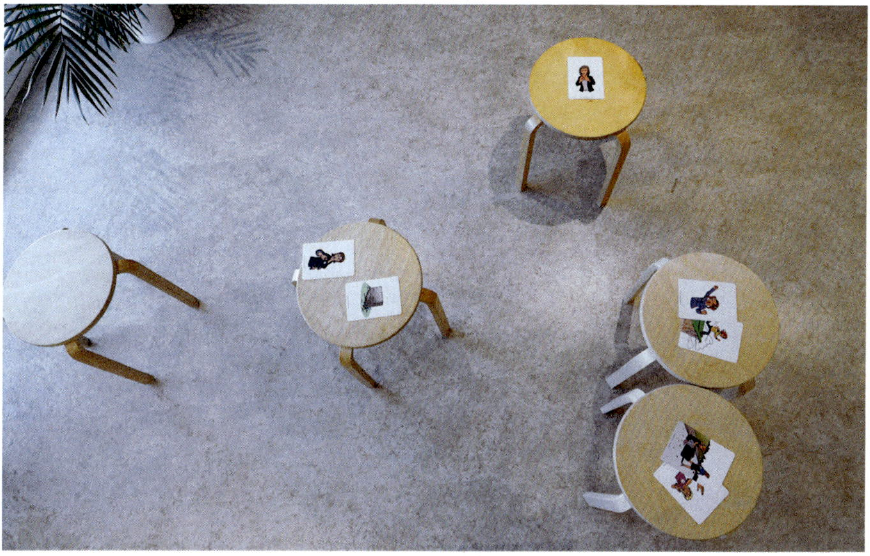

Abb. 16.6: Aufstellung der Moduslandschaft auf Stühlen

16.9 Umgang mit Schemaaktivierungen während der diagnostischen Phase

Während der Besprechung der Lebensgeschichte und der prägenden Beziehungserfahrungen werden Erinnerungen reaktiviert, die für den Patienten in der Regel sehr schmerzhaft sind, sodass Schema- und Modusaktivierungen nicht selten sind.

Wenn ein Patient offen emotional wird und sich ein Kindmodus aktiviert, bekommen wir bereits während dieser Anfangsphase eine sehr gute Möglichkeit, ihn fürsorglich-verständnisvoll »nachzubeeltern«, was den Beziehungsaufbau beschleunigt und die Therapiemotivation erhöht.

Fallbeispiel Anna: Nachbeelterung während der diagnostischen Phase

Nach der Erstellung des Schaubilds »Prägende Beziehungserfahrungen« wird Anna bei der Betrachtung des fertigen Bildes traurig.

Th.: *(warm und interessiert)* Das war ziemlich aufwühlend … wie geht es Ihnen gerade?

P.: *(wirkt traurig und ermüdet)* Es geht …

Th.: Sie wirken sehr angestrengt, Anna. Und ich weiß, dass Sie es als Kind sehr schlimme Dinge erlebt haben und die Fähigkeit entwickeln mussten, möglichst wenig Gefühle zu zeigen und gut zu funktionieren. Aber auch wenn man Gefühle nicht zeigt oder sogar wenig spürt, heißt das nicht, dass sie nicht da sind. Und ich habe den Eindruck, die kleine Anna von damals musste während unserer Stunde heute sehr viele alte Bilder wieder erleben und ich vermute, ihr geht es gerade nicht so gut.

P.: Kann sein …

Th.: *(schaut sie liebevoll/warm an)* Möchten Sie mir vielleicht sagen, wie Sie sich gerade fühlen? Wie es der kleinen Anna gerade geht?

P.: *(atmet aus)* Ich bin erschöpft, über diese Dinge nachzudenken macht mich total fertig

Th.: Das ist wirklich okay, Anna. Es ist okay, manchmal Angst zu bekommen oder auch traurig zu werden, wenn man über so schlimme Erlebnisse spricht. Und ich glaube, es ist echt wichtig, dass wir der kleinen Anna hier Raum geben, um sich zu zeigen. Nur dann können wir uns wirklich gut um sie kümmern.

Etwas problematischer ist die spontane Aktivierung von Bewältigungsmodi und kritischen Modi. In manchen Fällen genügt die Identifizierung und Benennung dieser Reaktion und eine kurze psychoedukative Erklärung sowie Normalisierung. In anderen Fällen ist die Reaktion zu stark, so dass wir intervenieren müssen, um anschließend am Thema der Stunde weiterarbeiten zu können. Im Kontext der Behandlung von Borderline-Störungen aktiviert sich sehr häufig der Kritikermodus, wobei sich eine kurze Übung mit Stühlen anbietet, um diesen exemplarisch zu entmachten. Eine ausführliche Anleitung zu dieser Übung finden Sie im nächsten Kapitel.

Fallbeispiel Anna: Spontane Kritikeraktivierung

Besonders auffällig war die Aktivierung des Kritikers während der Besprechung des Missbrauchs bei der Erstellung der Lebenslinie, woraufhin eine Übung mit einem leeren Stuhl durchgeführt wurde, sowohl um den Modus konkreter zu identifizieren, als auch um Raum für die bewusste Wahrnehmung der emotionalen Reaktion der Patientin im Kindmodus zu schaffen.

P.: *(distanziert)* Meine Mutter ist nachmittags immer mit meinem kleinen Bruder auf den Spielplatz um die Ecke gegangen und ich musste Hausaufgaben machen. Mein Stiefvater nutzte immer diese Gelegenheit. Ich durfte auch nie raus oder meinen Schreibtisch verlassen. Jedenfalls nicht ohne »Zoll zu zahlen«. Und irgendwann habe ich das einfach kapiert und für mich genutzt *(der Ton wird strenger)*: Ich wusste, wie ich ihn manipulieren konnte. Wenn ich rauswollte, dann musste ich ihn einfach verführen und ihm einen blasen, dann durfte ich raus.

Th.: *(überrascht)* Darf ich nachfragen, wie Sie das meinen?

P.: *(weiterhin streng)* Ich habe mich ihm einfach angeboten. Ganz bewusst.

Th.: Es fühlt sich gerade für mich an, als würden nicht Sie, sondern jemand anders mit mir sprechen. Eine sehr kritische Seite von Ihnen, die sich gerade einmischt. Ich würde diesen Kritiker gerne auf einen eigenen Stuhl setzen und mir das genauer anhören. Könnten wir das machen?

P.: Ja… wieso nicht.

(Der Therapeut stellt zwei Stühle einander gegenüberstehend auf)

Th.: Nehmen Sie bitte Platz auf diesem Stuhl und lassen Sie von hier aus Ihren Kritiker reden *(Patientin setzt sich hin, der andere Stuhl bleibt leer, der Therapeut sitzt auf einem dritten Stuhl)*. Kritiker, kannst du bitte erklären, was du gerade meintest?

P.: *(streng und angespannt)*. Sie hat ihn verführt… Sie wusste, was sie macht. Sie ist kein Opfer.

Th.: Kannst Du das der Anna direkt sagen? Stelle Dir vor, sie sitzt auf dem Stuhl vor Dir, als wäre sie das kleine Mädchen von damals. Sage ihr bitte, was Du über sie denkst.

P.: Du hast ihn verführt, Du hast Dich nicht gewehrt. Du wusstest, was Du tust. Du bist eine kleine dreckige Schlampe. Du bist an allem schuld und trotzdem machst du hier einen auf Opfer.

Th.: Anna, würden Sie sich bitte auf den anderen Stuhl setzen und für einen Moment die kleine Anna spielen, die das gesagt bekommt? *(Patientin setzt sich um, der Therapeut bewegt seinen Stuhl zu ihr hin und sitzt neben ihr, sodass beide auf den Kritikerstuhl schauen, und spricht wärmer und etwas leiser)*. Kleine Anna, wie fühlt es sich an, so was zu hören?

P.: *(fängt an zu weinen)* Schrecklich… einfach schrecklich…

Daraufhin führte der Therapeut eine exemplarische Entmachtung des Kritikers auf dem leeren Stuhl durch und trug ihn mit ihr zusammen aus dem Zimmer, was Anna deutlich entlastete. Anschließend wurde ein rudimentäres Modusmodell als Erklärung für die Aktivierung gezeichnet, was bei der weiteren Besprechung der Lebensgeschichte als Referenz sehr hilfreich war.

16.10 Training spezifischer Fertigkeiten während der diagnostischen Phase

In manchen Fällen ist es notwendig, bereits während der ersten diagnostischen Phase bestimmte Fertigkeiten zu trainieren. Es ist in den allermeisten Fällen möglich, diese Trainings zu erklären und v.a. im Sinne von Hausaufgaben zu vereinbaren, sodass wir die Zeit während den diagnostischen Sitzungen ganz überwiegend mit der Erstellung der Fallkonzeption verbringen.

16.10.1 Aktivitätsaufbau bei reaktiver Depressivität und Rückzug

Die Komorbidität von PS und Rezidivierenden depressiven Störungen ist mit 49,5 % sehr hoch (Rijsbergen et al. 2014). Häufig finden sich zu Beginn der Behandlung reaktiv depressive Symptome, welche in vielen Fällen auch einer der primären

Therapieanlässe für den Patienten sind. Ein systematischer Aktivitätsaufbau kann parallel zu den diagnostischen Sitzungen sehr gut erfolgen. Da in den meisten Fällen die ersten Termine nicht wöchentlich, sondern in größeren Abständen eingeplant werden, können Patienten bereits nach der ersten diagnostischen Sprechstunde ins Konzept des Aufbaus positiver Aktivitäten eingeführt werden. Erfahrungsgemäß funktioniert der Aktivitätsaufbau besser, wenn Patienten ein entsprechendes Selbstbeobachtungsprotokoll (SBP) führen. Die kurze Besprechung des Aktivitätsaufbaus und des Erfolgs können grundsätzlich zu Beginn der Sitzung erfolgen. Der Patient kann z. B. immer am Tag vor der Sitzung oder im Warteraum einen BDI ausfüllen, was die Ausprägung der Depressivität im Verlauf gut abbildet.

Wenn der Patient bereits ein SBP für den Aktivitätsaufbau führt, dann kann dieser im Verlauf der Sitzungen erweitert und auch für das Dokumentieren weiterer Elemente des SORK-Modells verwendet werden, wie etwa Basisemotionen, automatisierte Gedanken oder bestimmte Handlungstendenzen.

16.10.2 Stresstoleranz, Spannungsregulation und Aufmerksamkeitslenkung

Insbesondere im Umgang mit impulsiven Verhaltensweisen empfiehlt es sich, bereits während der Diagnostik ein spezifisches Fertigkeitentraining zu beginnen. Impulsivität in diesem Kontext beinhaltet bspw. Selbstverletzungen, Aggressivität, schädlichen Gebrauch von Substanzen, Überessen/Erbrechen, riskantes Verhalten und Promiskuität. Auch wenn wir später im Behandlungsverlauf diese Verhaltensweisen ins Modusmodell einordnen und nach Bedarf weiterbehandeln werden, ist das Training von Stresstoleranz und Spannungsregulation von Anfang an sehr hilfreich.

Vor allem popularisiert durch die Dialektisch Behaviourale Therapie (DBT), gibt es inzwischen sehr viele Publikationen zu systematisierten Fertigkeitentrainingsprogrammen (»skills«), häufig zugeschnitten für verschiedene Störungsbilder. Genau so gibt es zahlreiche Auflistungen konkreter Fertigkeiten, welche dem Patienten ausgehändigt werden können.

Übung 4: Training von Stresstoleranzfertigkeiten

Lassen Sie den Patienten mit einem Protokoll arbeiten, das sowohl die systematische Selbstbeobachtung (in aller Regel als Spalten-Protokoll mit Eingaben zur Situation, Gedanken, Gefühlen/Körperempfindungen und Handlungen), als auch das Dokumentieren der vereinbarten neuen Fertigkeiten beinhaltet. Denn eine wesentliche Voraussetzung für das Erlernen neuer Selbstregulations- und Handlungsstrategien besteht darin, dysfunktionale Muster nicht nur zu verstehen, sondern diese auch in Echtzeit zu erkennen, um entsprechend neue Strategien auszuprobieren und bewusst einzusetzen.

Testen Sie den Effekt von Fertigkeiten mit Ihrem Patienten zusammen und gehen Sie spielerisch damit um. Viele dieser Fertigkeiten sind nichts anders als stark ablenkende Reize, welche die Aufmerksamkeit von inneren auf äußere Prozesse lenken. Häufig werden diese nach Kategorien gegliedert:

- *Fokus auf Fühlen:* Gummiband am Handgelenk schnipsen lassen, Kühlelement/ Eisgelkissen auf Nacken legen, Eisspray, Wurzelbürste, Wechselduschen, Kaltes Wasser über Handgelenke laufen lassen, barfuß laufen, etc.
- *Fokus auf Schmecken:* Brausetablette auf die Zunge legen, Centerschock-Kaugummis oder scharfe Bonbons essen, Scharfes essen (Chilischote, Ingwer, Chiligummibärchen, Wasabipaste, Eukalyptus, Knoblauch, Meerrettich), Saueres trinken/essen wie etwa frischen Zitronensaft, etc.
- *Fokus auf Riechen:* scharfe Substanzen (Ammoniak 25 %, Japanisches Heilöl, Tigerbalsam), angenehme Gerüche (Lavendel, Minzöl, Lieblingsparfüm, Räucherstäbchen, Creme, Duftöle, Frisch gewaschene Wäsche), etc.
- *Fokus auf Hören:* Laute Musik, Lieblingsmusik, Knackfrosch, Glöckchen, Rassel, Pfeife, Quietscheente, Meditationsmusik, Regentropfen, Geräusche im Haus, Naturlaute, Vogelgezwitscher, etc.
- *Fokus auf Sehen:* Foto einer geliebten Person, Bild eines schönen Ortes, Foto eines schönen Erlebnisses, Inspirierende Postkarten, Kaleidoskop, Schneekugel, Seifenblasen, bestimmte Dinge in der Umgebung zählen, etc.
- *Fokus auf Gedankenlenkung:* Rechenaufgaben, Umgebungsbeschreibung, Kreuzworträtsel, Sudoku, Puzzle, Zauberwürfel, Erinnerung an schöne Erlebnisse
- *Fokus auf Aktivitäten:* Sport (Laufen, Radfahren, Trainieren), Bälle gegen die Wand werfen oder jonglieren, in ein Kissen boxen, Hausarbeiten, sich mit Menschen verabreden, einem Hobby nachgehen, Musikmachen, etc.

Vereinbaren Sie mit Ihrem Patienten konkrete Trainingsziele, wie etwa das Finden von zehn neuen Strategien bis zur nächsten Sitzung. Sie können ebenso die konkrete »Trainingszeit« vereinbaren: jeden Tag 30 Minuten.

16.10.3 Achtsamkeit und Akzeptanz

Vor allem, wenn Patienten bereits zu Beginn der Behandlung Defizite in der Selbstwahrnehmung und der Fähigkeit aufweisen, emotionale Veränderungen sowie Körperempfindungen zu bemerken bzw. zu verbalisieren, ist ein systematisches Achtsamkeitstraining sehr hilfreich.

Übung 5: Training von Achtsamkeit und Akzeptanz

Auch hier empfiehlt sich sowohl die Einführung eines Protokolls zur systematischen Dokumentation der täglichen Übungen als auch das gemeinsame Ausprobieren von Techniken mit dem Patienten. Dies erhöht die Verbindlichkeit und ermöglicht auch die systematische Besprechung des Trainings am Anfang der Sitzung.

Es gibt zahlreiche Techniken, die dabei eingesetzt werden können:

- *Fokus auf äußere Stimuli*: neugieriges Erkunden der Welt während Spaziergänge, Umgebungsbeschreibung, achtsames Sehen/Hören/Riechen/Schmecken/Fühlen.
- *Fokus auf Eigenwahrnehmung*: Beobachtung des eigenen Atems, achtsames Gehen oder sog. »Gehmeditation«, bewusste Köperwahrnehmung (»Körperreise« oder »body scan«).

Vereinbaren Sie mit Ihrem Patienten konkrete Trainingszeiten, wie etwa »3x Woche ca. 1 Std.« oder »täglich 20 Min.«.

17 Die erste Therapiephase: Vergangenheitsbewältigung und Entwicklung von Modus-Bewusstsein

Der Fokus der ersten Therapiephase ist die Reduktion der Häufigkeit und Intensität von Schemaaktivierungen durch Imaginationsarbeit mit den belastenden und traumatischen Kindheitserfahrungen, die zur Schemaentwicklung führten. Diese Herangehensweise entspricht im Prinzip der SORK-Analyse: Durch das gezielte Überschreiben dieser Erinnerungen arbeiten wir explizit an der O-Variable und erzeugen Flexibiltität und »Spielraum« hinsichtlich unmittelbarer emotionaler und kognitiver Reaktionen. Diesen Spielraum brauchen wir anschließend, um in der nächsten Phase gezielte Modusarbeit im Hier und Jetzt durchzuführen und dadurch den Erwachsenenmodus zu trainieren. Die Arbeit mit belastenden Erinnerungen kann allerdings nur erfolgen, wenn der Patient ausreichend im GE-Modus in die Sitzung kommt und gerade keine so großen Belastungen in seinem Alltag stattfinden, dass eine weitere Belastung für ihn zur Überforderung werden könnte.

Eine Faustregel während dieser Phase lautet: *»Immer, wenn möglich, arbeiten Sie erlebnisorientiert mit der Vergangenheit … Und immer, wenn notwendig, arbeiten Sie mit dem Modusmodell im Hier und Jetzt«.*

Was bedeutet das konkret? Entsprechend der bereits vorgeschlagenen Sitzungsstruktur (▸ Kap. 13) haben starke Modusaktivierungen immer Vorrang. Es ist nicht nur sehr schwer, sondern auch häufig kontraproduktiv, mit dem Kritikermodus eines Patienten über seine Vergangenheit zu sprechen oder sogar eine Imaginationsübung zu versuchen. Denn in diesem Modus dominieren Selbstabwertungen und in aller Regel die Ablehnung eigener Emotionen und Bedürfnisse! Aber auch mit einem stark aktivierten Vermeidungs- oder Überkompensationsmodus werden Sie beim Versuch einer Imaginationsübung mit belastenden Kindheitserinnerungen keinen großen Erfolg haben, denn diese Modi aktivieren sich gerade mit höchster Wahrscheinlichkeit deswegen, weil der Patient weiß, dass während der heutigen Sitzung eine solche Übung geplant war. In manchen Fällen lassen sich jedoch diese Aktivierungen auf unerwartete Erlebnisse oder Alltagsbelastungen zurückführen, die zum aktuellen Zeitpunkt vorrangig sind: Wenn eine Trennung, der Verlust des Arbeitsplatzes oder auch der Tod eines sehr nahen Menschen bevorsteht oder gerade stattfand (um einige sehr markante Beispiele zu nennen), dann ist die Arbeit in der Gegenwart wichtiger und die gleichzeitige Arbeit mit der Vergangenheit möglicherweise eine Überforderung für den Patienten.

Die Arbeit mit dem Modusmodell im Hier und Jetzt ist allerdings auch im Allgemeinen notwendig, wenn der Patient noch gefährdende Verhaltensweisen zeigt, wie etwa impulsiv-riskantes Verhalten, Selbstschädigungen, aggressives Verhalten oder schädlichen Gebrauch von Alkohol und anderen Drogen.

Dies ist besonders während der Arbeit mit externalisierenden PS (Cluster B) zu erwarten, insbesondere mit Borderline-Störungen (Selbstverletzungen, Suchtprobleme, Promiskuität, Risikoverhalten) und impulsiven Narzissten (Selbsterhöhung, Risikoverhalten, Suchtprobleme). In solchen Fällen muss in aller Regel zuerst die gezielte Arbeit mit diesen Bewältigungsmodi vorgeschaltet werden. Erst dann findet sich eine ausreichend sichere Basis, auf der die Imaginationsarbeit erfolgen kann. Im Prinzip ist dies kein Widerspruch zur o. g. Faustregel.

Während der Arbeit mit internalisierenden PS (Cluster C) kann in aller Regel sofort mit der vergangenheitsorientierten Arbeit begonnen und Übungen zur Modusarbeit im Hier und Jetzt nach Bedarf eingesetzt werden.

17.1 Die therapeutische Haltung während der ersten Therapiephase

Unsere Haltung während dieser ersten Behandlungsphase ist weiterhin offen-interessiert und aktiv fürsorglich. Der Fokus auf der Bindungs-Selbstbehauptungs-Wippe liegt weiterhin auf der Bindungsseite, sodass wir in aller Regel unserem Patienten Verständnis entgegenbringen und in vielen Fällen auch bereit sind, zumindest vorübergehend gesunde erwachsene Aufgaben zu übernehmen, die ihn gerade überfordern bzw. die er noch nicht übernehmen kann. Unsere elterliche Fürsorge beinhaltet dabei nicht nur Trost, sondern auch realistische Grenzen, insbesondere hinsichtlich gefährdender Bewältigung. Wir akzeptieren unseren Patienten bedingungslos, sind jedoch nicht mit jeder seiner Handlungen einverstanden.

Die imaginative Bearbeitung prägender und häufig traumatischer Erinnerungen ist in den meisten Fällen emotional sehr belastend. Viele Patienten benötigen in dieser Zeit ein für sie spürbar sicheres Bindungsgefühl zum Therapeuten. Die Vereinbarung eines zusätzlichen Kurzkontaktes bspw. via E-Mail zwischen Sitzungen kann in dieser Zeit hilfreich sein. In jedem Falle sollten Sie dem Patienten deutliche Anweisungen geben, wie z. B. »*Die Sitzung war heute sehr emotional und ich vermute, dass Sie in den nächsten Tagen häufig daran denken und dass viele Ihrer Schemata etwas aktiver als sonst sein werden. Deswegen würde ich gerne für die kommende Woche jeden Tag eine kurze E-Mail von Ihnen bekommen. Sie schreiben mir einfach, was Sie alles getan haben, wie es Ihnen geht und wie es mit dem Wiederanhören der Imaginationsübung geklappt hat. Ich werde manchmal sehr knapp oder erst am nächsten Tag antworten, aber ich lese Ihre Nachrichten auf jeden Fall! Durch den E-Mail-Kontakt wird vielleicht spürbarer, dass ich da bin und Sie nicht alleine klarkommen müssen*«.

18 Schemabehandlung durch Vergangenheitsbewältigung

Der Fokus während der ersten Therapiephase liegt wie bereits gesagt auf der Reduktion der Häufigkeit und Intensität von Schemaaktivierungen durch die gezielte Arbeit mit den belastenden und traumatischen Kindheitserfahrungen, die zur Schemaentwicklung geführt haben. Die vergangenheitsfokussierte Arbeit in der Schematherapie erfolgt prinzipiell im Rahmen von Imaginationsübungen. Ergänzend können aber auch sogenannte »Historische Rollenspiele« durchgeführt werden, bei denen besondere Situationen aus der Vergangenheit im Hier und Jetzt wiederinszeniert werden.

18.1 Imaginatives Überschreiben (ImRs)

Die technischen Grundlagen der Imaginationsarbeit finden Sie im Teil II (▶ Kap. 9).

Praktische Empfehlungen

- In den meisten Fällen arbeiten wir während einer ImRs-Sitzung sehr gezielt mit einer der prägenden bzw. traumatischen Kindheitserinnerungen, die wir mit dem Patienten im Rahmen der diagnostischen Phase erarbeiteten. Sie entscheiden gemeinsam mit Ihrem Patienten, mit welchem Bild Sie arbeiten werden – wobei man in aller Regel der Chronologie nachgeht.
- Fangen Sie nicht mit ImRs an, wenn Ihr Patient zu Beginn der Sitzung zu starke Aktivierungen von Bewältigungsmodi oder von kritischen Modi zeigt – in diesem Fall müssen Sie zunächst mit dem Modusmodell im Hier und Jetzt arbeiten, entsprechend der Faustregel »*Immer, wenn möglich Fokus auf Vergangenheit, jedoch immer, wenn notwendig, Arbeit mit dem Modusmodell im Hier und Jetzt*«.
- Im Normalfall dauert eine Imaginationsübung zwischen 25 und 40 Minuten. Je klarer wir als Therapeuten in der Lage sind, eine gute Balance zwischen Prozessorientiertheit und aktiver Anleitung zu finden, umso leichter kann die Zeit eingehalten werden.
- Während der Übung können Sie zwischen einer Kindheits- und einer Erwachsenenperspektive wählen (▶ Abb. 18.1 und ▶ Abb. 18.2). In der Kindheitsperspektive erlebt der Patient Nähe und bedingungslosen Schutz (Bindung), in der Er-

wachsenenperspektive setzt er sich aktiv für seine Bedürfnisse ein und verteidigt sein »kleines ich« (Selbstbehauptung).

- Verlieren Sie nicht den Blick für die Metaebene: Unabhängig von der konkreten Intervention auf der »Inhaltsebene« und der gewählten Perspektive erlebt der Patient in der Imagination eine sehr tiefe Validierung und den spürbaren emotionalen Halt durch Sie. Sie bleiben bedingungslos bei ihm und werden zu einem mitfühlenden »Zeugen« der Misshandlungen. Sie sehen ihn und nehmen ihn in seiner emotionalen Not ernst.
- Fangen Sie gleich nach einer kurzen Eingangsphase von fünf Minuten mit der Übung an, um ausreichend Zeit und subjektive Ruhe zu haben.

Konkretes Vorgehen

Das imaginative Überschreiben erfolgt in drei Phasen: *Exposition, Intervention und Tröstung,* die wir uns jetzt anschauen werden.

Übung 6: Imaginatives Überschreiben (ImRs)

Dauer: 25–40 Min.
(Konkrete Formulierungshilfen entnehmen Sie der ▶ Tab. 18.1)

Phase 1: Exposition

Die Szene wird möglichst lebhaft wiedererlebt, wobei der Fokus auf die körperlichen und emotionalen Reaktionen verbunden mit der Schemaaktivierung gelegt wird. In den meisten Fällen handelt es sich um Erfahrungen mit anderen Menschen (z. B. Familienmitgliedern, Schulkameraden, Lehrern, Nachbarn, fremden Personen), die den Patienten direkt verletzt, belastet oder vernachlässigt haben. In manchen Fällen ist der Mangel an Kontakt mit anderen Menschen zentral, wie etwa bei Verlassenheit oder beim Verlust wichtiger Menschen.

1. Wechseln Sie ins »Du« und lassen Sie den Patienten die Situation schildern: *»Sie sind jetzt wieder der kleine Peter, der gerade erlebt, wie seine Mutter mit ihm spricht und anfängt, ihn anzuschreien. Kannst Du mir sagen, kleiner Peter, was gerade passiert?«*
2. Gehen Sie die Situation »Bild-für-Bild« durch und erarbeiten Sie immer alle drei Elemente: Handlung, emotionale Reaktion und aktivierte Kognitionen – Sie können als Orientierung der Reihenfolge »Handlung→Gefühle→Gedanken→Handlung, etc.« folgen.
3. Legen Sie den Fokus auf die emotionale Aktivierung. Für die Suche nach einem »Hotspot« können Sie mit einer Intensitätsskala von 0–10 arbeiten, insbesondere wenn es sich um traumatische Gewalterfahrungen handelt.
4. Nach Erreichen des emotionalen »Hotspots« erfolgt die Exposition mit diesem Gefühl für 2–3 Minuten. Dies ermöglicht den Habituationseffekt. Während-

dessen bleiben Sie im Gespräch mit dem Kind und fokussieren sich weiterhin auf Handlung und emotionale Reaktion.

5. Nach der Exposition mit dem Hotspot erfolgt der zweite zentrale Aspekt in dieser Phase: Die *Klärung des Wunsches des Kindes sowie des dahinterliegenden Grundbedürfnisses.*

Phase 2: Intervention

Während der Interventionsphase setzen sich Patient und/oder Therapeut für die Bedürfnisse des Kindes ein. Bei der konkreten Intervention handelt es sich um die *»Entmachtung« eines Täters* (bei Misshandlungen jeglicher Art), die *Begrenzung einer Erziehungsfigur* (bei Demütigungen, Kritik und Überforderung) oder die *Konfrontation eines emotional vernachlässigenden Elternteils mit den Konsequenzen* seines Verhaltens (► Kap. 18.1.1–18.1.7 für situationsbezogene Herangehensweisen).

Möglichkeit 1: Intervention durch Sie (der Patient bleibt in der Kindesperspektive)

Hilfreich sind klare Formulierungen und präzise Beschreibungen. Wenn Sie mit dem Kind reden, das gerade misshandelt wird, dann sagen Sie ganz klar: *»Okay, Du siehst jetzt, wie ich durch die Tür komme und zu Dir laufe. Ich stehe jetzt neben Dir und stelle mich zwischen Dich und Deinen Vater hin, sodass er Dich nicht mehr schlagen kann. Ab jetzt siehst Du mich und meinen Rücken, Du bist hinter mir und ich lasse nicht mehr zu, dass Dein Vater Dich schlägt«.*

1. Sprechen Sie direkt zur Erziehungsfigur/zumTäter und beschreiben Sie genau, was Sie tun. Dabei fragen Sie den Patienten als Kind in der Szene, wie die Person reagiert sowie wie er selbst emotional darauf reagiert.
2. Wenn die Entmachtung/Neutralisierung erreicht wurde, prüfen Sie ob das ursprünglich unbefriedigte Grundbedürfnis ausreichend befriedigt wurde. Danach können Sie die nächste Phase einleiten.

Möglichkeit 2: Intervention durch den Patienten als Erwachsener

1. Nach Erreichen des Hotspots wird vor der Intervention die Perspektive gewechselt und der Film »pausiert«, sodass der Patient bewusst das leidende Kind ansehen und versuchen kann, *aus einer Außenperspektive Mitgefühl zu spüren* (*bindungsorientiertes Versorgungssystem*). Der Blick auf die misshandelnden oder deprivierenden Personen führt häufig zu ärgerlichen Reaktionen (*Selbstbehauptungsimpulse*), die dem Patienten die notwendige Kraft für die Intervention verleihen.

2. Erarbeiten Sie mit dem Erwachsenen einen Interventionsplan: »*Wie möchten Sie dem kleinen Peter helfen?*« Lassen Sie sich von ihm berichten, was er gerade tut und wie die andere Person sowie das Kind darauf reagieren.
3. Nach der Neutralisierung der Gefahr lassen Sie den Patienten einschätzen, ob das ursprünglich unbefriedigte Grundbedürfnis ausreichend befriedigt wurde. Danach können Sie die nächste Phase einleiten.

Phase 3: Tröstung und Versorgung

Während der Tröstungsphase wird primär das Bindungsbedürfnis des Kindes befriedigt. Der Fokus liegt auf der emotionalen Versorgung und der Herstellung einer Atmosphäre von Sicherheit und Geborgenheit, in der Emotionen und Bedürfnisse geäußert werden können.

1. Verlassen Sie imaginativ den Ort und entscheiden Sie gemeinsam mit dem Patienten, wo das Gespräch mit dem Kind fortgeführt werden soll.
2. Der erwachsene Patient und/oder Sie reden mit dem Kind in der Imagination und validieren seine Gefühle und Bedürfnisse. Das Kind soll sich angenommen und geliebt fühlen.
3. Dysfunktionaler Gedanken und Interpretationen (insbesondere Selbstvorwürfe und Schuldgefühle) sollen im Gespräch mit dem Kind explizit erfragt und entkräftet werden.
4. Im Idealfall ist der Abschluss ein positives Bild, in dem entweder dem Kind ermöglicht wird, wirklich Kind zu sein und Zugehörigkeit, Geborgenheit und wenn möglich Spaß und Spontaneität zu erleben.

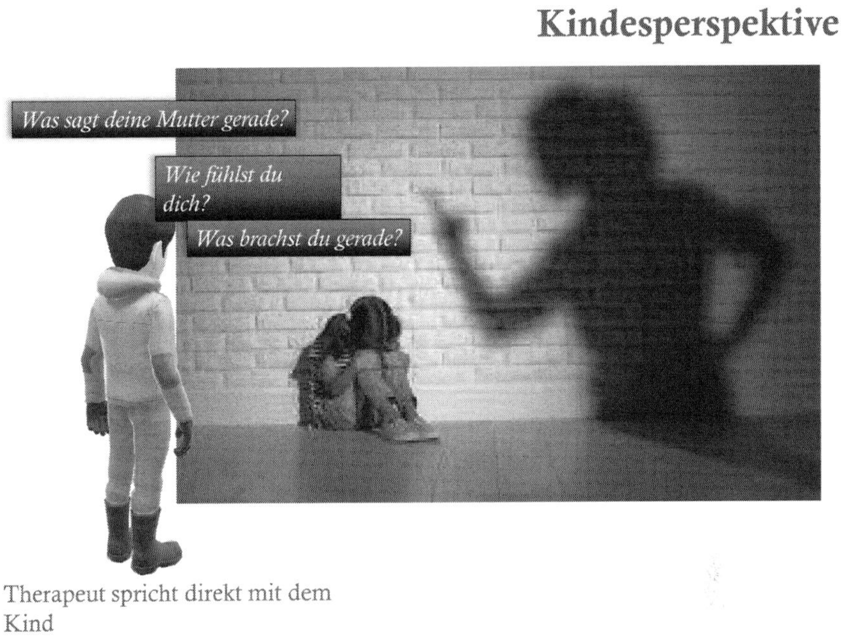

Abb. 18.1: Kindesperspektive in der Imagination

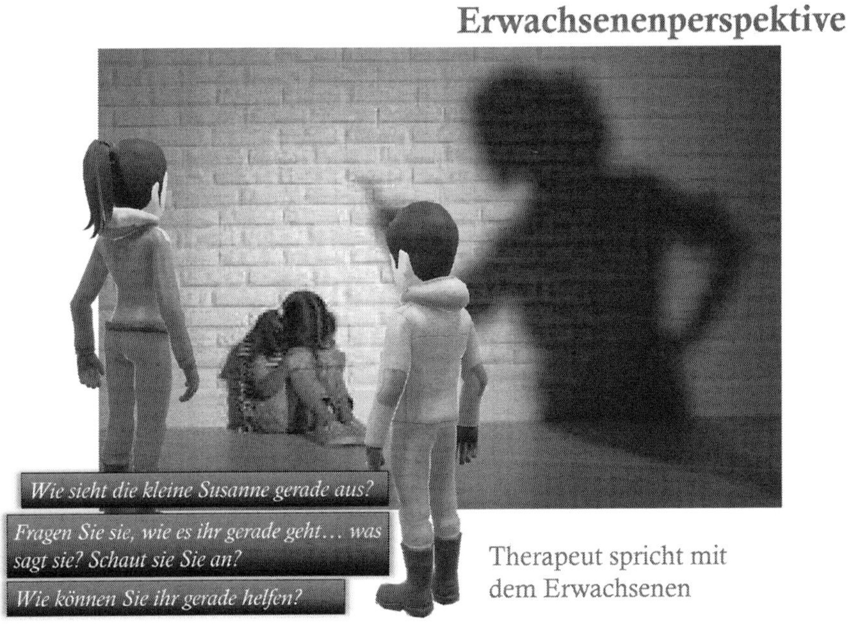

Abb. 18.2: Erwachsenenperspektive in der Imagination

Tab. 18.1: Perspektiven und Formulierungen in der Imagination

		Phase		
		Exposition	**Intervention**	**Versorgung**
Th. spricht mit dem Kind	Handlung	Lebhaftes Wiedererleben der belastenden Szene, unverändert bis zum »Hotspot« (Expositionszeit mit Hotspot ca. 3 Minuten).	Das Kind sieht, wie ihm gehofen wird. Erziehungsfigur/Täter wird konfrontiert, begrenzt und neutralisiert. Die aktiven Akteure können variieren (Therapeut, Patient als Erwachsener, Hilfsfiguren), der Therapeut führt jedoch die Intervention und beschreibt, was aktiv getan oder gesagt wird.	Das Kind sieht, wie der Therapeut (bzw. der Erwachsene oder eine andere Person) ihn nach der Intervention tröstet, validiert und emotional versorgt. In der Regel findet das an einem anderen Ort statt, der sicherer und schöner ist.
	Ziele	• Schemaaktivierung (insbesondere emotionale Anteile) • Emotionale Habituation	• Erleben von bedingungsloser Hilfe und Schutz durch den Therapeuten oder eine andere erwachsene Person (Bindung). • Modellernen und Training des GE-Modus (Selbstbehauptung)	• Erleben von Nähe, Zuneigung und Akzeptanz. • Modifikation von Schuldgefühlen und Selbstabwertungen
	Mögliche Formulierungen	**Situation:** Wo bist du gerade? Was siehst du? (hörst, riechst, fühlst du?) **Handlung:** Was passiert gerade? Was macht sie/er genau? Wie schaut sie/er dich dabei an? Was machst du dann? Und wie reagiert sie/er? **Emotionale Reaktion:** Wie fühlst du dich? Wo fühlst du das im Körper? (Fokus auf Atmung, Gefühl in der Brust oder im Bauch). Wie fühlt es sich an, wenn sie/er das macht/sagt? **Kognitive Reaktion:** Was denkst du, während das passiert?	**Handlung:** Th. beschreibt seine Intervention und fragt das Kind, wie der Täter darauf reagiert. Du siehst jetzt, wie ich reinkomme und mich vor dich stelle, kannst du mich sehen? Ich sage jetzt zu deinem Vater »… (Konfrontation)«. Wie reagiert er? Was sagt/macht er? Wie schaut er dabei? Dann sage ich zum ihm »…«, wie reagiert er jetzt? **Emotionale Reaktion:** Wie fühlst du dich, wenn ich das sage/tue? Wie fühlst du dich, wenn dein Vater jetzt … macht? Nach Entmachtung: Wie ist es für dich,	**Situation:** Th. konstruiert zuerst mit dem Kind zusammen eine neue Situation. Lass uns woanders hingehen, an einen Ort, an dem du einfach du sein kannst/an dem du spielen kannst/an dem du dich sicherer fühlen kannst. Wo könnten wir jetzt zusammen hingehen? Wer ist alles dabei? Wir dürfen uns alles wünschen! **Umstrukturierung:** Ich weiß, dass es sich manchmal anders anfühlt, aber du kannst wirklich nichts dafür, dass dein Vater (Mutter, etc.) so böse (streng, laut, aggressiv, ect.) zu dir ist. Du verdienst das nicht.

Tab. 18.1: Perspektiven und Formulierungen in der Imagination – Fortsetzung

		Phase		
		Exposition	**Intervention**	**Versorgung**
		Konkreter Wunsch und frustriertes Grundbedürfnis: Was müsste jetzt passieren, sodass es dir besser geht (du weniger Angst hast? weniger traurig bist?). Was kommt für dich gerade zu kurz? Was vermisst du? Was brauchst du? Wonach sehnst du dich? Was fehlt dir?	wenn er so schaut? (ängstlich, beschämt, etc). Wo fühlst du das im Körper? (Fokus auf Atmung, Gefühl in der Brust oder im Bauch) **Bedürfnisbefriedigung:** Bezugnehmend auf geäußertes Bedürfnis: Wie ist dein Gefühl jetzt im Vergleich zu vorhin? Was brauchst du noch?	**Emotionale Reaktion:** Wie fühlst du dich, wenn ich das sage/tue? Wie fühlst du dich, wenn dein Vater jetzt … macht? Nach Entmachtung: Wie ist es für dich, wenn er so schaut? (ängstlich, beschämt, etc.). Wo fühlst du das im Körper? (Fokus auf Atmung, Gefühl in der Brust oder im Bauch) **Bedürfnisbefriedigung:** Bezugnehmend auf geäußertes Bedürfnis: Wie ist dein Gefühl jetzt im Vergleich zu vorhin? Was brauchst du noch? Was möchtest Du noch machen?
Th. spricht mit dem Erwachsenen	Handlung	Therapeut und Patient beobachten die Szene aus der Beobachterperspektive.	Der Patient konfrontiert die Erziehungsfigur oder den »Täter« und setzt sich für das Kind ein. Der Therapeut leitet ihn dabei an.	Der Patient versorgt, tröstet und validiert das Kind nach der Intervention, in aller Regel an einem anderen Ort. Der Therapeut leitet ihn an.
	Ziele	• Entwicklung von Mitgefühl für das Kind (Spiegelneuronen, Aktivierung »Care System«) • Entwicklung von Ärger ggü der Erziehungsfigur oder dem Täter (Selbstbehauptung)	• Wiedererlangen von Kontrolle und Sicherheit • Erleben der eigenen Selbstwirksamkeit (Selbstbehauptung)	• Selbstakzeptanz und Entwicklung von Mitgefühl mit sich selbst. • Erlernen von Selbstregulationsstrategien
		Situation: Können Sie das Bild beschreiben, das Sie gerade sehen? Was passiert gerade?	**Handlung:** Unter Anleitung führt der Patient Regie über seine Intervention. Er spricht in 2. Person mit den Erziehungsfiguren oder dem Täter und beschreibt	**Situation:** Der Pat. konstruiert unter Anleitung eine neue Situation. Wohin könnten Sie jetzt mit dem kleinen Peter gehen, um in Ruhe mit ihm zu reden? Wo würde

Tab. 18.1: Perspektiven und Formulierungen in der Imagination – Fortsetzung

		Phase		
		Exposition	**Intervention**	**Versorgung**
Th. spricht mit dem Erwachsenen	Mögliche Formulierungen	**Mitgefühl mit Kind:** Schauen Sie bitte dieses kleine Kind an (bzw. Mädchen, Junge, den kleinen Peter, die kleine Susanne). Schauen Sie ihm/ihr bitte in die Augen. Was sehen Sie? Wie ist der Gesichtsausdruck? Wie schaut das Kind? Wie fühlen Sie sich als erwachsene Person, die dieses Kind sieht und diese ganze Szene mitbekommt? **Ärger:** Schauen Sie, was sein Vater (Mutter, Lehrer, etc) mit diesem Kind macht. Wie fühlen Sie sich, wenn Sie von außen jetzt sehen, wie er/sie mit diesem kleinen hilflosen Kind umgeht?	deren Reaktionen. *Sie gehen jetzt dazwischen und betreten diese Szene. Was machen Sie dann? Beschreiben Sie bitte, wie Sie das tun. Was passiert dann? Wie reagiert der Vater (Mutter, etc.), wenn Sie das tun? Wie schaut er? Was sagt er? Was machen Sie dann? Was sagen Sie? Sagen Sie es direkt!* **Emotionale Reaktion des Erwachsenen:** *Wie fühlt es sich an, wenn Sie so klar und deutlich mit ihm reden? Wo fühlen Sie das im Körper? Spüren Sie bitte, wie viel Kraft in Ihnen steckt, wenn Sie sich für ein kleines hilfloses Kind einsetzen! Wo spüren Sie das? Wie geht es Ihnen, wenn der Vater so reagiert?* (bei nicht reagieren i. d. R. mehr Ärger, bei erfolgreicher Konfrontation Erleichterung, Genugtuung). **Emotionale Reaktion des Kindes:** *Schauen Sie kurz zum/zur Kleinen, der hinter Ihnen steht und alles mitbekommt. Wie reagiert der Kleine/die Kleine, wenn der Vater das sagt (tut)? Wie schaut der/die Kleine jetzt, wenn er/sie mitbekommt, wie Sie jetzt zum Vater sprechen und ihn/sie beschützen?*	sich die kleine Susanne sicher/wohler fühlen? Wer könnte alles dabei sein? Sie haben die ganze Kontrolle und können die Situation so gestalten, wie Sie möchten! **Umstrukturierung:** Dieser kleine Junge fühlt sich wahrscheinlich verantwortlich/schuldig/denkt, er hat was Falsches getan. Sprechen Sie mit ihm darüber. Was möchten Sie ihm sagen? Wie reagiert er dann? Was sagt der Kleine zu Ihnen? Wie reagieren Sie dann, wenn er das sagt? (Der Patient spricht in 2. Person mit dem Kind und beschreibt seine Reaktionen) **Emotionale Reaktion:** Wie sieht die kleine Susanne aus? Wie ist ihr Gesichtsausdruck? Schauen Sie ihr in die Augen. Wie ist es für Sie, wenn Sie so mit diesem kleinen Kind reden? Wie fühlt es sich an, wenn Sie sehen, dass der Kleine sich entspannt? (Fokus auf körperliche Reaktionen und Emotionen) **Bedürfnisbefriedigung:** Was fehlt diesem kleinen Kind? Was braucht es, um sich sicher/geliebt/angenommen zu fühlen?

In bestimmten Situationen können Sie vor dem eigentlichen Überschreiben die sogenannten »Float-back-Technik« verwenden, um ausgehend von einem aktuellen Erlebnis ein Erinnerungsbild mittels der »Affektbrücke« zu finden, das Sie dann während der Übung überschreiben. Diese Technik wird vor allem zu »diagnostischen Zwecken« angewendet, wenn sich eine starke emotionale Aktivierung im Alltag oder auch in der Sitzung ausgelöst durch die Beziehung zu uns als Therapeuten nicht intuitiv in Verbindung mit prägenden Kindheitserinnerungen bringen lässt.

Übung 7: Wiedererleben einer aktuellen Situation und Float-back mittels »Affektbrücke«

1. Wenn die Ausgangssituation ein aktuelles Erlebnis aus dem Alltag ist, dann lassen Sie zunächst den Patienten dieses Erlebnis imaginativ wiedererleben. Beginnen Sie mit der Handlung: »*Okay, dann lassen Sie uns die Situation vom letzten Samstag mit Ihrer Frau jetzt möglichst lebhaft rekonstruieren. Lassen Sie uns am Anfang des Films ansetzen, bevor der Konflikt überhaupt begann. Als wäre es jetzt und Sie würde es gerade in diesem Moment erleben: Was passiert gerade? Was sehen Sie? Was sagen/tun Sie? Was sagt/tut Susanne?*«
2. Erarbeiten Sie die emotionale Reaktion und versuchen Sie, die Basisemotionen zu erkennen: »*Wie fühlt sich das an? Wo fühlen Sie das im Körper?*«
3. Erfragen Sie aktivierte Kognitionen: »*Was denken Sie in diesem Moment? Was geht Ihnen durch den Kopf?*«

Gehen Sie die Situation »Bild für-Bild« durch und erarbeiten Sie immer alle drei Elemente: Handlung, emotionale Reaktion und aktivierte Kognitionen. Folgen Sie als Orientierung der Reihenfolge »Handlung→Gefühle→Gedanken→Handlung, etc«. Manchmal ist es jedoch situationsabhängig sinnvoll, die Reihenfolge zu verändern und z. B. nach der Formulierung eines bestimmten Gedankens gleich nach der emotionalen Reaktion darauf zu fragen: »*Wie fühlt sich das an, wenn Sie diesen Gedanken laut aussprechen?*« Folgen Sie diesem Schema bis zum emotionalen »Hotspot« (der Stelle, an dem die emotionale Aktivierung am Stärksten war).

1. Leiten Sie anschließend den Wechsel in eine prägende belastende Jugend- oder Kindheitsszene durch die Verwendung einer »*Affektbrücke*«. Dabei wird der Patient dazu angeleitet, sich ganz auf seine körperlichen Empfindungen und sein emotionales Erleben zu konzentrieren und das Bild der aktuellen Situation gedanklich verblassen zu lassen. Eine mögliche Formulierung kann z. B. lauten: »*Bleiben Sie ganz bei diesem Gefühl in Ihrem Körper und verlassen Sie langsam die jetzige Szene … lassen Sie das Bild allmählich in den Hintergrund geraten, als würde es verblassen … Sie bleiben jetzt im Kontakt mit dem Gefühl … und lassen sich mit diesem Gefühl in Ihre Kindheit und Jugend zurücktreiben … zurück in eine frühere Zeit in Ihrem Leben … eine Zeit, in der Sie viel kleiner und viel jünger waren … Bleiben Sie im Kontakt mit diesem Gefühl und schauen Sie, welche Bilder aufsteigen*«.

2. Manchmal dauert es mehrere Minuten, bis der Patient ein Bild berichten kann. Bleiben Sie möglichst entspannt, wiederholen Sie einfach die Beschreibung der Körperempfindungen und nehmen Sie den Druck etwas raus: »*Manchmal braucht es etwas Zeit, bis sich alte Erinnerungsbilder zeigen ... wir haben die Zeit und warten einfach, bis Bilder kommen ... Bleiben Sie beim Gefühl im Körper*«.

Falls der Patient mehrere Bilder berichtet, dann lassen Sie sich die Erinnerungen kurz schildern. Häufig sind die älteren Bilder für das Überschreiben geeigneter, wobei das keine feste Regel ist. Sie haben bereits in den ersten Sitzungen die Lebensgeschichte des Patienten mit ihm erarbeitet und können sich jetzt etwas fundierter von Ihrer Intuition leiten lassen. Fragen Sie Ihren Patienten, welches Bild sich für ihn gerade passender anfühlt. Wenn Sie sich mit Ihrem Patienten für ein Bild entschieden haben, dann beginnen Sie mit Phase 1 des imaginativen Überschreibens.

Wenn Sie das ImRs mit einem Float-back begonnen haben, können Sie nach der 3. Phase der Überschreibung des alten Bildes zurück zur Ausgangssituation kommen, um eine neue erwachsene Strategie im Umgang mit dem aktuellen Konflikt zu erproben.

18.1.1 Sexueller Missbrauch

Sexuelle Missbrauchserfahrungen in der Kindheit haben in aller Regel verheerende Folgen, ganz besonders im Falle eines regelmäßigen Missbrauchs (»Typ-2«-Traumata) durch einen Familienangehörigen – wie beim Fallbeispiel Anna. Die typische emotionale Reaktion ist Angst/Panik. Ein Kind kann diese Erlebnisse nicht einordnen und ist entsprechend völlig überfordert. Darüber hinaus ist ein sexueller Missbrauch in aller Regel mit körperlichen Schmerzen verbunden. In den meisten Fällen finden sich sekundär Ekel, Scham und Schuld. Dies hängt typischerweise mit kognitiven Bewertungen zusammen, das Kind wäre selbst schuld und würde etwas Falsches machen. Dadurch entsteht in der Regel ein ausgeprägter Kritikermodus mit Selbstverachtung, Selbstanschuldigung und massiven Selbstentwertungen.

Exposition

Insbesondere während der Erarbeitung von Körperempfindungen und emotionalen Reaktionen ist es wichtig, den Patienten zu unterstützten, im emotionalen Toleranzfenster zu bleiben und ausreichend aktiviert zu sein. Fragen Sie explizit nach und unterstützen Sie den Patienten bei der Suche nach passenden Formulierungen: »*Wo fasst er Dich gerade an? Das ist schrecklich ... und das tut sicherlich auch sehr weh ... wo fühlst Du geraden den Schmerz?*« Das ist nicht leicht, aber wichtig.

Ein sexueller Missbrauch ist ein schweres Trauma, sodass die Exposition mit dem Hotspot über drei Minuten im Sinne der Habituation eine sehr wichtige Rolle spielt. Auch wenn es uns manchmal schwerfällt, müssen wir unsere Patienten während dieser Zeit im Kontakt mit seinen Emotionen und Körperempfindungen halten.

Entmachtung

Was würden Sie tun, wenn Sie Zeuge des sexuellen Missbrauchs eines Kindes wären? Und was wäre, wenn Ihnen dieses Kind bekannt wäre? Oder sogar Ihr eigenes Kind? Im Falle eines sexuellen Missbrauchs wird nicht nach Gründen gefragt und auch nicht verhandelt oder argumentiert, sondern gehandelt: Der Missbrauch wird sofort unterbrochen und das Kind in Schutz genommen. Denn kein Kind verdient, so behandelt zu werden. Diese Klarheit und Entschlossenheit müssen in unserem Handeln während der Intervention erkennbar sein. Beschreiben Sie entschlossen, wie Sie dieses Kind bedingungslos in Schutz nehmen.

Was bedeutet »entmachten«? Es bedeutet, dass der Täter keine Gefahr mehr für das Kind darstellt. Dies wird in der Regel erreicht, wenn der Täter selbst zum Opfer wird und sich hilflos oder gar ängstlich zeigt. Auch Scham z. B. bei einer öffentlichen Bloßstellung als »Kinderschänder« führt zum gewünschten Effekt.

Um den Täter zu entmachten, brauchen Sie häufig angemessene körperliche Gewalt. Wenn Sie sich damit wohl fühlen, dann können Sie in der Handlung selbst derjenige sein, der den Täter überwältigt *(»Du siehst jetzt, wie ich Deinen Stiefvater an den Kragen packe und zu Boden zwinge, ich trete ihn einmal kräftig in die Weichteile und spreche zu ihm: Spinnst du? Wie kannst du einem kleinen Kind so etwas antun?! Wenn du so groß und so mutig bist, dann stehe auf und versuche es mit mir, du Feigling!«)*. Wenn Sie sich damit nicht wohl fühlen und lieber Hilfe brauchen, dann konstruieren Sie die Szene entsprechend und beschreiben Sie, was passiert *(»Du siehst jetzt, wie ich und fünf Polizisten durch die Tür kommen. Die Polizisten nehmen Deinen Vater sofort von Dir runter und ich hole Dich zu mir, sodass Du merkst, dass Du jetzt in Sicherheit bist.«)*. Seien Sie kreativ: In der Fantasie gibt es keine Grenzen!

> Ob Sie Superhelden und magische Waffen einsetzen oder den Täter anderweitig entmachten (schrumpfen, verflüssigen, auf eine Rakete setzen und auf den Mond schießen), hier ist alles erlaubt! Damit trainieren Sie im Übrigen auch kognitive Defusion, eine Technik, welche wir im weiteren Behandlungsverlauf für den Umgang mit Kritikersätzen häufig einsetzen werden.

Wenn die Entmachtung durch den Patienten stattfindet, dann gelten im Prinzip die gleichen Regeln, wobei unsere Patienten häufig Unterstützung bei der Aktivierung der Selbstbehauptungstendenz benötigen. Sie werden häufig erleben, dass sich Ihre Patienten beim Intervenieren daran orientieren, was Sie bei den ersten Imaginationsübungen in dieser Rolle getan haben.

Tröstung

Während der Tröstungsphase sollten auf jeden Fall Schuldgefühle angesprochen werden, auch wenn der Patient dies nicht spontan macht. In den meisten Fällen führt das Erleben von sexuellem Missbrauch in der Kindheit zu massiven Selbstabwertungen und Schuldgefühlen. Nach der Entmachtung des Täters ist der Patient häufig am Empfänglichsten für eine Korrektur dieser Gedanken. Falls Sie die Tröstung aktiv durchführen, stellen Sie sich ein kleines Kind vor, das Sie gerade gerettet haben, und seien Sie warm und verständnisvoll. Falls Sie Ihren Patienten anleiten, als Erwachsener das kleine Kind zu trösten, aktivieren Sie möglichst viel Mitgefühl (»Versorgungssystem«), indem Sie ihn dem Kind in die Augen schauen lassen.

Fallbeispiel Anna: Traumaimagination. Entmachtung des Täters durch die Patientin

In Annas Behandlung erfolgten neun Imaginationsübungen zur Traumabehandlung. Dabei wurde zunächst eine Liste mit den wesentlichen Missbrauchsszenen erstellt. Es erfolgte eine Serie von Übungen, sodass jede dieser Szenen mittels Imaginationsübungen mit Überschreiben behandelt wurde. Bei den ersten Imaginationen übernahm der Therapeut die Konfrontation des Stiefvaters und die emotionale Versorgung der kleinen Anna.

Mit acht Jahren wird die Patientin erstmalig von ihrem Stiefvater zum Geschlechtsverkehr gezwungen. Nach der Expositionsphase, bei der die Patientin den Hotspot als kleine Anna kurz erlebte, bittet der Therapeut die Patientin, die Perspektive zu wechseln und als erwachsene Anna mit ihm zusammen die Situation zu betreten.

Th.: Wir sind jetzt im Zimmer von der kleinen Anna und sehen die Szene von außen. Wir pausieren den Film. Was sehen Sie?

P.: *(noch ängstlich)* Ich sehe mich auf dem Bett … und ihn auch …

Th.: *(warm)* Ich weiß, dass es sehr schwer ist, die Perspektive zu wechseln … stellen Sie sich für einen Augenblick vor, dass dieses kleine Mädchen nicht Sie sind, sondern ein anderes 8-jähriges Mädchen. Und Sie sehen diese Situation von außen, wie einen Film.

P.: Ok … *(zögert und atmet tief ein und durch)* Ich sehe ein kleines Mädchen, und einen erwachsenen Mann, der auf ihr liegt.

Th.: Ja, jetzt können Sie es von außen sehen. Was macht der Mann mit ihr? Versuchen Sie bitte hinzuschauen.

P.: Schreckliche Dinge …

Th.: Ja … ich weiß. Was sehen Sie?

P.: *(zittrig)* Er vergewaltigt sie.

Th.: Ich weiß, dass es sehr schwer ist. Aber schauen Sie bitte für einen Moment das kleine Mädchen an, ihr Gesichtsausdruck. Was sehen Sie?

P.: Panik … die Kleine weint, schaut weg.

Th.: Wie fühlen Sie sich als die erwachsene Anna, die dieses Kind von außen sieht und diese ganze Szene als Zuschauerin mitbekommt?

P.: *(trauriger)* Das ist schrecklich … dieses Mädchen tut mir so leid.

Th.: Ja, es ist wirklich schrecklich. Spüren Sie dieses Mitgefühl bewusst in sich! Das Gefühl, das man bekommt, wenn man sieht, wie ein kleines Kind so schreckliche Dinge tun muss.

P.: Das ist einfach furchtbar … und niemand hilft ihr.

Th.: Das werden wir gleich ändern, Anna. Wie fühlen Sie sich, wenn Sie diesen Typ sehen und mitkriegen, was er mit dem kleinen Mädchen macht?

P.: Das macht mir Angst ...

Th.: Das ist das Gefühl der Kleinen ... Sie fühlen ihre Emotionen am eigenen Körper. Weil ein kleines Mädchen keine andere Wahl hat, als Panik zu bekommen. Es kann sich nicht wehren. Versuchen wir noch einmal diesen Mann zu sehen, durch die Augen der 23-jährigen Anna, die mit mir diese Szene betritt. Wie finden Sie, was Sie sehen?

P.: Schrecklich *(wird angespannter, ärgerlicher)*. Das ist ein Schwein ... ein Kinderschänder. Das ist eine Sauerei.

Th.: *(wird auch ärgerlicher)* Ganz genau! Beobachten Sie kurz Ihren Körper. Was kommt gerade für ein Gefühl auf?

P.: Ich rege mich auf ... Wut.

Th.: Ja. Stellen Sie sich vor, es wäre Ihr kleiner Bruder, den Sie dort sehen würden. Wie würden Sie reagieren?

P.: Ich würde dem Kerl den Kopf abreißen, wenn er das mit meinem Bruder macht.

Th.: Wo spüren Sie die Wut gerade?

P.: *(energischer, zunehmend lauter)* Überall. Hier oben, in meiner Brust.

Th.: Ja! Ich merke es! Das ist Ihre erwachsene Seite. Die Seite, die jetzt die Kleine in Schutz nehmen möchte. Was möchten Sie am liebsten tun?

P.: Die Kleine da rausholen, dieses Schwein stoppen.

Th.: Ja! Was brauchen Sie konkret dazu?

P.: Ein paar Polizisten im Hintergrund wären ganz nett. Und Sie. Würden Sie mir auch helfen dabei?

Th.: Sehr gerne! Wie möchten Sie anfangen?

P.: Wir reißen den Dreckskerl vom kleinen Mädchen runter und schmeißen ihn auf den Boden.

Th.: Perfekt. Ich bin dabei! Machen Sie das und erzählen Sie mir, wie er reagiert.

P.: Der ist geschockt und schreit rum.

Th.: Und was sagen Sie zu ihm?

P.: *(braucht 4–5 Sekunden ... atmet schwerer)*. Du bist so ein verdammtes Arschloch ... wie kannst du so was machen! Das ist ein 8-jähriges Mädchen, du bist ein mieses Schwein.

Anschließend erfolgte die weitere Entmachtung, wobei die Patientin den Täter mit Hilfe der Polizei an einen Pfosten auf dem Marktplatz in der Stadtmitte ankettete und ihm ein Schild mit dem Wort »Kinderschänder« um den Hals hängte, sodass alle es sehen konnten. Die Scham und die Angst in seinen Augen waren für sie ein Schlüsselerlebnis, denn genau das bedeutet »entmachten«: Er stellt ab diesem Moment keine weitere Gefahr für die kleine Anna dar.

18.1.2 Körperliche Misshandlungen durch Familienangehörige

Die übliche Reaktion des Kindes ist Angst und Panik. Bei der Erfahrung körperlicher Gewalt durch nahestehenden Menschen entstehen darüber hinaus sekundär Scham und Schuldgefühle, die im engen Zusammenhang mit Selbstabwertungen stehen, welche sich beim erwachsenen Patienten v.a. im Kritikermodus zeigen. Das Vorgehen und die zu erwartenden Schwierigkeiten sind ansonsten nicht wesentlich anders als bei der Behandlung von sexuellen Missbrauchsszenen: Das Kind braucht dringend Schutz und der Täter muss entmachtet werden. Während der Tröstungsphase sollen Schuldgefühle aktiv adressiert werden.

18.1.3 Unerbittliche Kritik und Mangel an emotionaler Unterstützung

Typische emotionale Reaktionen bei unerbittlicher Kritik und zu hohen Ansprüchen sind Angst vor Bindungsverlust und Trauer, sowie sekundär Scham und Schuld. Anders als bei Missbrauch und Misshandlungen, müssen die Erziehungsfiguren in diesem Fall nicht entmachtet, sondern mit den Konsequenzen ihrer Handlungen konfrontiert werden: »*Sehen Sie nicht, wie überfordert und erschöpft Ihr Kind ist? Wie sehr der kleine Peter sich bemüht, Ihre Ansprüche zu erfüllen? Der kleine Peter braucht eine Mutter, die ihn versteht und auf seiner Seite ist, die ihn unterstützt und ihn liebt und wertschätzt, ohne Bedingungen!*« Das Gleiche gilt natürlich, wenn Sie den Patienten als Erwachsenen bei der Konfrontation anleiten. In manchen Fällen können Sie sogar den Patienten anleiten, aus der Kindesperspektive mit der Erziehungsfigur zu sprechen und seinen Wunsch zu äußern: »*Kleiner Peter, kannst Du Deiner Mutter sagen, wie Du Dich fühlst, wenn sie Dich so unter Druck setzt? Ich stehe neben Dir und bleibe die ganze Zeit hier*«.

Es ist zwar nicht das Ziel der Intervention, doch in manchen Fällen bemerkt diese Person in der Imagination den eigenen Fehler und zeigt Reue oder entschuldigt sich sogar. Wenn dies der Fall ist, dann unterstützen Sie den Prozess und lassen Sie den Patienten als Kind erleben, wie sich diese Entschuldigung anfühlt (bzw. angefühlt hätte). Häufig kommt es dadurch zu einer »traurigen Erleichterung« und der Patient ist anschließend wirklich emotional zugänglich für Validierung und Tröstung in der 3. Phase. In vielen Fällen kommt es jedoch zu keiner positiven Reaktion der Person, weshalb es wichtig und »heilsam« ist, dem Kind klarzumachen, dass es nichts dafür kann und dass es diese unfaire Behandlung nicht verdient. Häufig hilfreich ist auch eine Erklärung, wie etwa »*Deine Mutter ist selbst überfordert und braucht Hilfe … Du kannst nichts dafür, dass sie so streng mit Dir ist und nie zufrieden ist, sie müsste sich Hilfe holen und Dich vor ihren eigenen Problemen und Launen in Schutz nehmen, anstatt Dich damit zu belasten*«.

18.1.4 Zu strenge Behandlung oder Bloßstellung durch Lehrer u. Ä.

Häufig zu finden sich solche Erfahrungen unter männlichen Patienten, sowohl mit internalisierenden Cluster-C-Zügen als auch mit narzisstischen PS. Ein Kind, das vor seiner Klasse zu streng behandelt oder gar bloßgestellt wird, reagiert in den meisten Fällen mit Ärger, Traurigkeit und sekundär Scham/Schuld. Diese Emotionen werden in der Imagination ernstgenommen, der Lehrer wird begrenzt und mit den Konsequenzen seiner Handlungen konfrontiert: »*Wie können Sie so was sagen? Sehen Sie nicht, dass Sie den kleinen Peter geraden einfach nur bloßstellen? Sie helfen ihm nicht, er kriegt nur Angst vor weiteren Demütigungen und schämt sich so sehr, dass er sich am liebsten verstecken würde. Das können Sie als Lehrer nicht ernsthaft als Ziel verfolgen!*«

18.1.5 Mobbing und Gewalt durch Gleichaltrige

Während der Intervention werden andere Kinder nicht entmachtet und von der Polizei abgeführt, sondern in der Regel begrenzt und mit den Konsequenzen konfrontiert: »*Seht ihr nicht, wie schlecht es dem kleinen Peter geht? Das könnt ihr nicht machen, was ist in euch gefahren! Würdet ihr das mögen, wenn das Gleiche mit euch gemacht würde?*« Ein Argument, das bei der Konfrontation häufig funktioniert, ist die Androhung, mit den Eltern zu reden: »*Ich frage mich, was eure Eltern sagen werden, wenn ich sie herhole und ihnen zeige, was ihr alle gerade mit dem kleinen Perter macht?*«

Was wünscht sich ein Kind, das von Gleichaltrigen abgelehnt oder sogar gemobbt wird? Natürlich in erster Linie, nicht mehr ignoriert/ausgelacht/geschlagen zu werden. Aber spätestens nach einer erfolgreichen Intervention in Phase 2 der ImRs wird einem der eigentliche unbefriedigte Wunsch klar: *dazuzugehören*. Das Kind möchte mit den anderen mitspielen dürfen und Spaß haben. Und das ist das wesentliche Ziel in der Phase 3: Nachdem man dem Kind erklären konnte, dass es nichts dafür kann und dass es das recht hat, gut behandelt zu werden, sorgen wir dafür, dass sein Bindungsbedürfnis befriedigt wird und dass es mit anderen Kindern spielen darf. Im Falle eines starken Mobbings mit Gewalt ist es natürlich nicht denkbar, dass dies mit den gleichen Kindern geschieht, sodass man andere Kinder dazu imaginiert oder den Patienten an einen Ort bringt, an dem es andere Kinder zum Spielen gibt.

18.1.6 Soziale Isolation und Ausschluss

In manchen Fällen berichten Patienten von einer Art tiefen Überzeugung, »*anders zu sein und nicht dazuzugehören*«, die sich bereits in der Grundschule oder sogar im Kindergarten zeigt. Insbesondere unter Patienten mit Borderline-Störungen zeigt sich bereits in der Kindheit häufig eine verzerrte Wahrnehmung hinsichtlich der Deutung von Zugehörigkeitssignalen anderer sowie eine Tendenz dazu, sich ausgeschlossen vorzukommen (Staebler et al 2011). Auch wenn Hänseleien nicht ausgeschlossen sind, stehen diese dann nicht im Vordergrund. Deswegen gibt es im Prinzip keine wirkliche Phase 2, sondern v.a. ein Gespräch mit dem Kind, das sich ausgeschlossen/abgelehnt und häufig »falsch« vorkommt. Dabei erarbeiten wir v.a. verschiedene Basisemotionen und dazugehörige Körperempfindungen sowie Gedanken, die wir während des Gespräches bereits als Kritikergedanken markieren können (»*Ich weiß, Du hörst jetzt schon die Stimme vom Kritiker, der solche schlimmen Sachen zu Dir sagt*«). Hinter der Angst und Scham zeigen sich dann Trauer und Einsamkeit, die im Prinzip das zugrundliegende Bindungsbedürfnis sehr klar zum Ausdruck bringen. Bei der Tröstungs- und Versorgungsphase spielt das Mitgefühl des Erwachsenen eine wesentliche Rolle (»*Wie fühlt es sich für Sie als Erwachsene an, wenn Sie die kleine Susanne sehen, die so gerne mit den anderen Kindern spielen möchte aber stattdessen in der*

Ecke sitzen bleibt? Wie können/möchten Sie ihr helfen?«). Im Idealfall kann der Erwachsene dem Kind Sicherheit geben und es ermutigen, zu den anderen Kindern zu gehen und mit ihnen zu spielen, wobei Sie als Therapeut und der Erwachsene in der Nähe des Geschehens bleiben und zunächst ein bisschen zuschauen, falls das Kind mehr Hilfe braucht.

18.1.7 Verlust wichtiger Menschen

Beim Verlust wichtiger Menschen entfällt in aller Regel die Phase 2 – man kann einen verstorbenen Menschen nicht konfrontieren und es ist in den meisten Fällen nicht leicht, z. B. einem trauenden Vater während einer Beerdigung damit zu konfrontieren, dass er sich gefälligst auch um seine Tochter kümmern soll. Dafür ist die Tröstungsphase um so wichtiger: Sie oder Ihr Patient als Erwachsener übernehmen die emotionale Fürsorge des trauenden Kindes. Dazu gehören natürlich Erklärungen, Validierung und selbstverständlich Trost und Halt.

In manchen Fällen ergibt sich ein imaginiertes Gespräch, bei dem sich die verstorbene Person vom Kind verabschiedet. Es gibt mehrere Möglichkeiten, dieses Gespräch zu führen: Sie können als Therapeut mit dem Kind sprechen und den Patienten bitten, sich vorzustellen, das seien die Worte des verstorbenen Menschen (z. B. Elternteil). Sie können aber auch den Patienten fragen, welche Worte er damals als Kind gerne noch von der Person gehört hätte und anschließend die Imagination einleiten, sodass er sich diese vorstellt.

18.2 Schwierige Situationen während ImRs

18.2.1 Beschützeraktivierung

Bei einer Aktivierung des Beschützermodus zeigt sich entweder eine unzureichende emotionale Aktivierung (eher kognitives berichten, kann keine Emotionen benennen, es zeigt sich eine eher neutrale oder distanzierte Haltung ohne emotionale Beteiligung). Manchmal findet der Patient jedoch keinen Zugang zur Situation oder es kommen keine Bilder. Der Umgang mit diesen Schwierigkeiten ist im Prinzip immer ähnlich und lässt sich wie folgt zusammenfassen.

Übung 8: Umgang mit »Widerstand« und Beschützeraktivierungen während Imaginationsübungen

1. Nehmen Sie zunächst den Widerstand zur Kenntnis und beobachten Sie sich selbst: Unerwartete Schwierigkeiten während Übungen stellen uns in der Regel vor Herausforderungen und können durchaus frustrierend sein. Falls Sie

in sich Unruhe und eine emotionale Aktivierung bemerken, versuchen Sie sich zu beruhigen, ggf. mittels einer entsprechenden Selbstinstruktion im inneren Dialog.
2. Bleiben Sie zunächst »geduldig« und geben Sie dem Patienten etwas Zeit und Raum. Betonen Sie dies explizit und normalisieren Sie die Reaktion: *»Es ist völlig normal, wenn es einen Moment länger braucht, bis Sie in Kontakt mit Ihrem Körper und Ihren Emotionen kommen. Wir haben die Zeit und auch keinen Druck gerade, bleiben wir einfach dabei.«*
3. Wenn sich keine Veränderung zeigt, sprechen Sie das aktiv an und stellen Sie mit »Wir-Formulierungen« wieder die Bindung zu Ihrem Patienten her: *»Ich glaube, dass wir gerade etwas mehr Schwierigkeiten haben mit der Übung als sonst, oder? Fällt es Ihnen auch auf?«*
4. Markieren Sie die Modusaktivierung (in den meisten Fällen »distanzierter Beschützer«): *»Ich glaube, dass Ihre Mauer heute besonders aktiv ist«*. Versuchen Sie ein positives Reframing: *»Das bedeutet, dass wir wahrscheinlich auf einem sehr guten Weg sind! Versuchen wir doch, dabei zu bleiben und um die Mauer herumzulaufen.«*
5. Wenn die Übung trotzdem nicht möglich ist, dann sprechen Sie dies explizit an: *»Ich haben den Eindruck, so werden wir nicht weiterkommen. Wir können die Übung unterbrechen und stattdessen Ihre Mauer auf einen Stuhl setzen und sie bitten, uns weiterarbeiten zu lassen ... was meinen Sie?«*
6. Unterbrechen Sie die Imagination und leiten Sie das angekündigte Gespräch auf Stühlen ein (► Kap. 19.1.1)

18.2.2 Dissoziation

Vor allem während der Arbeit mit traumatischen Erfahrungen kann es in manchen Fällen zu dissoziativen Reaktionen kommen, was für den Therapeuten noch beunruhigender als für den Patienten sein kann. Häufig war dies die einzig mögliche Bewältigungsstrategie, die dem Patienten während der Misshandlung übrigblieb und entsprechend der Schutzmechanismus der Wahl, wenn er sich erneut mit diesen Erinnerungen und Emotionen beschäftigt.

In vielen Fällen ist es für den Patienten bereits viel leichter, wenn die Übungen mit offenen Augen stattfinden. Wenn man neben dem Patienten sitzt, ist dies in aller Regel überhaupt kein Problem und Ihr Patient behält sowohl ein subjektives Kontrollgefühl als auch eine stärkere Verbindung mit dem Hier und Jetzt.

Übung 9: Umgang mit Dissoziation während ImRs

1. Wenn ein Patient während der Übung beginnt, zu dissoziieren, dann versuchen Sie ruhig zu bleiben (oder zumindest zu wirken) und unterbrechen Sie die Übung. Sprechen Sie deutlich, schreien Sie aber den Patienten nicht an, es ist kein lebensbedrohlicher Zustand!

2. Wenn der Patient noch ansprechbar ist, dann erfragen Sie das Ausmaß der Dissoziation mittels der »Anwesenheitsskala« von 0 bis 10: »*Auf einer Skala von 0 bis 10, wie stark ist die Verbindung mit dem Hier und Jetzt gerade?*«
3. Bitten Sie den Patienten mit Ihnen aufzustehen und leiten Sie ihn an, konkrete Strategien anzuwenden, um die Verbindung mit dem Hier und Jetzt zu stärken. Empfehlenswert sind Strategien, die sowohl körperliche Betätigung als auch einen spielerischen Charakter beinhalten, wie etwa gemeinsame Kniebeugen oder Hampelmännchen, in Pferdesitzt stehen und von 20 rückwärtszählen, auf einem Bein stehen oder hüpfen, u.Ä. Auch Stresstoleranzfertigkeiten (▸ Kap. 16.10.2, Übung 4) können Sie an dieser Stelle gemeinsam mit ihm anwenden.
4. Erfragen Sie immer wieder die Veränderungen durch die Übungen auf der Skala.
5. Wenn der Patient wieder ausreichend anwesend ist, entscheiden Sie mit ihm gemeinsam, ob Sie die Übung jetzt fortsetzen oder erst in der nächsten Sitzung.

Vor allem bei sexuellem Missbrauch und starken dissoziativen Tendenzen im Sinne einer PTBS können Sie bei Bedarf andere Techniken integrieren, welche die Habituation und die Distanzierung von den traumatischen Erinnerungen stärker trainieren. Dazu gehören z. B. die hypnotherapeutische »Bildschirmtechnik«, EMDR und auch die Arbeit mit einem schriftlichen Bericht über den Missbrauch, denn Sie mit dem Patienten gemeinsam verfassen und dann gegenseitig im Sinne einer kontrollierten Exposition vorlesen (Narrative Expositionstherapie, Schauer 2005).

Sie können bei solchen schwer dissoziierenden Patienten auch ein Seil verwenden, das Sie beide in der Hand halten. Das angespannte Seil zeigt, dass beide präsent sind und die Verbindung miteinander stark und spürbar ist. Wenn der Patient sich mehr Halt wünscht, dann zieht er am Seil, was für Sie das Zeichen ist, in der Imagination präsenter zu sein. Andersrum können aber auch Sie am Seil ziehen, wenn Sie den Eindruck haben, dass Ihr Patient gerade anfängt, abzudriften.

18.2.3 Schwierigkeiten bei der Konfrontation/Entmachtung

Die Konfrontation in Phase 2 erfordert aktive Selbstbehauptung und v.a. Ärger als Kraft. Insbesondere bei internalisierenden Patienten (▸ Kap. 5) stellt dies eine Herausforderung dar. Es ist völlig normal, dass Patienten dabei Schwierigkeiten erleben.

Übung 10: Aktivierung der Selbstbehauptungstendenz während der Konfrontation/Entmachtung

1. Wenn Sie in den vorherigen Übungen selbst derjenige waren, der diese Rolle übernahm, dann hat der Patient bereits ein Modell, an dem er sich orientieren kann. Geben Sie ihm zunächst etwas Zeit und lassen Sie ihn »in die Rolle hineinwachsen«.

2. Normalisieren Sie die Reaktion und beziehen Sie die Angst auf das Kind: *»Es ist völlig normal, dass Sie Angst bekommen! Aber das ist weniger Ihre Angst, sondern die von der kleinen Susanne! Schauen Sie zu ihr hin und sehen Sie sich ihr Gesicht an. Sie spüren ihre Angst in Ihnen, aber Sie spüren auch Ihre erwachsene Seite, die sich dieses schreckliche Bild von außen anschaut. Wie ist es für Sie, wenn Sie diese Szene von außen sehen? Wenn Sie sehen, wie die kleinen Susanne gerade behandelt wird?«*
3. Der Schlüssel für die Selbstbehauptung und die Entmachtung ist der Ärger gegenüber der Person, die das Kind schlecht behandelt. Und dieser Ärger ist nur möglich, wenn der Patient mit dem Kind mitfühlen kann und den Drang spürt, ihm zu helfen!
   a. Bauen Sie *Mitgefühl* durch den direkten Blickkontakt auf und fokussieren Sie sich auf das Gefühl des Erwachsenen beim Anblick des hilflosen Kindes.
   b. *Substitutionstechnik*: Ersetzen Sie das Kind in der Imagination durch ein reales Kind aus dem Leben Ihres Patienten, im Idealfall ein eigenes Kind.
   c. *Extensionstechnik*: Fragen Sie Ihren Patienten, wie er reagieren würde, wenn er sein bester Freund wäre, der gerade diese Szene mitbekommt und sieht, wie der Patient als Kind behandelt wird.
4. »Shaping«: Übernehmen Sie den ersten Schritt der Konfrontation und lassen Sie Ihren Patienten Ihnen nachsprechen: »Ich sehe, dass es Ihnen gerade noch schwerfällt, das ist völlig normal! Ich helfe Ihnen, ok? Ich fange an und Sie steigen dann ein«.
5. »Chaining«: Verstärken Sie jeden Schritt in die erwünschte Richtung und übernehmen Sie ggf. im Verlauf, wenn beim Patienten zunächst »die Luft raus ist«.

Vergessen Sie nicht, dass es ein Training ist! Sie werden mehrere solche Übungen durchführen und der Patient wird nach jeder Wiederholung besser darin. Geben Sie sich und ihm Zeit.

18.2.4 Schwierigkeiten bei der Tröstung

Analog zum letzten Punkt haben häufig externalisierende Patienten Schwierigkeiten, sich während der Phase 3 bindungsorientiert um das verletzbare Kind, das sie einmal waren, zu kümmern. Aber auch Cluster-C-Patienten (insbesondere selbstunsichere und anankastische Persönlichkeiten) erleben hier häufig Schwierigkeiten, denn auch ihnen fehlten positive Modelle für emotionale Fürsorge. Im Prinzip sind die Strategien im Umgang mit diesen Schwierigkeiten nicht wesentlich anders als bei der Förderung von Selbstbehauptung! Hier eine kleine Zusammenfassung:

Übung 11: Aktivierung der Bindungstendenz während der Tröstung

1. Geben Sie Ihrem Patienten Zeit und haben Sie selbst etwas Geduld!
2. Normalisieren Sie die Reaktion und benennen Sie mögliche biografische Gründe dafür: *»Es ist völlig normal, dass Ihnen das schwerfällt, weil Sie keine guten*

Modelle hatten und das im Prinzip jetzt neu lernen … lassen Sie sich Zeit, ich helfe Ihnen, okay?«

3. Prüfen Sie ggf. spontane Modusaktivierungen, insbesondere Distanzierte Beschützer und kritische Modi.
   a. Sprechen Sie diese dann an (»markieren«) und versuchen Sie, zurück zum Erwachsenen Modus zu kommen: »Ich glaube, dass sich gerade Ihr Beschützer/Kritiker aktiviert, haben Sie das auch bemerkt? Schaffen wir es, trotzdem im gesunden Erwachsenenmodus zu bleiben?«
   b. Bringen Sie ggf. den Modus in die imaginierte Szene hinein und versuchen Sie, ihn mit Ihrem Patienten zusammen zu umgehen (Bewältigung, ▸ Kap. 19.2.1) oder entmachten (Kritiker, ▸ Kap. 19.2.2).
   c. Wenn dies nicht wirkt, dann unterbrechen Sie die Imaginationsübung und leiten Sie eine entsprechende Intervention auf Stühlen ein (▸ Kap. 19.1).
4. Der Schlüssel für die emotionale Versorgung und die Aktivierung der Bindungstendenz ist das Mitgefühl mit dem Kind. Dem erwachsenen Patienten muss das Kind leidtun! Auch hier haben Sie im Prinzip 3 wesentliche Strategien:
   a. Mitgefühl durch direkten Blickkontakt
   b. Substitutionstechnik
   c. Extensionstechnik
5. »Shaping«: Übernehmen Sie die ersten Schritte und lassen Sie Ihren Patienten Ihnen nachsprechen. Sprechen Sie dabei herzlich-warm, langsam und sanft.
6. »Chaining«: Verstärken Sie jeden Schritt in die erwünschte Richtung

18.3 Historische Rollenspiele

Bei einem historischen Rollenspiel wird ein Gespräch mit einem Menschen aus der Vergangenheit des Patienten inszeniert. Es gibt im Prinzip zwei wesentliche Varianten dieser Übung:

- Im Rollenspiel wird eine alte Szene dargestellt und eine Intervention analog zur Phase 2 vom ImRs durchgeführt.
- Man führt ein Gespräch als heutiger Erwachsener mit der Person von damals und spricht sich dabei aus.

In den meisten Fällen werden diese Übungen nicht bei massiven Misshandlungen oder Missbrauchserlebnissen, sondern bei emotionaler Deprivation, unerbittlicher Kritik oder auch Überbehütung (Cluster C) angewandt.

Übung 12: Konfrontation einer Erziehungsfigur im historischen Rollenspiel

Dauer: 25–40 Minuten

1. Lassen Sie sich von Ihrem Patienten die Szene gut schildern, sodass Sie im Rollenspiel möglichst realistisch die Erziehungsfigur spielen können. Stellen Sie dann zwei Stühle hin: einen für diese Person, einen für das Kind.
2. Im *1. Durchgang* findet die Interaktion unverändert statt: Sie übernehmen die Rolle des kritisierenden oder emotional abwesenden bzw. überbehütenden Elternteils, der Patient verhält sich wie er das damals als Kind machte.
3. Für die *erste Reflektion* stehen Sie auf und explorieren Sie die emotionale Reaktion des Patienten sowie die Bewältigungstendenz (Unterwerfung, Vermeidung, Dominanz).
4. Im *2. Durchgang* wechseln Sie die Rollen. Der Patient spielt dann die Erziehungsfigur, Sie spielen den Patienten, wobei Sie sich dieses Mal als Modell anders verhalten und begrenzen die Person mit »dem Wissen des gesunden Erwachsenen«. Am Beispiel der übermäßigen Fürsorge könnte die Reaktion lauten: *»Mutter, bitte hör auf, mich so zu behandeln. Ich weiß, dass ich ein Kind bin und dass du mich nur beschützen willst, aber wenn du mir ständig sagst, wie gefährlich alles ist und mir nichts erlaubst, dann werde ich nur Ängste entwickeln und kein bisschen Selbstvertrauen. Das wird mir das Leben echt schwer machen. Bitte lasse mich spielen, mit anderen weggehen und eigene Erfahrungen machen.«*
5. Für eine *neue Reflektion* stehen Sie auf und lassen Sie den Patienten berichten, wie sich das anfühlte und ob er seine Haltung in der Rolle als Erziehungsfigur dann geändert hätte. Wenn nicht, dann erarbeiten Sie eine neue Strategie und probieren Sie sie aus. Wenn ja, dann gehen Sie weiter zum nächsten Schritt.
6. Im *3. Durchgang* wechseln Sie erneut die Rollen, wobei der Patient sich dieses Mal in der Rolle als Kind »mit dem neuen Wissen« an Ihrer Intervention orientieren soll. Sie spielen noch einmal die andere Person. Machen Sie es für Ihren Patienten nicht zu schwer, er soll dabei ein Erfolgserlebnis haben!
7. Für eine *letzte Reflektion* stehen Sie erneut auf und lassen Sie den Patienten berichten, wie sich die neue Strategie anfühlte. Verstärken Sie und loben Sie ihn!

Insbesondere mit Patienten mit ängstlich-vermeidenden und abhängigen Persönlichkeitszügen wird diese Übung häufig eingesetzt, denn sie trainiert v.a. »das Selbstbehauptungsbein« und die Fähigkeit, Ärger zu spüren und angemessen zum Ausdruck zu bringen.

Die zweite Variante von historischen Rollenspielen ist häufig eine Fortführung des imaginativen Überschreibens. Nach mehreren Übungen und einer Serie von belastenden Erlebnissen führt der Patient im Rahmen des Rollenspiels ein »klärendes Gespräch« mit der Person von damals, um sich auf diese alten Erlebnisse bezugnehmend auszusprechen. Dafür verwendet man einen leeren Stuhl, der diese Person symbolisiert. Diese Übung eignet sich bspw. sehr gut für Elternteile, die beim

Missbrauch oder Misshandlungen durch andere Familienangehörige nicht interveniert haben, aber auch bei emotionaler Entbehrung und Verlassenheit sowie bei unerbittlichen Ansprüchen (Moral/Leistung).

Übung 13: Erziehungsfigur auf einem leeren Stuhl zur Rede stellen

Dauer: 25–40 Minuten

1. Überlegen Sie im Voraus mit Ihrem Patienten, was er während der Übung der imaginierten Person sagen möchte. Dies kann auch Inhalt einer Hausaufgabe gewesen sein, etwa in Form eines Briefes (s. unten).
2. Lassen Sie den Patienten mit dem leeren Stuhl sprechen, als würde die angesprochene Person dort sitzen. Um die emotionale Aktivierung zu intensivieren, können Sie ihn zunächst die Augen schließen lassen und sich vorstellen, dass »die Mutter/der Vater von damals« dort sitzt. (Insbesondere dann, wenn inzwischen – häufig nach vielen Jahren - die Beziehung zu dieser Person sich gebessert hat und sogar zu einer Ressource geworden ist, lohnt es sich, die Unterscheidung zwischen der Person heute und der aus der Vergangenheit zu betonen, als würde es sich tatsächlich um unterschiedliche Personen handeln).
3. Lassen Sie den Patienten das Gespräch mit der Person beginnen, als wäre sie im Raum. Die wesentlichen Elemente im Gespräch sind in der Regel:
   a. Rückblick über die damalige Situation und Konfrontation: »Du warst so besessen davon, dass wir eine perfekte »Vorzeige-Familie« sind … du hast mich mit deinen Ansprüchen so unter Druck gesetzt, dass ich dachte, ich bin nur was wert, wenn ich immer eine Eins schreibe und brav bin … du hast nicht an mich gedacht, sondern an dich und daran, wie du vor anderen dastehst«.
   b. Emotionale Reaktionen (des Kindes) in der damaligen Situation: »Ich hatte Angst davor, dich zu enttäuschen … dass du mich nicht mehr liebhast, wenn ich…«
   c. Frustrierte Grundbedürfnisse und unerfüllte Wünsche: »Ich war damals nur ein Kind und ich hätte eine Mutter gebraucht, die sich Zeit für mich nimmt und mir hilft«.
   d. Emotionale Reaktionen (des Erwachsenen) aus heutiger Sicht: »Es macht mich so traurig, wenn ich an damals denke und mich als Kind sehe … und auch wütend, weil ich nicht verstehen kann, wieso du…«.
4. Ähnlich wie im Rahmen einer Imaginationsübung erfragen Sie auch immer die Reaktionen der imaginierten Person, als wäre es wirklich ein Gespräch.
5. Das Ziel des Gespräches ist nicht, dass die Person sich entschuldigt oder etwas Bestimmtes tut, sondern dass der Patient sich mitteilt. Loben Sie ihn und lassen Sie ihn entscheiden, wann er genug gesagt hat: »*Sie machen das wirklich sehr gut! Was möchten Sie noch sagen?*«

18.4 Unterstützende Hausaufgaben

Die wesentliche Hausaufgabe während dieser Phase ist das Anhören der Audioaufnahmen und die Selbstbeobachtung anhand von Selbstbeobachtungsprotokollen und ähnlichen Arbeitsblättern (▸ Kap. 19). Eine häufige zusätzliche Hausaufgabe ist die *Verfassung von Briefen* an Erziehungsfiguren (diese werden nicht verschickt, sondern für die Therapie verwendet!).

Übung 14: Die Arbeit mit Briefen

- In der Regel nach einer Serie von Imaginationsübungen können Sie Ihren Patienten bitten, einen Brief an »die Mutter/den Vater von damals« zu schreiben. Die Basis für solch einen Brief ist die Interventionsphase während der Imaginationsübungen.
- Auch hier ergeben sich erhebliche Unterschiede in Abhängigkeit von den Ereignissen: Der Brief an einen körperlich oder sexuell gewalttätigen Elternteil wird natürlich anders sein als der an einen emotional abwesenden, übermäßig leistungsorientierten oder zu kritischen Elternteil.
- Diese Briefe können sowohl die Vorbereitung auf ein historisches Rollenspiel als auch die darauffolgende Hausaufgabe zur Vertiefung der Übung sein.
- In manchen Fällen kann es hilfreich sein, mehrere Briefe an die gleiche Person zu schreiben: Brief 1 aus der Perspektive eines bindungsbedürftigen verletzbaren Kindes, Brief 2 aus der Perspektiven eines selbstbehauptungsorientierten ärgerlichen Kindes und Brief 3 als heutiger Erwachsener. Auch diese Briefe können dann im Rahmen von historischen Rollenspielen eingesetzt werden.

18.5 Abschied und Schuldgefühle

Wie würde es Ihnen gehen, wenn sich jemand in Ihrer Familie das Leben nehmen würde? Wie würden Sie sich fühlen, wenn im Zuge einer Unachtsamkeit, etwa beim Autofahren, Menschen ums Leben kommen würden? Wie wäre es, wenn z. B. unter diesen Menschen ein Kind gewesen wäre? Sogar Ihr eigenes?

Schuldgefühle haben eine wichtige soziale Funktion: Sie motivieren uns zu einer Wiedergutmachung, nachdem unser Verhalten andere belastet hat. Sie sind in aller Regel bindungsorientiert und regulieren Selbstbehauptungstendenzen herunter. Aber was passiert, wenn die Person nicht mehr am Leben ist und eine Wiedergutmachung nicht möglich ist? Chronische Schuldgefühle in Verbindung mit Selbstabwertungen und -bestrafungen sind in solchen Fällen weder bindungsorientiert noch in irgendeiner Art hilfreich und werden in der Schematherapie dem Kritikermodus zugeordnet.

Natürlich können Schuldgefühle und Selbstanschuldigungen im Rahmen der expliziten Modusarbeit mit Stühlen behandelt werden (▶ Kap. 20). Dabei werden emotionale Reaktionen (Kindmodi) auf Kritikersätze erarbeitet und eine gesunde erwachsene Strategie im Umgang damit erprobt (z. B. Entmachtung durch Defusionstechniken).

Fallbeispiel – 49-jährige Patientin verabschiedet sich von ihrem verstorbenen Kind

Eine 49-jährige Patientin mit einer rezidivierenden Depression und einer kombinierten PS mit ängstlichen und abhängigen Zügen befand sich nach einer suizidalen Krise in stationärer Behandlung und nahm am Schematherapie-Programm teil. Eine der größten Belastungen war der tragische Tod ihres damals einjährigen Sohnes, der im eigenen Pool ertrunken war, während sie abgelenkt gewesen war. Am Tag seines 18. Geburtstags führten wir eine Imaginationsübung durch, in der wir uns vorstellten, dass ihr Sohn vom Himmel herunterkam (sie war gläubig) und mit ihr sprach. Vor dem Hintergrund der massiven Schuldgefühle, mit denen sie sich seit Jahren plagte, war durchaus zu befürchten, dass sich diese Kritikersätze auf den imaginierten Sohn übertragen würden. Jedoch war das Gegenteil der Fall: Nachdem sie sich bei ihm dafür entschuldigt hatte, »ihn umgebracht zu haben«, sagte der Sohn in der Imagination: *»Mama… bitte hör auf damit. Du hast mich nicht umgebracht. Du hast in dem Moment nicht aufgepasst, nicht mehr und nicht weniger. Du hast dich schon so viele Jahre fertiggemacht. Bitte, lass mich gehen. Schau mich an: ich bin groß und mir geht es gut. Fang bitte an, dein Leben zu leben und lass mich gehen«*. Der Sohn in der Imagination wurde zur Projektionsfläche ihrer gesunden erwachsenen Ressourcen! Und dies war so viel mächtiger, als wenn ich als Therapeut oder sie selbst auf dem GE-Stuhl diese Inhalte ausgesprochen hätte.

Diese Übung erwies sich in den letzten Jahren als sehr hilfreich im Umgang mit Schuldgefühlen in unterschiedlichen Situationen: Tod eigener Kinder, selbstverschuldete Autounfälle mit Todesfällen, Selbstmord von Ehepartnern oder Familienangehörigen. Auch in Fällen, in denen die unerbittlichen Selbstvorwürfe massiv waren, führte diese Übung zur Aktivierung der gesunden erwachsenen Seite. Dabei scheinen zwei Dinge wichtig zu sein: Der Aufbau von emotionalem Kontakt (insbesondere durch den Augenkontakt mit der imaginierten Person) und die kontrastreiche Formulierung von Kritikersätzen, wie etwa *»Mein Sohn, es tut mir so leid, dass ich dich umgebracht habe«*.

Übung 15: Gespräch mit einem verstorbenen Menschen

Dauer: 25–40 Minuten

1. Bereiten Sie die Übung im Voraus vor, in dem Sie Ihrem Patienten das Vorgehen erklären und mit ihm zum Beispiel mittels Stühle-Arbeit bereits

seine unterschiedlichen Reaktionen erarbeiten. Die emotionale Aktivierung kann zum Beispiel durch die Arbeit mit einem Foto der Person intensiviert werden. Auch wenn wir diese Übung als Imagination durchführen, können Sie zu Beginn der Übung einen leeren Stuhl nehmen und dieses Foto auf den Stuhl legen: *»Stellen wir uns vor, dass Ihr Sohn, der heute 18 wird, jetzt hier sitzt … er ist inzwischen erwachsen und sieht nicht mehr aus wie auf dem Foto, aber Sie erkennen, dass er Ihr kleiner Sohn ist«.*

2. Setzen Sie sich am besten neben Ihren Patienten, lassen Sie ihn die Augen schließen und leiten Sie die Imaginationsübung ein. *»Stellen Sie sich vor, Ihr Sohn sitzt jetzt hier vor uns. Beschreiben Sie ihn bitte, sodass ich ihn mir auch besser vorstellen kann«.*
3. Erarbeiten Sie verschiedene Reaktionen (Emotionen, Körperempfindungen, Gedanken). V.a. durch die Aufnahme von Augenkontakt können Sie die emotionale Aktivierung intensivieren: *»Schauen Sie Ihrem Sohn in die Augen … sehen Sie sich sein Gesicht und seinen Blick an … wie schaut er Sie an? Wie fühlt sich das an? Wie reagiert Ihr Körper?«*
4. Leiten Sie den Patienten an, das Gespräch zu beginnen. In der Regel können Sie an dieser Stelle eine Gefühlsäußerung erwarten wie *»Es ist schön, dich zu sehen …«.* Geben Sie ihm etwas Zeit, bleiben Sie warm und unterstützend.
5. Lassen Sie ihn dann die Kritikersätze und Selbstvorwürfe deutlich aussprechen: *»schauen Sie jetzt Ihrem Sohn noch einmal in die Augen und erzählen Sie ihm, was Sie in der Regel denken und wie schuldig Sie sich fühlen«.* Ggf. helfen Sie ihm, eine wirklich kontrastreiche Formulierung zu finden: *»Sagen Sie ihm wirklich, was Sie immer von Ihrem Kritiker hören, sagen Sie ihm: Es tut mir leid, dass ich dich umgebracht habe«.* Das ist schwierig und fällt einem schwer, aber genau an dieser Stelle erfolgt eine echte Korrektur.
6. Erfragen Sie die Antworten/Reaktionen der Person und lassen Sie den Patienten diese laut aussprechen. *»Wie reagiert Ihr Sohn, wenn er das hört? Was sagt er zu Ihnen? Wie schaut er Sie an?«*
   a. Bei einer positiven Reaktion der anderen Person lassen Sie das Gespräch weiterlaufen und unterstützen Sie Ihren Patienten bei der emotionalen Wahrnehmung.
   b. Sollte die Reaktion gegen Erwarten kritisch oder vorwurfsvoll sein, dann deuten Sie dies als Kritikeraktivierung! *»Ich glaube, gerade aktiviert sich Ihr Kritiker und mischt sich hier ein … das ist wirklich sehr unfair und fast hinterlistig. Wir entlarven ihn aber jetzt und schicken ihn raus. In diesem Gespräch hat der Kritiker nichts verloren!«* Führen Sie ggf. einen Realitätscheck durch: *»Können Sie sich noch erinnern, wie Ihr Sohn Sie anschaute und Sie liebte? Wie würde er jetzt reagieren, wenn er mitbekommen würde, dass der Kritiker solche Sätze in seinen Mund legt?«* Anschließend können Sie zurückspulen und das Gespräch fortführen.
7. Falls passend, leiten Sie den Patienten an, sich im Sinne eines »Loslassens« von der Person zu verabschieden.

Auf der Internetseite www.schematherapie-stuttgart.de unter »Schematherapie Videos« sowie auf unserem YouTube-Channel *»Schematherapie Videos Roediger & Valente«* finden Sie ein Rollenspiel zur Demonstration dieser Technik unter dem Namen *»Umgang mit pathologischer Trauer und Schuldgefühlen«*.

19 Klärende Modusarbeit im Hier und Jetzt und Training des GE-Modus während der ersten Therapiephase

19.1 Modusarbeit mittels Stühle-Übungen (Zwei-Stühle-Technik)

Die explizite Modusarbeit in dieser Therapiephase verfolgt zwei wesentliche Ziele: die Entwicklung von »Modusbewusstsein« und die Reduktion der Aktivierung bestimmter dysfunktionaler Modi, die für den Patienten potenziell gefährlich oder für den Therapiefortschritt hinderlich sind.

Es ist nicht ausreichend, dysfunktionale Muster abstrakt zu verstehen. Wir lernen in der Schematherapie, Modusaktivierungen in Echtzeit zu erkennen, um entsprechend neue Strategien auszuprobieren und diese bewusst einzusetzen. Der Begriff »Modusbewusstsein« (Mode Awareness) meint genau das: Der Patient soll lernen, sich selbst und seine Reaktionen achtsam wahrzunehmen, auf eine Metaebene zu gehen und sie ins Modusmodell einzuordnen sowie diese – wenn möglich - auf Schemaaktivierungen und Verlinkungen mit seiner Lebensgeschichte zurückzuführen.

Auch für uns als Therapeuten ist das extrem wichtig! Denn wir profitieren sehr davon, die verschiedenen Modi unseres Patienten schnell erkennen zu können.

Es gibt zahlreiche Übungen, die Sie durchführen können. Besonders häufig angewendet werden »einfache« Stühle-Übungen – die sogenannte »Zwei-Stühle-Technik« (▶ Kap. 11). Im Prinzip können solche Techniken mit allen Modi angewendet werden, entweder klärungsorientiert zur gezielten Aktivierung, wenn der Patient sich im Erwachsenenmodus befindet, oder als Strategie für den Umgang mit ungeplanten spontanen Modusaktivierungen.

Besonders hinsichtlich Bewältigungsmodi und kritischer Modi ist letztendlich das Ziel, deren Aktivierungshäufigkeit zu reduzieren, um die Imaginationsarbeit gut durchführen zu können.

19.1.1 Stühle-Übungen mit Bewältigungsmodi

Klärungsorientierte Übungen mit Bewältigungsmodi ermöglichen in der Regel einen Einstieg in die Arbeit mit Stühlen. Das »Interview mit einem Bewältigungsmodus« kann im Prinzip mit jedem Bewältigungsmodus geführt werden und entspricht einer erlebnisorientierten Variante der kognitiven Besprechung von Vor- und Nachteilen.

Übung 16: Interview mit einem Bewältigungsmodus

Dauer: 20–30 Minuten
Situation: Diese Übung kann sowohl von uns geplant stattfinden als auch als Reaktion auf eine spontane Aktivierung des Bewältigungsmodus, welche die Umsetzung unseres Plans für die Sitzung (z. B. Imaginationsarbeit) erschwert.

1. Erklären Sie Ihrem Patienten zunächst kurz die Übung: *»Ich würde gerne an dieser Stelle eine Übung mit Stühlen mit Ihnen machen, um Ihren Beschützer besser kennenzulernen und seine Funktion besser zu verstehen. Dafür möchte ich Sie bitten, auf diesem Stuhl Platz zu nehmen. Versuchen Sie, möglichst im Kontakt mit dieser Seite von Ihnen zu sein, und stellen Sie sich vor, dass Sie der Beschützer sind und sich mit mir in dieser Rolle unterhalten. Wir haben hier einen weiteren Stuhl, der erst mal leer bleiben wird. Während des Gespräches mit Ihrem Beschützer werden wir über Sie als Peter in dritter Person reden, okay? Nehmen Sie jetzt bitte Platz und übernehmen Sie gerne die typische Körperhaltung Ihres Beschützermodus!«*

Phase 1: Therapeut spricht mit dem Bewältigungsmodus (BM)

2. Erfragen Sie die Funktion der Bewältigung *(»Was ist deine Rolle in Peters Leben? Was ist dein Motto? Worum geht es dir eigentlich?«)*, konkrete Strategien *(»Wie machst du das genau?«)* und die Entstehungsgeschichte *(»Seit wann bist du in Peters Leben? Was war damals in seinem Leben los, dass er dich so sehr gebraucht hat?«)*.
3. Validieren Sie den Modus und erkennen Sie die guten Absichten an *(»Jetzt verstehe ich viel besser, wie wichtig du in Peters Leben bist ... wer weiß, was aus ihm ohne dich geworden wäre«)*. Dies soll möglichst ernst gemeint sein, um authentisch zu wirken.
4. Leiten Sie den Stuhlwechsel *ein (»Ich möchte jetzt gerne mit dem Peter reden und dich bitten, für einen Moment auf deinem Stuhl sitzen zu bleiben... Wäre das ok? Hast du irgendeine Bedingung?«)* und besprechen Sie ggf. die Bedingungen mit dem Bewältigungsmodus ab.

Phase 2: Therapeut spricht mit Patienten auf dem Stuhl für den Erwachsenenmodus

5. Sprechen Sie mit dem Patienten im Erwachsenenmodus über Bedürfnisse und Emotionen in der Entstehungssituation (*»Was haben Sie damals wirklich gebraucht? Wie ging es Ihnen damals? Wie geht es Ihnen, wenn Sie darüber sprechen?«*). Es kann durchaus sein, dass Ihr Patient sichtbar emotional wird. Das bedeutet nicht zwangsläufig, dass Sie ihn auf einen weiteren Stuhl für einen Kindmodus setzen müssen – darum geht es in dieser Übung nicht! In den meisten Fällen

reicht es, wenn Sie die Basisemotion ansprechen und selbst einordnen (»... *und Sie merken, wie viel Traurigkeit noch da ist... Sie spüren gerade den kleinen Peter, als würde er neben Ihnen stehen und Ihnen zeigen, wie er sich fühlt*«).

6. Versuchen Sie auch die Nachteile in der Gegenwart zu erarbeiten (»*Welche Nachteile hat der BM heute? Wie hoch ist der Preis für seinen Schutz? Wie geht es dem kleinen Peter hinter dem BM?*«).
7. Lassen Sie Ihren Patienten die Unterschiede in der Beziehung zu Ihnen wahrnehmen (»*Wie erleben Sie mich jetzt, wenn wir so miteinander sprechen? Welchen Unterschied spüren Sie? Was gefällt Ihnen besser?*«). Erzählen auch Sie Ihrem Patienten, wie Sie sich jetzt im Vergleich mit Phase 1 fühlen.

Phase 3: Dialog zwischen Erwachsenen und BM

8. Der Erwachsene bedankt sich beim Bewältigungsmodus und erkennt seine bisherigen Dienste an.
9. Erwachsener und BM erarbeiten eine konkrete Vereinbarung (z. B. dass der Beschützer während des Gesprächs im Wartezimmer warten und sich entspannen kann).

Solche Übungen haben einen exemplarischen Charakter. Wenn sich bspw. der Beschützer damit einverstanden erklärt, im Wartezimmer zu bleiben, kann er in den kommenden Sitzungen liebe- und humorvoll daran erinnert werden, wenn sich der Patient erneut in diesen Modus begeben will (»*Ich glaube, Ihr Beschützer hat gerade für einen Moment vergessen, dass er während unserer Sitzungen draußen bleiben darf... kann das sein?*).

Diese Übung kann auch in einer deutlich kürzeren Form stattfinden, wenn sich der Bewältigungsmodus spontan während einer Imaginationsübung oder eines Gesprächs aktiviert. In diesem Fall wird das Gespräch bzw. die Imaginationsübung unterbrochen und die Stühle-Übung unmittelbar eingeleitet. Dabei beginnt aber das »Interview« nicht mit allgemeinen Fragen, sondern mit konkreten Fragen zum Grund für die Aktivierung in der aktuellen Gesprächssituation: »*Wieso darf Peter jetzt keine Imaginationsübung mit mir machen? Was könnte dann passieren?*«

Besonderheiten im Umgang mit Vermeidungsmodi

Wenn Sie diese Übung mit einem distanzierten oder ärgerlichen Beschützermodus durchführen, dann dürfte die Phase 1 erstmal etwas langsamer anlaufen – denn diese Modi reden ja nicht sehr gerne. Lassen Sie sich nicht davon entmutigen und bleiben Sie dabei ruhig und verständnisvoll. Vergessen Sie nicht: Der Patient würde nicht in diesen Modus gehen, wenn er nicht gute Gründe dafür hätte! Wir müssen nur die Gründe in Erfahrung bringen, um ihn wirklich zu verstehen.

Häufig ist das Erlebnis noch intensiver, wenn Sie die Stühle nicht nebeneinander, sondern hintereinanderstellen, denn der Beschützer »versteckt« das Kind und verhindert, dass ihm was passiert. In solchen Fällen lohnt es sich aber auch, auf den 2.

Stuhl nicht direkt mit dem erwachsenen Patienten, sondern gleich mit dem Kind zu sprechen. Dies verstärkt die emotionale Aktivierung einerseits sehr und verdeutlicht andererseits die Funktionalität des Modus.

Besonderheiten im Umgang mit Überkompensationsmodi

Wenn Sie diese Übung mit einem Überkompensationsmodus durchführen, werden Sie in den meisten Fällen eine aktivere Redebeteiligung Ihres Patienten erleben. Lassen Sie sich nicht zu sehr vom »Inhalt« beeindrucken und richten Sie Ihren Fokus auf die Funktionalität. Wenn ein Selbsterhöher etwas sagt wie »*Ich muss den ganzen Vollidioten um mich herum deutlich zeigen, wo der Hammer hängt*«, dann informieren Sie sich über konkrete Strategien und die Intention dahinter. Wenn sich die Selbsterhöhung auf Ihre Person bezieht und der Patient Sie entwertet, dann gehen Sie nicht auf den Inhalt ein und bleiben Sie interessiert für die Funktionalität: »*Ich sehe, wie du mich gerade auch abwertest… wozu machst du das? Was willst du dadurch für Peter erreichen?*«

Besonderheiten im Umgang mit Unterwerfungsmodi

Es ist sehr schwierig, diese Übung mit einem Erdulder durchzuführen. Denn gut trainierte Unterwerfungsmodi sind sehr gut darin, es dem Gegenüber recht zu machen. Ein selbstunsicher-abhängiger Patient wird versuchen, Sie bei dieser Übung zufriedenzustellen und die Sachen sagen, die Sie hören wollen. Wenn Sie diese Übung versuchen, seien Sie sehr achtsam und lassen Sie den Patienten berichten, inwieweit sich seine Haltung auf dem Erdulderstuhl und dem GE-Stuhl hinsichtlich der körperlichen Empfindungen unterscheiden. Reflektieren Sie sehr gezielt auf dem Erdulderstuhl die Interaktion mit Ihnen und seine Wünsche/Intentionen. In den meisten Fällen ist Ärger die Schlüsselemotion, um auf dem GE-Stuhl die Erdulderaktivierung zu reduzieren. Das gelingt häufig bei der Reflektion der Nachteile oder »Kosten« der Bewältigung, sofern es uns gelingt, dieses Gespräch eher nah an Emotionen und konkreten Beispielen und nicht zu abstrakt zu führen.

19.1.2 Stühle-Übungen mit kritischen Modi

Klärungsorientierte Übungen mit zwei Stühlen können zu Beginn der Behandlung zur differenzierten Herausarbeitung von kritischen Modi eingesetzt werden. Insbesondere bei Patienten mit Borderline- oder ängstlichen Persönlichkeitsstrukturen zeigen sich häufig solche spontanen Kritiker-Aktivierungen mit starken Selbstabwertungs- und -bestrafungstendenzen. Vor allem am Anfang der Behandlung übernimmt der Therapeut nach der Klärungsphase modellhaft die aktive Erwachsenenrolle und verteidigt den Patienten vor diesen Angriffen des Kritikers. Dies entspricht einer wenig integrativen, jedoch in der Arbeit mit instabilen Patienten notwendigen klaren Haltung im Umgang mit solchen »toxischen« und selbstdestruktiven Tendenzen. Dabei geht es nicht um eine Korrektur oder eine empirische Argumentation:

Wir verlassen die Inhaltsebene und beschäftigen uns prozessorientiert mit der selbstdestruktiven Tendenz als solcher. Das Ziel dieser Übung besteht nicht darin, Kritikergedanken zu korrigieren, sondern diese (und den Kritikerstuhl im Allgemeinen) als nicht hilfreich zu identifizieren.

Übung 17: Entmachtung des Kritikers auf einem leeren Stuhl

Dauer: 10–15 Minuten
Situation: Während eines Gesprächs aktivieren sich die Kritikerstimmen und der Patient äußert offensichtliche Selbstabwertungen, welche ihn sichtbar emotional belasten. Bei dieser Übung unterbrechen wir sofort das Gespräch und wechseln von der Inhalts- auf die Prozessebene. Wir markieren die Modusaktivierung und verwenden einen extra Stuhl, um den Kritiker zu entmachten.

1. Unterbrechen Sie das Gespräch, verlassen Sie die reine »Inhaltsebene« und markieren Sie die Modusaktivierung: »*Susanne, ich glaube, dass sich gerade Ihr Kritiker in unser Gespräch eingemischt hat*«.
2. Erklären Sie dem Patienten kurz die Übung: »*Ich möchte gerne eine Übung mit Stühlen machen, bei der wir uns zuerst kurz anhören, was Ihr Kritiker zu sagen hat und ich anschließend meine Meinung dazu sagen möchte*«.
3. Stellen Sie drei Stühle hin. Ihr Patient und Sie werden nebeneinandersitzen, der leere Stuhl für den Kritiker soll 1,5 bis 2 Meter vor Ihnen entfernt sein, sodass beide gemeinsam auf ihn schauen können. Ihr Stuhl ist 10–15 cm näher am Kritiker, sodass der Patient tatsächlich das Gefühl bekommt, Sie verteidigen ihn.
4. Leiten Sie die bewusste Externalisierung des Kritikers ein: »*Stellen wir uns einfach vor, Ihr Kritiker sitzt auf diesem leeren Stuhl hier und wir können ihn sehen, ok? Welche Form sollen wir ihm geben? Wie schaut er uns an?*« Es soll keine reale Person sein, insbesondere nicht die eigenen Eltern! In den meisten Fällen ist es leichter, wenn Sie mit Ihrem Patienten eine fiktive Gestalt und keine echte Person wählen, wie etwa Zwerge, Gollum (Herr der Ringe), Gargamel (Schlümpfe), HB-Männchen, die Abbildung auf der Moduskarte für den Kritiker. Auch möglich sind typische strenge Figuren wie ein böser Sporttrainer, ein Schuldirektor oder ein Drill-Sergeant.
5. Erfragen Sie Kritiker-Sätze: »*Was sagt der Kritiker gerade zu Ihnen?*« *Sagen Sie es in »Du-Form«, als würde er direkt mit Ihnen reden*«.
6. Konfrontieren und begrenzen Sie aktiv den Kritiker, indem Sie mit dem leeren Stuhl direkt sprechen. Nehmen Sie nicht auf den Inhalt der Selbstabwertungen Bezug, sondern auf die emotionale Konsequenz: »*Ich finde es so schrecklich, dass du dich immer einmischen musst und der Susanne solche Dinge erzählst! Das verdient sie nicht! Sie ist hier, weil sie Hilfe braucht und du hilfst ihr an keiner Stelle! Sie nimmt dich einfach immer so ernst, bei jedem Quatsch, den du ihr erzählst! Das hört jetzt auf!*«
7. Erfragen Sie die Antworten des Kritikers (wobei der Patient auf seinem Stuhl sitzen bleibt) und reagieren Sie darauf, weiterhin prozess- und nicht inhalts-

orientiert. Bei einem guten Verlauf können Sie auch den Patienten ermutigen, mit Ihnen zusammen den Kritiker auf dem leeren Stuhl zu begrenzen. Dabei können Sie auch humorvolle Elemente einbauen und sich über den Kritiker lustig machen: »*Du erzählst immer das gleiche bla bla … man könnte fast dabei einschlafen, du bist wie eine zerbrochene Schalplatte, die immer wieder das Gleiche wiederholt… laaaaaangweeeeilig!*«

8. Der Kritikerstuhl wird aus dem Zimmer herausgetragen, wobei im besten Falle der Patient den Stuhl aktiv rausträgt, während Sie ihm die Tür aufhalten: *Du kannst draußen bleiben und warten, wir brauchen dich hier nicht!*
9. Leiten Sie einen kurzen Selbstreflexionsprozess ein und fokussieren Sie auf den emotionalen Unterschied im Vergleich zum Anfang der Übung.

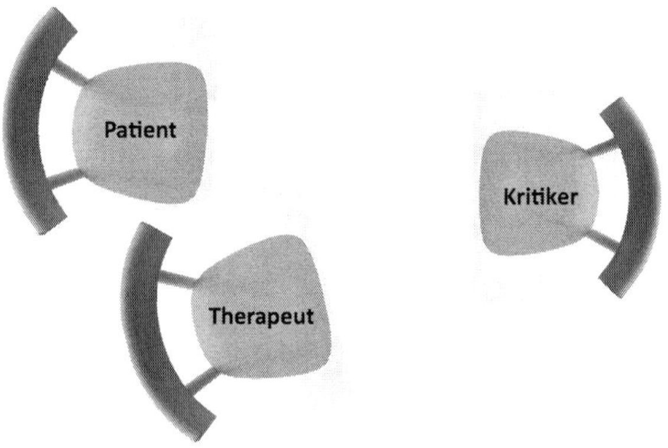

Abb. 19.1: Kritikerentmachtung durch den Therapeuten

Solche Übungen trainieren modellhaft die exekutive Funktion des Erwachsenenmodus in puncto Selbstregulation und werden besonders von Patienten mit BPS als sehr hilfreich erlebt, wobei möglicherweise die Effektivität der Technik sich nicht nur auf eine erfolgreiche Entmachtung des Kritikers, sondern vielmehr auf eine korrektive Beziehungserfahrung an der Seite des Therapeuten zurückführen lässt. Denn der Patient erlebt unter Umständen zum ersten Mal in seinem Leben »bedingungslosen Schutz«, was von Patienten häufig mit Sätzen wie z. B. »*Noch nie hat mich jemand so verteidigt…*« zum Ausdruck gebracht wird.

Im Umgang mit übertriebener Leistungsorientierung oder Selbstaufopferungstendenzen (Antreiber) können erlebnisorientierte Stühle-Dialoge mit etwas mehr spielerischer Leichtigkeit eingesetzt werden. Dies ermöglicht nicht nur die Differenzierung dieses Modus, sondern auch erste praktische Erfahrungen mit dem Konzept des Erwachsenenmodus als Beobachter im Sinne von Selbst-als-Kontext.

Übung 18: Das TV-Duell: Erwachsenenmodus vs. Antreiber

Dauer: 10–15 Minuten
Situation: Häufig bei der Besprechung der zurückliegenden Woche oder auch bei der Planung positiver Aktivitäten aktivieren sich bspw. Schemata der Domäne IV und V und ein sehr leistungsorientierter oder moralisch denkender Antreiber, der sich gegen selbstfürsorgliches Handeln zu wehren scheint. Der Therapeut schlägt ein Rollenspiel mit zwei Stühlen vor, wobei wie bei einem TV-Duell vor der Wahl der Kanzlerkandidat der »Antreiber-Partei« und der Kandidat der »Erwachsenenpartei« debattieren.

Phase 1: Der Patient spielt den Antreiber, der Therapeut den Erwachsenmodus.

1. Im Sinne der eher spielerischen Atmosphäre laden Sie Ihren Patienten dazu ein, seine Argumente vorzutragen. Dabei wird über den Patienten in der 3. Person gesprochen (*»Peter darf nur am Wochenende ins Kino gehen, wenn er zuerst alle Hauspflichten erfüllt hat«*) oder über allgemeine Regel (*»Man darf nur ins Kino, wenn...«*).
2. Sie vertreten in der ersten Phase den Erwachsenenmodus und argumentieren dagegen (*»Wenn Peter den ganzen Tag nur arbeitet und sich nicht erholt, wird er irgendwann gar nicht mehr arbeiten können!«*).
3. Wie bei einer Debatte findet eine Diskussion statt, die 4–5 Minuten andauern kann.

Phase 2: Die Rollen werden getauscht, der Patient sitzt auf dem Erwachsenenstuhl.

4. Nach wenigen Minuten unterbrechen Sie die erste Diskussionsrunde und bitten Sie jetzt den Patienten, die Vertretung des Erwachsenenmodus zu übernehmen, während Sie die Rolle des Antreibers übernehmen. Wiederholen Sie dann die Antreiber-Sätze, der Patient verteidigt dabei die Erwachsenen-Position.
5. Auch diese Diskussion erfolgt 4–5 Minuten.

Phase 3: Patient und Therapeut stehen vor den Stühlen und reflektieren

6. Unterbrechen Sie die Diskussion und bitten Sie den Patienten, mit Ihnen aufzustehen.
7. Lassen Sie den Patienten beschreiben, wie es ihm in beiden Positionen ging, wie sein Körper in den jeweiligen Rollen reagierte und welche Rolle hinsichtlich des besprochenen Themas hilfreicher erscheint (*»Vergleichen Sie kurz beide Stühle, setzen Sie sich gerne auf den einen und anderen und fühlen Sie in sich rein. Welcher Stuhl fühlt sich für Sie stimmiger an? Auf welchem Stuhl sitzen Sie lieber? Mit welcher Position kommen Sie eher voran?«*).

8. Selbst-als-Kontext: Sie können den Effekt der Übung verstärken, indem Sie einen Schritt weiter gehen und Sie mit dem Patienten über seine Fähigkeit reflektieren, beide Seiten ggf. gut vertreten zu können: »*Wow, Sie können wirklich beide Seiten sehr gut spielen! Ist das nicht erstaunlich? Was sagt Ihnen das? Genau! Sie entscheiden im Endeffekt, auf welchem Stuhl Sie in dieser bestimmten Situation eher sitzen möchten!*« Denn Modusaktivierungen sind kontextabhängig und man trifft selbst die Entscheidung, ob man lieber den einen, den anderen oder sogar keinen der beiden Stühle besetzen möchte.

19.1.3 Stühle-Übungen mit Kindmodi

Bei Aktivierung von Basisemotionen und Kindmodi kann sowohl klärungsorientiert als auch mit dem Ziel der gezielten Nachbeelterung ein Dialog mit dem aktivierten Kindmodus erfolgen. Das ist eine sehr effektive Möglichkeit, emotionale Reaktionen und Grundbedürfnisse in Bezug auf eine aktuelle Situation zu erarbeiten, wenn keine Bewältigungsmodi »im Weg stehen«.

Wie bereits im ersten Kapitel erklärt, unterscheiden wir in der Schematherapie – und vor allem in der Arbeit mit Kindmodi – zwischen »Wünschen« und »Bedürfnissen« (▶ Kap. 1). Wünsche beziehen sich auf eine konkrete Handlung durch eine bestimmte Person: »*Ich wünsche mir, dass meine Mutter sich für mich interessiert, mich von sich aus anruft und sich erkundigt, wie es mir geht…* «. Wenn die Mutter der Patientin noch nie liebevoll zu ihr war, dann ist die Wahrscheinlichkeit gering, dass dieser Wunsch in Erfüllung geht. Entsprechend hat die Patientin ihre Bewältigungsmodi entwickelt: Sie könnte drauf beharren (Überkompensation), sich selbst verletzen zur Selbstberuhigung (Vermeidung) oder alles tun, damit die Mutter sie mag (Unterwerfung). Und in jedem Falle würden dahinterliegende Grundbedürfnisse langfristig weiterhin unbefriedigt bleiben. Wenn nicht der konkrete Wunsch (»*Meine Mutter soll mich in den Arm nehmen*«), sondern das allgemeinere Bedürfnis (»*Ich brauche Kontakt zu anderen Menschen*«) formuliert wird, dann sind die Chancen auf Erfolg größer. Denn das Bedürfnis nach Nähe und Kontakt zu anderen (Bindung) kann nicht nur von der Mutter, sondern auch von Freunden, anderen Familienmitgliedern, dem Therapeuten oder sogar bis zu einem gewissen Grad von einem selbst befriedigt werden. Bedürfnisse sind übergeordnet und nicht personenbezogen.

Insbesondere im Umgang mit internalisierenden Patienten ist häufig ein explizites Training der Fähigkeit, Ärger wahrzunehmen, notwendig. Um so mehr können wir uns freuen, wenn der Patient während eines Gespräches – auch für einen kurzen Augenblick – Ärger zeigt. Häufig geschieht dies während des Gespräches über ein vermeintlich unwichtiges Thema, z. B. am Anfang eines Gespräches, quasi bevor »die richtige Arbeit« in der Sitzung beginnt. Vielleicht ist das der Grund, wieso der Patient sich erlaubt, Ärger zu spüren und zeigen (oder besser gesagt sein Antreiber/Kritiker lässt es zu): Weil die Sitzung »offiziell« noch nicht begonnen hat!

Übung 19: Das ärgerliche Kind ernstnehmen

Dauer: 15 Minuten
Situation: Während des Gesprächs zeigt der Patient etwas Ärger, häufig in einem scheinbar unwichtigen Moment. Vielleicht regt sich der Patient über den Verkehr oder über den einen Arbeitskollegen, der zu spät zum Dienst kam, weswegen er leicht verspätet zur Sitzung erschien. Bei dieser Übung reagieren wir positiv überrascht auf die emotionale Aktivierung und verwenden einen extra Stuhl, um dem ärgerlichen Kindmodus Raum zu geben.

1. Unterbrechen Sie nicht das Gespräch, sondern fragen Sie nach dem aktivierten Gefühl *(»Peter, darf ich Sie fragen, wie Sie sich gerade fühlen?«, »Was ist das für ein Gefühl im Körper, während Sie mir das erzählen?«)*
2. Ohne den Fluss zu sehr zu stören, stellen Sie die drei Hocker wie bisher hin und erklären Sie dem Patienten kurz die Übung: *»Ich möchte gerne den kleinen Peter, der sich gerade so über den Arbeitskollegen aufregt, auf diesen Stuhl setzen, um ihm noch etwas mehr Raum zu geben!«*

Phase 1: Patient sitzt auf dem Stuhl des ärgerlichen Kindes

3. Lassen Sie den Patienten seine Erzählung auf dem Stuhl für das ÄK fortführen. Mit Ihrer Haltung sollten Sie jetzt versuchen, ihn dazu einzuladen, mehr von seinem Ärger zu zeigen. Man spricht mit einem ärgerlichen Kind anders als mit einem verletzbaren Kind (▸ Kap. 11)! *»Was stört dich am Verhalten deines Kollegen?«, »Was stinkt dir? Erzähle es mir ruhig, ich möchte es wirklich wissen!«*
4. Erarbeiten Sie das Körpergefühl und unterstützen Sie ggf. den Patienten, Worte zu finden. *»Was fühlst du gerade? Wo fühlst du das im Körper? Ist dieses Gefühl eher oben in der Brust oder tiefer im Bauch? Schau mal, wie sich das Gefühl gerade zeigt! Was passiert mit deiner Atmung? Wirst du eher angespannt oder entspannt?«*
5. Erfragen Sie konkrete Wünsche: *»Was willst du anders haben? Wie hättest du es eigentlich gerne? Wie willst du, dass sich dein Kollege stattdessen verhält?«*
6. Gehen Sie von den konkreten Wünschen zum Grundbedürfnis: *»Was kommt für dich hier zu kurz? Worum geht es dir eigentlich?«* Hier suchen wir eher Antworten wie *»Ich möchte auch gehört werden«, »Ich will auch, dass man an mich denkt« oder »Ich will auch gesehen werden«.*

Phase 2: Patient sitzt auf dem GE-Stuhl und nimmt das ärgerliche Kind »von außen« wahr

7. Lassen Sie Ihren Patienten sich auf den Erwachsenenstuhl setzen und leiten Sie ihn an, das ärgerliche Kind aus der Außenperspektive zu sehen. Sie können dafür entweder ein eigenes Kindheitsfoto des Patienten oder eine Moduskarte verwenden. Lassen Sie ihn das ärgerliche Kind beschreiben, als würde er ihn sehen. *»Stellen Sie sich vor, dass Sie jetzt den kleinen Peter sehen können, der sich*

gerade so aufregt. So häufig darf er sich gar nicht richtig zeigen, aber gerade ist er sehr präsent! Und es ist toll, dass wir heute mit ihm sprechen können. Wie schaut er aus? Beschreiben Sie ihn mal bitte«.

8. Unterstützen Sie den Patienten dabei, diese Seite von sich wahrzunehmen und ernst zu nehmen und leiten Sie ihn an, dies mit ein paar Worten oder Sätzen direkt zum leeren Stuhl (bzw. zur Moduskarte oder zum Foto) zum Ausdruck zu bringen.
9. Leiten Sie einen kurzen Selbstreflexionsprozess ein und zeigen Sie Ihre Begeisterung und Freude. *»Ich freue mich sehr, endlich mehr von dieser Seite zu sehen! Ich weiß, dass Sie so früh gelernt haben, diese Gefühle zu unterdrücken. Aber sie sind da, und ich hoffe, ich darf auch in den nächsten Sitzungen mehr vom kleinen ärgerlichen Peter erfahren«.*

Mit einem ähnlichen Konzept können wir beim Auftreten von verletzlicheren Emotionen ein Gespräch mit dem verletzbaren Kindmodus führen. In diesem Fall geht es aber eben nicht um Ärger und das Bedürfnis nach Selbstbehauptung, sondern um Angst/Trauer und das Bedürfnis nach sicherer Bindung. Diese Übung kann im Umgang mit eher externalisierenden Persönlichkeiten am Anfang der Behandlung sehr hilfreich sein, teilweise auch um die Funktionalität von Bewältigungsmodi auf der vorderen Bühne besser zu verstehen.

Übung 20: Das verletzbare Kind wahrnehmen und trösten

Dauer: 15 Minuten
Situation: Während des Gesprächs zeigt der Patient (manchmal nur für einen kurzen Moment) Angst oder Traurigkeit. Auch bei dieser Übung reagieren wir positiv auf die emotionale Aktivierung und verwenden einen extra Stuhl, um mit dem verletzbaren Kindmodus zu reden und ihm Raum zu geben.

1. Unterbrechen Sie nicht das Gespräch, sondern fragen Sie nach dem aktivierten Gefühl: »Susanne, darf ich Sie fragen, wie Sie sich gerade fühlen?«, »Was ist das für ein Gefühl im Körper, während Sie mir das erzählen?«
2. Stellen Sie die drei Hocker wie bisher hin und erklären Sie dem Patienten kurz die Übung: *»Ich möchte gerne die kleine verletzbare Susanne auf diesen Stuhl setzen, um mit ihr ein bisschen sprechen zu können …«.*

Phase 1: Patient sitzt auf dem Stuhl des verletzbaren Kindes

3. Analog zur letzten Übung führen Sie das Gespräch fort und ändern Sie entsprechend Ihre Haltung, als würden Sie wirklich mit einem traurigen oder ängstlichen Kind reden (▶ Kap. 10). *»Wie ist es für dich, wenn du an diese Situation denkst?«, »Was verletzt dich? Was macht dir Angst?«*
4. Erarbeiten Sie das Körpergefühl und unterstützen Sie ggf. den Patienten, Worte zu finden. Reden Sie langsam, ruhiger, bestätigend/ernstnehmend. *»Was*

fühlst du gerade? Wo fühlst du das im Körper? Was ist das für ein Gefühl? Ist dieses Gefühl eher oben in der Brust oder tiefer im Bauch? Was passiert mit deiner Atmung? Wirst du eher angespannt oder entspannt?«

5. Erfragen Sie konkrete Wünsche: »*Wie hättest du es eigentlich gerne? Wie möchtest du, dass Peter mit dir spricht?«*
6. Gehen Sie von den konkreten Wünschen zum Grundbedürfnis: »*Was fehlt dir? Was brauchst du?«* Hier suchen wir eher Antworten wie »*Ich möchte Nähe/ Kontakt«*, »*Ich möchte nicht allein sein«*.

Phase 2: Patient sitzt auf dem GE-Stuhl und nimmt das verletzbare Kind »von außen« wahr

7. Auch hier können Sie sehr gerne ein Kindheitsfoto des Patienten oder eine Moduskarte verwenden. Lassen Sie ihn das verletzbare Kind beschreiben, als würde er es sehen. »*Stellen Sie sich vor, dass Sie jetzt die kleine Susanne sehen können. Sie haben sie gerade gehört, sie ist sehr traurig/ängstlich. Wie schaut sie aus? Beschreiben Sie sie bitte, sodass ich sie mir auch gut vorstellen kann«*.
8. Unterstützen Sie Ihren Patienten dabei, mit dem verletzbaren kleinen Kind mitzufühlen und dabei das eigene »Versorgungssystem« zu aktivieren (▶ Kap. 1): »*Schauen Sie sich für einen Moment dieses Kind an, schauen Sie der kleinen Susanne in die Augen … Wie fühlt sich das für Sie als große Susanne an? Wie reagiert Ihr Körper, wenn Sie dieses kleine Mädchen sehen, das gerade so traurig ist?«* Vor allem am Anfang der Behandlung kann das für viele Patienten sehr schwierig sein. In solchen Fällen kann sich der Patient als »Zwischenschritt« ein anderes reales Kind vorstellen (eigenes Kind, Kind von Freunden, Nichte/ Neffe, etc.), das ihm am Herzen liegt (Substitutionstechnik nach Roediger 2016).
9. Wenn möglich, leiten Sie ihn an, sein Mitgefühl mit ein paar tröstenden Worten oder Sätzen direkt zum leeren Stuhl (bzw. zur Moduskarte oder zum Foto) zum Ausdruck zu bringen. »*Ich sehe, dass du sehr traurig bist und das tut mir sehr leid, Kleines … ich lasse dich nicht alleine, ich bleibe bei dir«*. Auch das ist nicht immer leicht. Unterstützen Sie ggf. Ihren Patienten aktiv, im dem Sie entweder modellhaft ebenso zum VK-Stuhl reden oder einfach passende Worte »soufflieren«.

Insbesondere für die Arbeit mit Borderline-Patienten entwickelte die Arbeitsgruppe von Arnoud Arnzt eine Technik (Arnzt und van Ganderen 2009), die in der englischen Literatur »venting anger« genannt wird (»Ärger ventilieren«). Dabei wird der Patient sehr gezielt darin gestärkt, seinen Ärger oder seine Wut zu äußern und seine Gefühle möglichst frei fließen zu lassen. In den allermeisten Fällen führt dies zu einer spontanen Aktivierung der Traurigkeit hinter dem Ärger. Denn wenn man dem Protest des Kindes Gehör schenkt und Raum gibt, verliert der Ärger im Prinzip seine »Daseinsberechtigung« (Gefühle haben Signalcharakter! ▶ Kap. 3). Auch wenn diese Technik häufig beim laufenden Gespräch angewendet wird, kann sie sehr gut als

Stühle-Übung umgesetzt wird, was sowohl die Diskrimination als auch die Wahrnehmung des Zusammenhangs beider Gefühlspolaritäten sowie Grundbedürfnisse ermöglicht.

Übung 21: Ärger und Wut ventilieren (»venting anger«)

Dauer: 20 Minuten
Situation: Während des Gesprächs äußert der Patient Ärger/Wut entweder gegenüber einer Situation oder Person aus ihrem Alltag oder gegenüber dem Therapeuten.

1. Unterbrechen Sie nicht das Gespräch, sondern fragen Sie nach dem aktivierten Gefühl: *»Anna, was ist das gerade für ein Gefühl?«*
2. Ohne den Fluss zu sehr zu stören, stellen Sie die drei Hocker wie bisher hin und erklären Sie dem Patienten kurz die Übung: *»Ich möchte gerne der kleine Susanne hier Raum geben, so dass sie uns alles erzählt, was sie gerade so wütend macht!«*

Phase 1: Patient sitzt auf dem Stuhl des ärgerlichen Kindes

3. Ermutigen Sie den Patienten, seinen Ärger und seine Wut zuzulassen und zu erzählen, was ihn gerade ärgerlich macht: *»Was stört dich daran? Was stinkt dir? Was macht dich so wütend? Erzähle es mir ruhig, ich möchte es wirklich wissen! Ich möchte nicht, dass wir irgendwas vergessen oder übersehen, was macht dich noch alles wütend?«* Denken Sie daran: Ihre Haltung muss unbedingt den Prozess unterstützen: Sie wollen dem ÄK Raum geben!
4. Erarbeiten Sie das Körpergefühl und unterstützen Sie ggf. den Patienten, Worte dafür zu finden.
5. Erfragen Sie konkrete Wünsche.
6. Gehen Sie von den konkreten Wünschen zum Grundbedürfnis. Das Bedürfnis hinter dem Ärger ist primär die Selbstbehauptung, der Patient möchte gesehen und gehört werden. Bleiben Sie weiterhin in der aktivierenden Haltung, bis der Patient dieses Bedürfnis formulieren kann: »Ich möchte auch gehört werden«, »Ich will auch wichtig sein«, »Ich möchte, dass er auch an mich denkt« oder »Ich will auch gesehen werden«.
7. Jetzt kommt der Schlüsselmoment: Wenn der Patient das Grundbedürfnis erkennt, dann fragen Sie etwas wärmer und langsamer: *»Und wie fühlt es sich an, wenn das nicht passiert, … wenn du nicht gesehen wirst?«* Dies leitet den Wechsel zum Bindungsbedürfnis und zum verletzbaren Kind ein.

Phase 2: Patient sitzt auf dem Stuhl für das verletzbare Kind

8. Im Gespräch mit dem VK-Modus gehen Sie jetzt die gleichen Schritte durch: Erarbeiten Sie zuerst das Körpergefühl und unterstützen Sie ggf. den Patienten, Worte zu finden. Anschließend erfragen Sie konkrete Wünsche und su-

chen Sie die Verbindung zwischen diesen Wünschen (»*Wie hättest du es eigentlich gerne? Wie möchtest du, dass Peter mit dir spricht?«)* und Gefühlen *(Trauer/Angst)* und dem Grundbedürfnis nach Bindung (»*Was fehlt dir? Was brauchst du?«)*. Reden Sie warm, langsam, ruhiger, bestätigend/ernstnehmend.
9. Lassen Sie Ihren Patienten sich auf Ihren Stuhl setzen, sodass er jetzt die Perspektive einnehmen kann, die Sie bisher hatten: Beide Kindstühle stehen nebeneinander als »zwei Seiten der gleichen Medaille«. Sie können dafür entweder eigene Kindheitsfotos des Patienten oder die entsprechenden Moduskarten als Symbole auf den leeren Stühlen verwenden. Lassen Sie den Patienten das Kind auf beiden Stühlen beschreiben, als würde er es wirklich sehen. »*Stellen Sie sich vor, dass Sie jetzt die kleinen Susannen sehen können. Sie war zuerst sehr ärgerlich auf diesem Stuhl, danach konnten wir ihre Traurigkeit und ihre Verletzbarkeit auf diesem Stuhl sehen. Wie schaut sie aus? Könnten Sie sie bitte beschreiben? Ihre Augen, ihren Blick?«*
10. Leiten Sie einen kurzen Selbstreflexionsprozess ein, sodass der Patient beide emotionale Reaktionen sehen und in Verbindung miteinander setzen kann. Unterstützen Sie die Aktivierung seines Versorgungssystems und Mitgefühls gegenüber »dem inneren Kind«.

Im Umgang mit einem lustorientierten, impulsiven Kindmodus kann analog zur Übung »TV-Duell mit einem Antreiber« ein Rollenspiel durchgeführt werden, in dem ein Gespräch zwischen einem impulsiven Kind und einem liebevollen aber begrenzenden Erwachsenen inszeniert wird.

Übung 22: Rollenspiel mit einem impulsiven Kind

Dauer: 10–15 Minuten
Situation: Der Patient zeigt sich ambivalent hinsichtlich einer Entscheidung oder einer Verhaltensänderung, die Belohnungsaufschub oder Impulskontrolle beinhaltet und beharrt zumindest teilweise (wie ein impulsives Kind!) auf sein »Recht« darauf.

Phase 1: Der Patient spielt das impulsive Kind, der Therapeut den Erwachsenmodus.

1. Befragen Sie den Patienten zu seinen Absichten und Wünschen: »Also kleiner Peter, erzähl mir nochmal, wie du die Sache hier siehst! Ich habe gehört, du hast überhaupt keine Lust, auf die nächsten Prüfungen zu lernen und viel lieber ganz andere Dinge tun möchtest«. Fragen Sie interessiert und offen, worum es ihm geht. Erarbeiten Sie Emotionen, Kognitionen und konkrete Wünsche, sowie das primäre Grundbedürfnis (Selbstbehauptung).
2. Sie vertreten in der ersten Phase den Erwachsenenmodus und validieren zuerst die Reaktionen: »Ich sehe, dass du wirklich keine Lust darauf hast und dass du

viel lieber X machen möchtest ... und ich weiß, dass du endlich das Gefühl haben möchtest, dass du selbst entscheiden darfst, wie dein Leben läuft und dass dir dieses Gefühl früher einfach fehlte«. Konfrontieren Sie dann liebevoll mit den negativen Konsequenzen: »Das verstehe ich wirklich, aber es ist leider so, dass wenn man nicht für Prüfungen lernt, in aller Regel die Prüfungen auch nicht besteht, und das hat echt doofe Konsequenzen«.
3. Diese kleine Diskussion kann 4–5 Minuten andauern.

Phase 2: Die Rollen werden getauscht, der Patient sitzt auf dem Erwachsenenstuhl.

4. Nach wenigen Minuten unterbrechen Sie das Gespräch und bitten Sie jetzt den Patienten, die Vertretung des Erwachsenenmodus zu übernehmen, während Sie die Rolle des impulsiven Kindes übernehmen. Orientieren Sie sich daran, wie der Patient zuvor sprach und sich verhielt (jedoch ohne sich dabei lustig zu machen!).
5. Auch dieses Gespräch wird 4–5 Minuten andauern.

Phase 3: Patient und Therapeut stehen vor den Stühlen und reflektieren

6. Unterbrechen Sie die Diskussion und bitten Sie den Patienten, mit Ihnen aufzustehen.
7. Lassen Sie den Patienten beschreiben, wie es ihm in beiden Positionen ging, wie sein Körper in den jeweiligen Rollen reagierte und welche Rolle hinsichtlich des besprochenen Themas hilfreicher erscheint (»*Vergleichen Sie kurz beide Stühle, setzen Sie sich gerne auf den einen und anderen hin und fühlen Sie in sich rein. Welcher Stuhl fühlt sich für Sie stimmiger an? Auf welchem Stuhl sitzen Sie lieber? Mit welcher Position kommen Sie eher voran?*«).

19.2 Modusarbeit mittels Imaginationsübungen

Mittels Imaginationstechniken lassen sich analog zur Stühle-Arbeit spontane Modusaktivierungen erlebnisorientiert sehr gut erarbeiten. Ebenfalls kann imaginativ der Wechsel in eine gesunde erwachsene Haltung eingeleitet werden.

19.2.1 Bewältigungsmodi imaginativ umgehen

Wenn Sie bereits mittels Zwei-Stühle-Übungen mit einem bestimmten Bewältigungsmodus gearbeitet haben, können Sie bei erneuter Aktivierung in den folgenden Sitzungen mit Ihrem Patienten »die Mauer« oder »den Kämpfer« imaginativ umgehen, um das Kind hinter dem Bewältigungsmodus zu sehen und in Kontakt mit ihm zu treten.

Übung 23: Das Kind hinter der Mauer suchen

Dauer: 10–15 Minuten
Situation: Spontane Aktivierung des Distanzierten Beschützers, welche unseren Plan für die Sitzung (z. B. Imaginationsarbeit) verunmöglicht.

1. »Markieren« Sie die Modusaktivierung: »*Susanne, ich habe den Eindruck, dass Sie heute in Begleitung Ihres Beschützermodus gekommen sind. Sie wirken anders als letztes Mal, so als stünden Sie hinter einer Mauer! So wie auf dem Moduskärtchen. Fällt es Ihnen auch auf?« Falls Sie bereits mit diesem Modus im Stühle-Dialog gearbeitet haben, können Sie natürlich Bezug darauf nehmen: »Mir scheint es, Ihr Beschützer möchte heute aus irgendeinem Grund doch nicht im Wartezimmer warten!*«
2. Erklären Sie Ihrem Patienten zunächst kurz die Übung: »*Ich würde gerne eine Imaginationsübung machen. Wir werden uns vorstellen, dass wir vor der Mauer stehen, hinter der sich die kleine Susanne befindet, und versuchen werden, sie zu finden, ok?*«
3. Wenn der Patient zugestimmt hat, dann setzen Sie sich neben ihn und bieten Sie ihm an, gemeinsam die Augen zu schließen und sich die Mauer vorzustellen, die den Distanzierten Beschützermodus symbolisiert. »*Lassen Sie uns gemeinsam die Augen schließen, als stünden wir jetzt wirklich vor der Mauer und könnten hören, dass die kleinen Susanne auf der anderen Seite irgendwo sitzt, auch wenn wir sie nicht sehen können*«.
4. Nehmen Sie Kontakt mit dem Kind hinter der Mauer auf: »*Sie hören also die kleine Susanne hinter der Mauer! Super. Was hören Sie genau? Möchten wir vielleicht mit ihr sprechen? Was sagen Sie denn zu ihr? Wie reagiert sie denn?*«
5. Leiten Sie den Patienten an, einen Weg zur anderen Seite der Mauer zu finden. Es gibt mehrere Optionen: Man kann z. B. eine große Leiter verwenden, man findet irgendwo eine Tür zur anderen Seite oder die Mauer geht irgendwann zu Ende und man kam um die Mauer herumlaufen. Hier sind Ihrer Kreativität keine Grenzen gesetzt! Überlegen Sie am besten gemeinsam mit Ihrem Patienten, welche Variante Sie nehmen möchten – der Inhaltsebene ist nicht so wichtig wie die Prozessebene, und bei der gemeinsamen Überlegung sind Sie im Prinzip schon in einem viel besseren Kontakt mit ihm und seinen Emotionen.
6. Lassen Sie Ihren Patienten das Kind beschreiben: »*Wie sieht die kleine Susanne aus? Wie ist ihre Körperhaltung? Wo schaut sie hin?*«
7. Versuchen Sie, Mitgefühl und das Versorgungssystem (Bindung) des Patienten zu aktivieren, indem Sie ihn dem Kind in die Augen schauen lassen: »*Schauen Sie der kleinen Susanne in die Augen … was sehen Sie? Wie fühlt es sich an, wenn Sie das sehen? Was meinen Sie, wie sich die kleine Susanne gerade fühlt?*« (ggf. können Sie den Patienten anleiten, ein direktes Gespräch mit dem Kind zu beginnen)

8. Ermutigen Sie den Patienten im Erwachsenenmodus, selbst das Kind zu beschützen und es an die Hand zu nehmen, um mit ihm gemeinsam um die Mauer herumzulaufen und zurück zur Sitzung zu kommen: »*Wie wäre es, wenn Sie jetzt aktiv die Rolle des Beschützers für dieses Kind übernehmen und wir drei den Weg zurücklaufen, auf dem wir gerade gekommen sind?*«

Im Umgang mit einem ärgerlichen Beschützer, einem Überkompensations- oder auch einem Unterwerfungsmodus können Sie den Patienten dazu anleiten, in der Imaginationsübung ein Gespräch mit diesen Modi zu führen, als wären sie echte Menschen, die zwischen dem Patienten und uns auf der einen Seite und dem Kind hinter dem Bewältigungsmodus stehen. Dabei können Sie sich an der Phase 3 der Übung »Interview mit einem BM« (▶ Kap. 19.1) orientieren. Falls Sie bereits eine solche Übung mit Stühlen durchgeführt haben, können Sie den Patienten dabei an dieses Gespräch erinnern.

19.2.2 Kritische Modi imaginativ entmachten

Die Entmachtung eines Kritikers kann auch analog zur Arbeit mit Stühlen imaginativ erfolgen. Die Externalisierung in der Imaginationsübung ist sehr hilfreich und macht uns – Patienten und Therapeuten – wieder handlungsfähig. Viel wirksamer als ein argumentativer Streit ist die Entmachtung im Sinne einer kognitiven Defusion: Kritikergedanken werden nicht korrigiert, sondern nicht mehr erstgenommen. Während einer Übung mit einem leeren Stuhl erreichen wir auch einen ähnlichen Effekt, in dem wir uns den Kritiker zu einem leeren Stuhl reduzieren, der wie eine zerkratzte Schalplatte immer wieder die gleichen Sätze wiederholt und einfach aus dem Raum herausgetragen werden kann. Während einer Imaginationsübung können Sie mit Ihrem Patienten auch verschiedene Techniken spielerisch-kreativ ausprobieren, um die Figur, die den Kritikermodus personifiziert, nicht mehr ernst zu nehmen. Man kann bspw. die Form und Größe verändern, ebenfalls den Klang der Stimme und die Sprachgeschwindigkeit. Entscheidend dabei ist der veränderte Bezug des Patienten zur neuen Kritikerfigur, denn wenn er diese Figur nicht ernstnimmt, dann werden auch deren »Sprüche« nicht ernstgenommen – unabhängig vom Inhalt.

Übung 24: Den Kritiker weniger ernstnehmen

Dauer: 10–15 Minuten
Situation: Der Patient kann sich von Kritikersätzen nicht gut distanzieren oder berichtet, dies in den letzten Tagen im Alltag erlebt zu haben.

1. Erklären Sie Ihrem Patienten zunächst kurz die Übung: »*Ich würde gerne eine Imaginationsübung machen. Wir werden uns vorstellen, dass wir den Kritiker hier im Therapiezimmer sehen können und ein paar Ideen ausprobieren, wie wir mit ihm*

umgehen können, ok? Welche Gestalt sollen wir dem Kritiker geben?« In den meisten Fällen ist es leichter, wenn Sie mit Ihrem Patienten eine fiktive Gestalt und keine echte Person wählen. Einige Praxisbeispiele: Zwerge, Gollum (Herr der Ringe), Gargamel (Schlümpfe), HB-Männchen, die Abbildung auf der Moduskarte für den Kritiker.

2. Wenn der Patient zugestimmt hat, dann setzen Sie sich neben ihn und bieten Sie ihm an, gemeinsam die Augen zu schließen und sich den Kritiker vorzustellen: *»Lassen Sie uns gemeinsam die Augen schließen und uns vorstellen, dass wir den Kritiker hier sehen können, er steht neben uns. Können Sie ihn beschreiben? Was sagt er? Wie klingt seine Stimme?«*
3. Erarbeiten Sie die emotionale Reaktion des Patienten, indem Sie ihn als Kind in die Imagination bringen: *»Stellen wir uns jetzt vor, dass wir die kleine Susanne, die auch hier ist, jetzt sehen … und sie hört den Kritiker und nimmt ihn auch ernst in allem, was er sagt. Schauen Sie die kleine Susanne an, wie reagiert sie? Wie schaut sie aus?«*
4. Leiten Sie den Patienten an, den Kritiker zu pausieren, als wäre er ein Film, und verschiedene Strategien anzuwenden, um ihn zu entmachten: *»Okay, halten wir jetzt kurz den Film an, als würden wir den Kritiker einfrieren. Wir können jetzt ein paar Sachen ausprobieren, sodass die kleine Susanne den Kritiker weniger ernst nimmt. Was halten Sie davon, wenn wir z. B. die Größe verändern?«* Hier beginnt der Spaß! Sie und Ihr Patient können alles Mögliche ausprobieren: ihn kleiner/breiter/flacher/schwarzweiß machen, ihm eine andere Stimme geben (Helium, tief, langsam, schnell), seine Gestalt völlig verändern und in etwas völlig Neues verwandeln.
5. Prüfen Sie die Reaktion des Kindes auf die Veränderungen des Kritikers: *»Wie reagiert die kleine Susanne, wenn der Kritiker jetzt nur noch mit Helium-Stimme spricht?«* Man kann den Effekt noch weiter verstärken und das Kind sogar entscheiden lassen. *»Geben wir der kleinen Susanne doch den magischen Pinsel, mit dem sie den Kritiker verändern und in alles verwandeln kann, was ihr einfällt!«*
6. Verankern Sie das neue Bild des Kritikers und die aktuelle emotionale Leichtigkeit im Sinne eines Ressourcenbildes: *»Versuchen Sie sich dieses neue Bild gut zu merken: Die kleine Susanne steht neben Ihnen mit dem magischen Pinsel in der Hand und lacht, der Kritiker ist eine piepsige, nicht ernstzunehmende Maus, und Sie sind wieder in Ihren Handlungen frei und entscheiden, was Sie tun oder nicht«.*

19.2.3 Kindmodi imaginativ wahrnehmen, ernstnehmen und trösten

Auch mit Kindmodi können Sie sehr gezielte Imaginationsübungen durchführen. Sie können solche Übungen mit dem Ziel führen, Emotionen wahrzunehmen, wenn der Patient keinen klaren Zugang zu haben scheint. Aber auch wenn Emotionen stark präsent sind, sind Imaginationsübungen sehr hilfreich, um Wahrnehmung, Akzeptanz und ggf. Regulation zu üben.

Eine schöne Metapher, mit der ich häufig arbeite, ist die einer »unsichtbaren Leitung«, die uns und unser »kleines Ich« verbindet und uns ermöglicht, Emotionen und Körperempfingen des Kindes in Echtzeit am eigenen Leib zu spüren. Wir führen dadurch zwar eine funktionale Distanzierung vom Kind durch die Visualisierung/Externalisierung, bleiben aber gleichzeitig in enger emotionaler Verbundenheit. Dies ermöglicht einerseits eine kontrollierte emotionale Wahrnehmung, andererseits die Entwicklung von Selbstmitgefühl (»self-compassion«).

Übung 25: Das verletzbare Kind trösten/beruhigen

Dauer: 10–15 Minuten
Situation: Der Patient zeigt sichtbare verletzliche Emotionen (Angst, Trauer) und kann diese nicht gut annehmen oder regulieren.

1. Erklären Sie Ihrem Patienten zunächst kurz die Übung: »Ich würde gerne eine Imaginationsübung mit diesem Gefühl machen, das gerade so stark ist. Wir werden vor allem mit dem kleinen Peter arbeiten und versuchen, für ihn da zu sein«.
2. Setzen Sie sich neben ihn und bieten Sie ihm an, gemeinsam die Augen zu schließen. Erarbeiten Sie zunächst die aktuelle emotionale Aktivierung des Patienten: *»Versuchen wir, zuerst Ihr Gefühl etwas genauer wahrzunehmen. Konzentrieren Sie sich bitte auf Ihren Körper … was ist das für ein Gefühl? Wo fühlen Sie das?«* Benennen Sie mit dem Patienten die Basisemotionen (Trauer/Angst).
3. Leiten Sie ihn an, sich selbst als Kind im Raum vorzustellen. *»Stellen wir uns vor, dass wir den kleinen Peter hier sehen können, er steht oder sitzt neben uns. Können Sie ihn beschreiben? Wie sieht der kleine Peter aus?«*
4. Projizieren Sie das unmittelbare Gefühl des Patienten auf das Kind: *»Stellen Sie sich vor, dass Sie und der kleine Peter verbunden sind … es gibt eine unsichtbare Leitung, sodass Sie seine Gefühle am eigenen Leib fühlen können. Und das Gefühl, das Sie gerade beschreiben, ist sein Gefühl. Schauen Sie, ob Sie es auch an seinem Gesichtsausdruck erkennen können … woran erkennen Sie es?«* Diese Externalisierung bewirkt eine erste Distanzierung und unterstützt die Aktivierung des gesunden Erwachsenenmodus als Beobachter.
5. Helfen Sie dem Patienten, mit dem Kind mitzufühlen und das eigene Versorgungssystem zu aktivieren: *»Schauen Sie dem kleinen Peter in die Augen … Sie sehen seine Traurigkeit/Angst … Sie sehen, wie hilfsbedürftig/verzweifelt/hoffnungslos (etc.) er aussieht … wie fühlt sich das für Sie an?«* In den allermeisten Fällen sagen Patienten dann »Sie tut mir einfach leid« oder »Es macht mich so traurig«.
6. Unterstützen Sie die Diskrimination zwischen dem Gefühl des Kindes und dem Mitgefühl des Erwachsenen: *»Merken Sie, dass das jetzt ein anderes Gefühl ist? Das ist das Gefühl der großen Susanne, die jetzt die kleine Susanne sehen kann und mit ihr einfach mitfühlt«.*
7. Leiten Sie die aktive Versorgung und Tröstung ein: *»Lassen Sie dieses Mitgefühl in Ihrem Körper jetzt stärker werden und in Handlung übergehen … was möchten*

Sie jetzt für den kleinen Peter tun, wenn Sie sehen, wie er gerade leidet?« Konkretisieren Sie mit dem Patienten einen ersten Schritt und lassen Sie ihn diesen in der Imagination umsetzen. In den meisten Fällen führt dies zu einer Umarmung.

8. Lassen Sie den Patienten, falls er sich gerade eine Umarmung des Kindes vorstellt, seine Arme um die eigenen Schultern zu legen, als würde er sich selbst umarmen: *»Legen Sie jetzt Ihre eigenen Hände auf Ihre Schultern … die Hände vom erwachsenen Peter und die Schultern vom kleinen Peter … genauso, wie Sie es sich gerade vorstellen«.*
9. Falls der Patient weiterhin ängstlich-angespannt wirkt, aktivieren Sie die sog. »Vagusbremse« (► Kap. 3.1.3 und ► Kap. 18.2.1) mittels entsprechender Atemtechnik. Dafür leiten Sie den Patienten an, auf ein Verhältnis von 1 zu 2 zwischen der Länge von Inspiration und Exspiration zu achten. Im Idealfall üben Sie das mit ihm gemeinsam, indem Sie zunächst beim Einatmen bis 4 oder 5 zählen und anschließend beim Ausatmen bis 8 oder 10.
10. Nachdem der Patient sich sichtbar beruhigen konnte, verankern Sie das Ressourcenbild und beenden Sie die Übung.

19.3 Training des GE-Modus mittels ACT-Fertigkeiten

19.3.1 Kognitive Defusion bei Kritikersätzen

Im Kontext der Bezugsrahmentheorie (»relational frame theory«, Hayes et al. 2007) werden automatisierte Kritikeraktivierungen bewusst in einen neuen Rahmen gesetzt, in dem ein Ernstnehmen nicht möglich ist. Dies bedeutet praktisch, dass man die Inhaltsebene komplett verlässt und sich auf die Prozessebene begibt.

Übung 26: Der bewusste Einsatz von Humor

Es gibt mehrere Interventionen, die den Patienten regelrecht dazu »zwingen«, die Inhaltsebene zu verlassen, auf der Kritikersätze ernstgenommen werden. Hier einige Beispiele:

- Sie können eine provokante und für den Patienten überraschende Frage stellen oder einen unerwarteten Kommentar äußern, nachdem er einen Kritikersatz geäußert hat, wie z. B.: *»Glauben Sie wirklich jeden Pups, den Ihnen der Kritiker ins Ohr flüstert?«* oder *»Ich dachte, Ihr Kritiker hat heute frei, aber so wie es ausschaut ist er doch mitgekommen, der ist wohl ein sehr sehr fleißiger und überengagierter Kritiker«.*
- Sie können auch bei wiederholter Aktivierung Ihre eigene Verzweiflung oder Hilflosigkeit humorvoll und überspitzt-theatralisch mit Handlungen zum

Ausdruck bringen, wie etwa die Hände an den Kopf legen und anfangen zu weinen oder auf den Boden hinzuknien und sich dem Kritiker ergeben: »*Oh du großer Kritiker, du bist zu stark für mich, ich gebe es auf... ich nehme alles zurück und behaupte jetzt das Gegenteil! Einverstanden?*«
- Einen ähnlichen Effekt erreichen sie mit der Verwendung eines Buzzers zur Markierung von Kritikeraktivierungen.

In jedem Falle ist es wichtig, dass sich der Patient trotzdem ernstgenommen fühlt. Wenn Sie vorhaben, Defusionstechniken dieser Art anzuwenden, holen Sie sich im Voraus das Einverständnis Ihres Patienten ein.

Spezifische Übungen

Es gibt zahlreiche Spiele, die Sie mit Kritikersätzen durchführen können. Anders als bei den o. g. Interventionen sind solche Spielchen definierte Übungen, die Sie dem Patienten wie gewohnt kurz erklären und auf die sich der Patient bewusst einlässt. Hier einige Beispiele:

- Den Kritikersatz für eine Minute möglichst schnell aussprechen und in Dauerschleife wiederholen. (dabei darf auch eine Art Konkurrenz entstehen! Wer kann den Satz schneller aussprechen?)
- Kritikersätze singen, als wären wir gregorianische Mönche oder katholische Priester.
- Sie besonders langsam, schnell, mit hoher oder tiefer Stimme oder in »Walisch« (aus dem Film »Findet Nemo«) aussprechen.
- Mehrere Kritikersätze aufschreiben und daraus einen Liedtext komponieren. Dabei kann man z. B. ein Lieblingslied des Patienten nehmen und dann das Lied gemeinsam singen. Falls Sie Musiker sind und ein Instrument zur Hand haben, können Sie dies auch entsprechend begleiten.
- Sich vorstellen, man würde Nachrichten im Radio hören und dabei etwas anderes machen. Dort hört man die Kritikersätze, welche man aber nicht ernstnehmen muss.

Übung 27: Mit Kritikersätzen ein schönes Bild malen

Dauer: 15–20 Minuten
Situation: Der Patient kann sich von bestimmten Kritikersätzen nicht lösen, entweder im Alltag oder während der Sitzung.
Material: Ein Blatt Papier, 10–20 bunte Stifte

1. Erklären Sie Ihrem Patienten zunächst kurz die Übung: »*Lassen Sie uns was ganz anderes machen! Wir werden eine kleine Malstunde machen und mit Kritikersätzen spielen. Das ist eine Übung, die Sie zuhause auch sehr gut wiederholen können*«.

2. Suchen Sie einen Kritikersatz, den der Patient besonders ernstnimmt und als belastend empfindet. In unserem Beispiel ist das der Satz »Du bist viel zu fett und hässlich«. Lassen Sie den Patienten diesen Satz mit einem normalen Kugelschreiber oben auf dem Blatt niederschreiben.
3. Erarbeiten Sie kurz die emotionale Reaktion, wenn er diesen Satz sieht und liest: »*Schauen Sie sich den Satz an, lassen Sie ihn auf Sie wirken. Wie reagiert Ihr Körper darauf?*«
4. Führen Sie eine »Ernst-Nehm-Skala« ein: »*Auf einer Skala für 0–10, wie ernst nehmen Sie gerade diese Kritikerworte?*«
5. Jetzt beginnt die eigentliche Übung. Setzen Sie sich neben den Patienten, gerne auf den Boden (Kinder sitzen gerne auf dem Boden und malen!). Bitten Sie den Patienten, diesen Satz jetzt nochmal zu schreiben, wobei er aber jeden Buchstaben in einer anderen Farbe schreiben soll. Sie reichen ihm dabei immer die Stifte. Um den Spielcharakter noch zu verstärken, können Sie gemeinsam mit Ihrem Patienten dabei ein Lied singen oder pfeifen (wie etwa die sehr bekannte Melodie »Colonel Bogey march«, oder die Titelmelodie des Rosaroten Panthers). Sie werden dabei beobachten, dass sich die Stimmungslage im Zimmer stark verändert – genau diesen Effekt suchen wir! Das ist ein völlig neuer Bezugsrahmen!
6. Unterstützen Sie die Kreativität des Patienten, der den Satz einrahmen und künstlerisch schmücken soll, wie er möchte!
7. Wenn das Werk fertig ist, lassen Sie den möglicherweise noch lächelnden Patienten das Blatt betrachten: oben etwas kleiner der ursprüngliche Satz, viel größer auf dem Blatt und sehr bunt der gleiche Satz. Erfragen Sie die spontane Reaktion: »*Wie geht es Ihnen, wenn Sie jetzt den gleichen Satz sehen, aber so geschrieben?*«
8. Erfragen Sie erneut die Einschätzung auf der »Ernst-Nehm-Skala«.
9. Erarbeiten Sie den Grund dafür: »*Was meinen Sie, wieso das jetzt so ist?*« Sie können es ihm auch sehr knapp psychoedukativ erklären: »*Lange, bevor wir lernten, Buchstaben und Worten eine Bedeutung zu geben, haben wir gelernt, Farben und schöne Bildchen zu mögen und uns beim Anblick solcher Schilder zu freuen! Und diese zwei Reaktionen passen nicht mehr zusammen, das Gehirn entscheidet sich wohl für die ältere und natürlichere von beiden! Da hat der Kritiker keine Chance!*«

19.3.2 Akzeptanzübungen im Umgang mit Modusaktivierungen

Es gibt sehr viele gezielte Akzeptanzübungen, die Sie zum Training des GE-Modus im Umgang mit spontanen Modusaktivierungen einsetzen können. Dies ist im Prinzip ein spezifisches Training der »Beobachter-Funktion« des GE. Dabei üben wir, die Kontingenz zwischen bestimmten Stimuli und internalen Reaktionen einerseits und automatisierten Handlungen im Sinne einer dysfunktionalen Selbstregulation andererseits zu unterbinden. Bedeutet dies, dass wir einfach Handlungen »weglassen«? Nein! Natürlich nicht! Man kann nicht »nicht handeln«! Wir üben aktives Beobachten und dabei eine neue Handlung ein: das Annehmen!

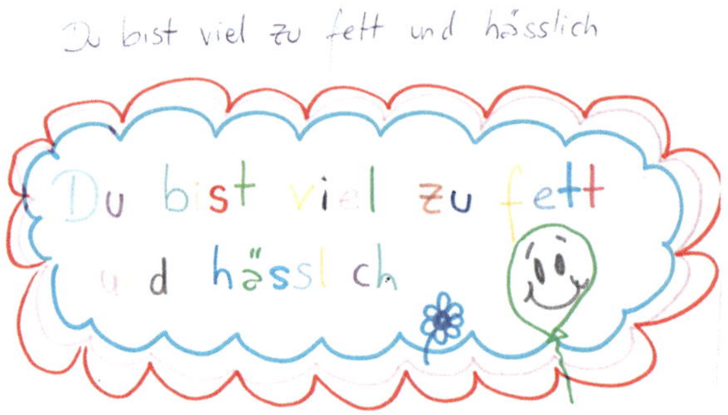

Abb 19.2: Mit Kritikersätzen ein schönes Bild malen

Akzeptanzübungen stellen in der Regel eine andere Grundhaltung dar als andere aktive Interventionen. Erfahrungsgemäß fällt dies aber Therapeuten viel stärker als Patienten auf!

Übung 28: Ein Bus voller Modi

Dauer: 15–20 Minuten
Situation: Der Patient berichtet über sehr viele spontane Modusaktivierungen im Alltag oder »eine Achterbahn der Gefühle«, eventuell in Verbindung mit einer bestimmten Situation, und Sie möchten mit ihm Wahrnehmung und Akzeptanz explizit üben.

1. Erklären Sie Ihrem Patienten zunächst kurz die Übung: *»Wir werden uns vorstellen, dass wir in einem Bus sitzen. Sie sind der Fahrer, ich Ihr Beifahrer. Und wir haben sehr viele Fahrgäste, die sich manchmal lauter, manchmal weniger laut melden: Das sind Ihre verschiedenen Seiten und Modi! Okay?«*
2. Im Idealfall sitzen Sie neben Ihrem Patienten, beide schließen die Augen: *»Okay, wir sitzen gerade in Ihrem schönen großen Bus und Sie sind der Fahrer. Wo sind wir gerade unterwegs?«* Konstruieren Sie kurz die Situation, es kann durchaus eine Situation aus dem Alltag sein, wie etwa der Weg zur Arbeit, zu Ihnen in die Sitzung, zu einem Treffen mit Freunden oder in die Stadt zum Einkaufen.
3. Jede kognitive oder physiologisch-emotionale Reaktion wird als Modus identifiziert und als Fahrgast imaginiert. Dabei erfragen Sie einfach Reaktionen: *»Okay, wir fahren jetzt also zur Arbeit. Was können Sie gerade alles wahrnehmen? Okay, den Gedanken/das Gefühl kennen wir ja bereits! Welche Seite von Ihnen ist das?«*. Leiten Sie die Externalisierung ein: *»Genau, das ist gerade Ihr Antreiber, der hinten im Bus sitzt und Ihnen sagt, was Sie alles zu tun haben«* oder *»Das klingt nach dem kleinen Peter, der auch im Bus sitzt und Angst bekommt«* oder *»Ihr Beschützer sitzt auch im Bus und hat ganz klare Vorstellungen, was Sie jetzt tun sollten«*.

4. Nachdem Sie mehrere Modi erarbeitet haben, unterstützen Sie den Patienten bei der Findung einer »Beobachter-Distanz«, welche wiederrum Akzeptanz ermöglicht: »*Okay, der Bus ist also ziemlich voll und unsere Fahrgäste werden teilweise ziemlich laut. Sie sitzen aber hier vorne in der Fahrerkabine und führen das Fahrzeug. Und egal wie laut es dahinten wird, sind Sie derjenige, der gerade das Lenkrad in der Hand hält und entscheidet, ob und wohin jetzt weitergefahren wird*«.
5. Betonen Sie den Akzeptanzcharakter der Übung: »*Wir geben allen Reaktionen Raum: Gedanken, Gefühle, Körperempfindungen, bekannte Lösungsvorschläge und Handlungsimpulse … alles darf gerade sein, wir nehmen sie nur zur Kenntnis*«.

Einen ähnlichen Effekt erreichen Sie mit der sog. »Türsteher-Imagination«, bei der Sie Ihren Patienten dazu anleiten, sich eine große Party vorzustellen, bei der Sie beide an der Tür stehen, alle Gäste begrüßen und willkommen heißen. Die Schritte sind im Prinzip gleich: Jede spontan wahrgenommene Reaktion wird als sichtbarer Modus externalisiert, der vor der Tür steht und hinein möchte. Sie üben mit Ihrem Patienten als »GE-Türsteher«, jeden Modus hinein zu lassen.

19.3.3 Gezielte emotionale Akzeptanzübungen

Insbesondere im Umgang mit aversiven Emotionen können Sie gezielte Imaginationsübungen zum Training von Akzeptanz durchführen. Prinzipiell sind die Einleitung der Imagination sowie die Visualisierung von sich selbst als Kind nicht anders als bei den bisherigen Übungen (▶ Kap. 19.2.3). Es gibt jedoch einen entscheidenden Unterschied: Wir führen keine aktive Tröstung oder Beruhigung durch. Stattdessen trainieren wir mit dem Kind gemeinsam, »Gefühle zu fühlen«. Und genau so erklären wir es unserem Patienten.

Übung 29: Gefühle fühlen lernen

Dauer: 10–15 Minuten
Situation: Der Patient zeigt sichtbare Emotionen und kann diese nicht gut annehmen oder regulieren.

1. Erklären Sie Ihrem Patienten zunächst kurz die Übung: »*Ich würde gerne eine Imaginationsübung mit diesem Gefühl machen, das gerade so stark ist. Dieses Mal werden wir aber mit der kleinen Susanne üben, wie es ist Gefühle zu haben und zu fühlen … sie hatte früher keine guten Vorbilder dafür und braucht deswegen unsere Hilfe und ein bisschen Übung*«.
2. Beginnen Sie die Imaginationsübung und folgen Sie den Schritten zur Visualisierung des Kindes, Externalisierung eigener Körperempfindungen und

Emotionen sowie zur Entwicklung von Mitgefühl wie in Kapitel 19.1.3 beschrieben (▸ Kap. 19.1.3).

3. Anstatt aktiv zu beruhigen und zu trösten, leiten Sie den Patienten an, mit dem Kind das Fühlen von Gefühlen zu üben: »*Schauen Sie die kleine Susanne an und bleiben Sie bei ihr. Sie fühlen ihre Gefühle am eigenen Körper über die unsichtbare Leitung und wir helfen der Kleinen jetzt, alle Gefühle anzunehmen, sodass sie lernen kann, dass Gefühle nichts Gefährliches und ganz natürliche Reaktionen sind*«.
4. Folgen Sie dem gleichen Fragenschema: Welches Gefühl kommt jetzt auf? → Wo fühlen Sie das im Körper? → Wie sieht die kleine Susanne jetzt aus? → Bleiben Sie bei ihr und geben Sie ihr Zeit und Raum, um dieses Gefühl zu fühlen. → Wie reagiert sie dann?
5. In den meisten Fällen kommt es bereits nach 10–15 Minuten zu einer deutlichen Beruhigung und Habituation, was ein sehr elegantes Ende der Übung ermöglicht. Aber auch wenn dies nicht der Fall ist, können Sie die Übung beenden. Denn der Sinn der Übung ist nicht eine schnelle Beruhigung, sondern das Training von Akzeptanz!

19.4 Modusarbeit anhand von Arbeitsblättern

Mittels verschiedener Arbeitsblätter und Protokolle kann das Erlangen von »Modusbewusstsein« nach erlebnisorientierten Übungen vertieft werden. Sie können den Patienten bspw. bitten, nach einer der beschriebenen Übungen ganz gezielt auf Modusaktivierungen bis zur kommenden Sitzung zu achten und diese zu protokollieren oder auch diese Übungen schriftlich auszuarbeiten, etwa mit einer Gegenüberstellung verschiedener Modi (üblicherweise zwei Spalten bei Zwei-Stühle-Übungen). Diese Techniken folgen erlebnisaktivierten Übungen und unterstützen ihn dabei, den Effekt der Übung zu verinnerlichen.

19.4.1 Selbstbeobachtungsprotokolle

Es gibt keine strengen Regeln bzgl. des Inhalts eines Selbstbeobachtungsprotokolls (SBP). Natürlich sollte es konsistent zum aktuellen Therapiefokus sein und idealerweise für den weiteren Fortschritt nützlich. Darüber hinaus können Sie gemeinsam mit Ihrem Patienten das passende SBP entwerfen. Auch die Häufigkeit der Dokumentation »verhandeln« Sie mit Ihrem Patienten. Für viele Patienten ist es erfahrungsgemäß leichter, falls Sie während der diagnostischen Phase bereits ein allgemeines Selbstbeobachtungsprotokoll mit den SORK-Kategorien eingeführt haben (▸ Kap. 12), diese Kategorien als Basis für weitere Protokolle zu verwenden (▸ Tab. 19.1).

Tab. 19.1: Typisches Selbstbeobachtungsprotokoll

Datum Zeit	Situation	Gedanken	Emotionen und Köper-empfindungen	Sichtbare Handlungen

Sie können Schwerpunkte für die Selbstbeobachtung setzen, wobei die Schwerpunkte von Sitzung zu Sitzung selbstverständlich variieren können. Hier einige Beispiele:

- *Das Auftreten eines bestimmten Verhaltens.* Auch ohne Verwendung des Modusmodells können Sie den Patienten bitten, insbesondere die Situationen und seine Reaktionen zu dokumentieren, wenn ein bestimmtes Verhalten auftritt (Rückzug, Aggressivität, Dissoziation, Spielen am PC, Überessen, etc.) bzw. sich starke Impulse zeigen – wobei der Patient bspw. Stresstoleranzfertigkeiten bereits anwendet. Mit Hilfe dieser Information gelingt uns dann viel besser, das Modusmodell mit »Leben« zu füllen und wir lernen, Zusammenhänge zwischen Situationen und verschiedenen Reaktionen bzw. Reaktionstendenzen zu erkennen.
- *Die Aktivierung eines bestimmten Modus.* Nachdem wir mit einem bestimmten Modus in der Sitzung gearbeitet haben, können wir unseren Patienten bitten, einen besonderen »Augenmerk« auf dessen Aktivierung zu legen. Sie können dies z. B. »Kritiker-Thermometer« oder »Beschützer-Thermometer« nennen und den Patienten auch bitten, die Stärke der Aktivierung auf einer Skala von 0–10 einzuschätzen. Welche Spalte soll der Patient dafür verwenden? Wahrscheinlich vermuten Sie es bereits: Die passende Spalte entsprechend der Einordnung von Modi in die verschiedenen SORK-Kategorien! Kritikeraktivierungen werden in der Spalte »Gedanken«, Kindmodusaktivierungen in der Spalte »Gefühle« und Bewältigungsmodi in der Spalte »Handlungen« dokumentiert.
- *Der Einsatz einer bestimmten Fertigkeit.* Etwa nach Defusions- oder Akzeptanzübungen können Sie eine Spalte für die »Ernst-Nehm-Skala« oder für den Grad der Akzeptanz (▸ Kap. 19.3) einführen. Ebenso können Sie bei der gezielten Anwendung von Stresstoleranzfertigkeiten im Umgang mit Bewältigungsmodi eine Spalte für »Skills« einführen.

19.4.2 Modus unter der Lupe

In den meisten Fällen können Sie den Patienten bitten, mit Hilfe der Audioaufnahme der Sitzung das Arbeitsblatt »Modus unter der Lupe« (Valente und Reusch 2017, das PDF können Sie auf der Internetseite www.schematherapie-stuttgart.de kostenlos herunterladen) auszufüllen. Dabei wird ein bestimmter Modus systematisch beschrieben, im Prinzip entlang der Kernelemente der SORK-Analyse (▸ Kap. 6). Das Formular ist fast selbsterklärend, Patienten benötigen jedoch am Anfang häufig Hilfe bei der Diskrimination der Elemente, welche wirklich zum

Modus gehören. Denn genau das ist das Ziel des Arbeitsblatts: eigene Modi kennenzulernen und sie voneinander zu unterscheiden.

Sie merken es bereits: Dieses Arbeitsblatt unterstützt zunächst ein eher statisches Verständnis von Modi, was aber zu Beginn der Behandlung schwerer PS durchaus hilfreich ist. Im folgenden Beispiel sehen Sie das ausgefüllte Arbeitsblatt zum »Distanzierten Beschützer« im Fall Anna.

Modus unter der Lupe: distanzierter Beschützer

Woher kenne ich diesen Modus? In welchen Situationen wird dieser Modus aktiviert? Was sind Auslöser oder Trigger (z. B. Worte, Gesten, Gerüche etc.)

Der Modus entstand, als ich sehr klein und auf mich allein gestellt war. Nach den Misshandlungen durch meinen Stiefvater wurde es besonders schlimm. Heute aktiviert sich dieser Modus, wenn es mir nicht gut geht und ich Flashbacks habe, wenn mir jemand zu nahekommt und die Situation gefährlich wird.

Wie fühle ich mich in diesem Modus (Gefühle, Körperempfindungen)

Ich fühle mich wie abgetrennt, leer, als hätte ich keine Gefühle.

Welche Gedanken sind typisch für mich, wenn ich mich in diesem Modus befinde?

Komm mir nicht zu nah, halt Abstand. Was willst du eigentlich von mir? Ich will nichts riskieren, ich vertraue auch niemandem mehr.

Was tue ich, wenn ich mich in diesem Modus befinde?

Ich lasse niemanden an mich ran, ich bin unerreichbar, ich spreche wenig und versuche, möglichst schnell aus der Situation rauszugehen.

Diese Arbeitsblätter eignen sich im Übrigen hervorragend für die Durchführung von Gruppenstunden mit Patienten, mit denen Sie Schematherapie im Einzelsetting durchführen. Sie können als Hausaufgaben durchgeführt werden und ermöglichen einen systematischen Austausch zwischen Patienten sowie eine schnelle Verinnerlichung des Moduskonzepts.

19.4.3 Schema-Memo

Mithilfe von Schema-Memos werden exemplarische Schema-/Modusaktivierungen dargestellt sowie alternative Handlungen angeboten. Schema-Memos entstanden als

»Erinnerungskarten« (Young et al 2005) für impulsive Patienten, die diese mit Hilfe des Therapeuten verfassten, um sich selbst im Alltag zu helfen, Impulsivität zu reduzieren und gesunde erwachsene Selbstregulation auszuüben. Inzwischen existieren zahlreiche Vordrucke, die Sie verwenden können (frei zugänglich im Internet, auch zu finden in der Rubrik »Arbeitsblätter« auf der Internetseite des Instituts für Schematherapie Stuttgart www.schematherapie-stuttgart.de). Die Schema-Memos helfen dabei, den Patienten das dynamische Verständnis zu vermitteln, denn hier sehen wir eine »Moduskette« mit verschiedenen kognitiven, emotionalen und motorischen Reaktionen.

In aller Regel wird das erste Schema-Memo aufgrund der Komplexität von Patienten und Therapeuten gemeinsam ausgefüllt. Hier ein Beispiel aus der Behandlung von Anna (Valente und Roediger 2020): Anna zeigte am Anfang der Behandlung die überkompensatorische Tendenz, ihren Freund – häufig mitten in der Nacht – mit Nachrichten und Anrufen regelrecht zu »bombardieren«, wenn sich dieser nicht sofort meldete.

Schema-Memo

Benennen des aktualisierten Gefühls

Im Augenblick fühle ich: *Wut.*

Auslöser: Markus (ihr Freund) meldet sich nicht, wenn ich ihn anschreibe.

Erkennen des aktivierten Schemas/Modus und der Bewältigung

Aktivierter Modus: ärgerliches Kind (dahinter verletzbares Kind)

Ursprungssituation: Mein Vater hat sich nie um mich gekümmert, meine Mutter schaute einfach weg, niemand hat mich wirklich gesehen.

Das löst bei mir aus (Bewältigungs-Modus): Überkompensation und Kämpfen: »Der soll sich gefälligst melden, wenn ich ihn anschreibe… egal wie spät es ist!«

Anerkennen der Dysfunktionalität/Realitätsprüfung

Automatische dysfunktionale Gedanken: Ich bin ihm egal … deswegen reagiert er nicht. Er wird mich verlassen.

Alternativgedanke des gesunden Erwachsenen: Es ist 2 Uhr morgens und er wird wahrscheinlich einfach schlafen, weil er morgen arbeiten muss. Das hat nichts mit mir zu tun.

Beweise (möglichst konkret): Er ist ansonsten sehr bemüht und zeigt mir, dass er mich liebt. Er meldet sich immer am nächsten Morgen.

Trennen vom alten und Einbrennen des neuen Verhaltens

Mein Verhalten bisher (alte Bewältigung): Anrufen, bis er sich meldet, und dann Streit anfangen.

Neues Verhalten (Erwachsenenmodus): Mit der kleinen Anna reden und sie beruhigen, meine Aufnahmen von der Therapie anhören, Schema-Memos lesen, Skills zur Ablenkung üben, wenn der Druck zu hoch ist.

Auf der Basis des Schema-Memos können Sie auch konkrete Mikroanalysen bei Rückfällen in impulsive Verhaltensweisen durchführen (Selbstverletzungen, Überessen/Erbrechen, restriktives Essen, Drogenkonsum, etc.).

20 Training des GE-Modus im Hier und Jetzt

In der zweiten Therapiephase werden GE-Strategien trainiert, um konkrete Veränderungen im Leben des Patienten zu ermöglichen. Während die letzte Therapiephase sich sehr stark mit der Vergangenheitsbewältigung, der Schemamodifkation (»O-Variable«) und dem Erlernen von »Basisfertigkeiten« des GE-Modus beschäftigt hat, geht es in dieser Phase um das Erlernen situationsbezogener Selbstregulation und die Verbesserung der gegenwärtigen Lebensführung. Die Arbeit mit belastenden Erinnerungen erfolgt nur bei Bedarf, denn der Fokus wird sehr aktiv auf das Hier und Jetzt gelegt.

Eine Faustregel während dieser Phase lautet, anders als bei der 1. Therapiephase: *»Wenn immer möglich, arbeiten Sie mit dem Modusmodell im Hier und Jetzt. Wenn immer notwendig, arbeiten Sie erlebnisorientiert mit der Vergangenheit«.*

Was bedeutet das konkret? In manchen Situationen, sowohl im Alltag des Patienten als auch während Therapiesitzungen, sind Schema- oder Modusaktivierungen nicht intuitiv biografisch erklärbar und so stark, dass die Arbeit im Hier und Jetzt sehr schwer ist. In solchen Fällen führen wir ImRs mit der Float-back-Technik, um biografische Ursprünge besser zu verstehen und durch das Überschreiben (in aller Regel durch den Patienten als Erwachsener) die notwendige Flexibilität im Hier und Jetzt zu erlangen und um mit dem Modusmodell und Stühle-Techniken effektiv arbeiten zu können.

20.1 Therapeutische Haltung und Sitzungsgestaltung

Die Verschiebung des Therapiefokus von der Vergangenheit zur Gegenwart bewirkt auch eine wesentliche Veränderung hinsichtlich der Wahl der inhaltlichen Therapiethemen: Es liegt mehr und mehr in der Verantwortung des Patienten, konkrete Themen und Anliegen in die Therapiesitzung zu bringen. Wir eröffnen nach einer »Smalltalk-Phase« von fünf Minuten und einer kurzen Besprechung von Hausaufgaben den inhaltlichen Teil der Sitzung mit der Frage *»Was haben Sie heute in die Sitzung mitgebracht?« oder »Woran möchten Sie heute arbeiten?«*

Automatisch verändert sich auch unsere Haltung gegenüber dem Patienten: Natürlich bleiben wir verständnisvoll und warmherzig, versuchen ihm aber zunehmend die Verantwortung über sein Leben und seine Entscheidungen zurückzugeben und konfrontieren ihn viel deutlicher mit den Konsequenzen seiner Handlungen und Entscheidungen. Metaphorisch haben wir es nicht mehr mit einem Kind im Grundschulalter oder am Anfang der Pubertät, sondern mit einem jungen Erwachsenen zu tun, der selbst lernen muss, seinen Weg zu gehen. Durch unsere konfrontativere Haltung entstehen häufiger Konflikte in der therapeutischen Beziehung, die systematisch reflektiert werden (müssen).

20.2 Komplexe situationsbezogene Stühle-Übungen

Was machen Sie mit den konkreten Themen und Anliegen, die Ihr Patient in die Sitzung bringt? Modusarbeit und GE-Training!

> Komplexe Stühle-Übungen mit der ganzen Moduslandschaft sind im Prinzip »der Goldstandard« während der 2. Therapiephase, denn sie ermöglichen grundsätzlich die dynamische Darstellung der Verbindung zwischen der »vorderen Bühne« der Bewältigungsmodi und der »hinteren Bühne« der Kind- und der kritischen Modi.

Das bedeutet konkret, dass wir von der dysfunktionalen Bewältigungsreaktion den Weg zum inneren Konflikt fast intuitiv finden, diesen gezielt lösen und im letzten Schritt zurück zur vorderen Bühne kommen, um im GE-Modus eine ausbalancierte und effektivere Handlung zu üben.

Anders als bei der Zwei-Stühle-Technik fungieren wir dabei als »Katalysator« und unterstützen vor allem die Entfaltung der Interaktion zwischen emotionalen und kritischen Modi. Dafür sitzen wir immer versetzt neben dem Patienten, ca.15–20 cm hinter ihm: So können wir mit ihm sprechen, während der Patient die anderen Stühle anschaut und im Prozess bleibt. Wir erfragen Emotionen und Bedürfnisse auf den Kindstühlen und unterstützen die emotionale Aktivierung. Wir erfragen auch dysfunktionale Kognitionen auf dem Kritiker-Stuhl. Vor allem aber setzen wir diese in Verbindung zueinander, indem wir den Patienten zwischen den entsprechenden Stühlen wechseln lassen und den inneren Konflikt aktualisieren. Dabei kommt buchstäblich »Bewegung« in die Therapie.

Unsere Rolle ist zwar direktiv-anleitend bzgl. des Verlaufs der Übung, wir sind jedoch deutlich weniger aktiv hinsichtlich der inhaltlichen Veränderungsarbeit und übergeben dem Patienten im Erwachsenenmodus weitgehend die Verantwortung.

Die folgende Tabelle zeigt im Überblick die für unsere Übungen relevanten Kernelemente der internalisierenden und externalisierenden Modusdynamik (▸ Tab. 20.1).

Tab. 20.1: Internalisierende und externalisierende Modusdynamik im Überblick.

	Internalisierer	**Externalisierer**
Bewältigungsmodi	• *Unterwerfung*: Prosoziales Folgen Erstarren (über sich ergehen lassen) • *Vermeidung*: Ängstlicher Rückzug, Selbstberuhigung	• *Überkompensation*: Dominanz/Kampf/Kontrolle Theatralisches Verhalten Passiv-Aggressivität • *Vermeidung*: Genervt/ärgerliche Flucht Aktive Selbststimulation
Aktive Grundbedürfnisse, Basisemotionen und Kindmodi	• Bindung Angst/Trauer • Verletzbares Kind	• Selbstbehauptung Ekel (genervt sein)/Ärger • Ärgerliches Kind
Blockierte Basisemotionen, Grundbedürfnisse und Kindmodi	• Selbstbehauptung Ekel (genervt sein)/ Ärger • Ärgerliches Kind	• Bindung Angst/Trauer • Verletzbares Kind

Ähnlich wie bei der ersten diagnostischen Aufstellung der Moduslandschaft (► Kap. 19.8.2) wird bei komplexen Stühle-Übungen mit einer konkreten problematischen Situation aus dem Alltag des Patienten gearbeitet und die Modusdynamik aktualisiert, um anschließend gezielt intervenieren und den GE-Modus »in Echtzeit« modellieren/trainieren zu können.

20.2.1 Stühle-Übungen bei internalisierender Modusdynamik

Bei einer »internalisierenden Dynamik« zeigt der Patient im Umgang mit Frustrationen und interpersonellen Konfliktsituationen entweder stark bindungsorientierterduldende oder passiv-vermeidende Reaktionen. Die unmittelbare Konfliktsituation (S-extern im SORK-Schema) löst primär in der Regel Reaktionen auf beiden emotionalen Polen aus (Angst und Trauer beim verletzbaren Kindmodus (VK), Ekel und Ärger beim ärgerlichen Kindmodus (ÄK)). Die gleichzeitige Aktivierung kritischer Modi (Antreiber/Kritiker) führt aber zur Blockierung des ÄK und zur Verstärkung des VK. Das Ziel der Übung ist die Entmachtung des Kritikers und die Aktivierung der Selbstbehauptungstendenz, um auf der vorderen Bühne eine effektivere Reaktion zeigen zu können.

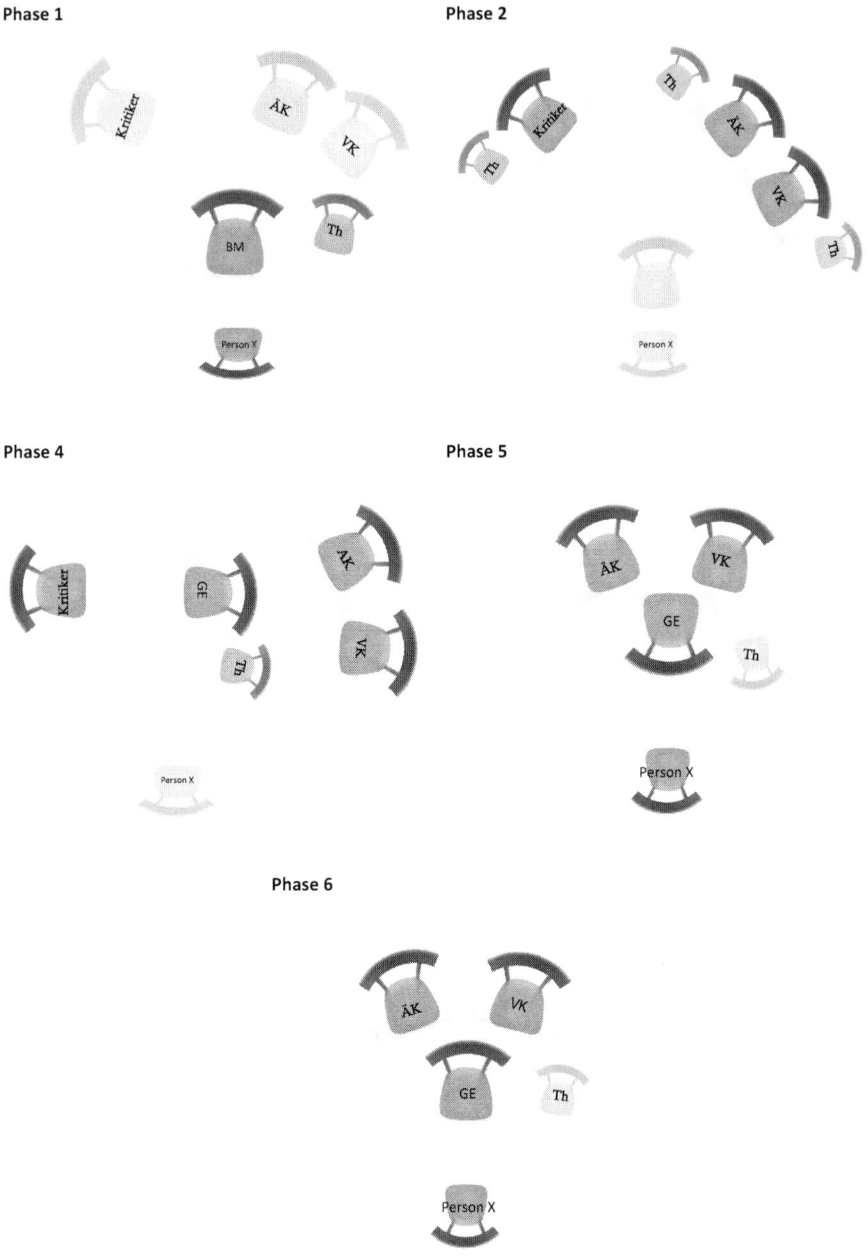

Abb. 20.1: Stühle-Übung mit internalisierender Dynamik
ÄK: ärgerliches Kind, VK: verletzbares Kind, BM: Bewältigungsmodus, GE: gesunder Erwachsener, Th: Therapeut

Übung 30: Stühle-Übung bei internalisierender Modusdynamik

Dauer: 30–45 Minuten
Situation: Der Patient berichtet über eine schwierige Situation aus dem Alltag, bei der sich eine internalisierende Bewältigung gezeigt hat (s. o.).

Phase 1: Inszenierung der Konfliktsituation auf der »vorderen Bühne«

Stellen Sie die Stühle entsprechend Abbildung 20.1 auf (► Abb. 20.1). Falls Sie mit Moduskarten oder Symbolen arbeiten, können Sie diese bereits auf die Stühle platzieren. Ein leerer Stuhl vor der Moduslandschaft symbolisiert die »Stimulus-Variable« (eine externe Person oder in manchen Fällen auch eine bestimmte Situation, wie z. B. eine anstehende Prüfung). Der Patient sitzt zunächst auf dem vorderen Stuhl, der an dieser Stelle die Aktivierung eines Bewältigungsmodus darstellt. Es findet ein kurzes Gespräch mit dem Bewältigungsmodus zur Erarbeitung der Handlungstendenz gegenüber der anderen Person statt.

1. Der Patient sitzt auf dem vorderen Stuhl, Sie sitzen neben ihm. Lassen Sie ihn zunächst kurz den leeren Stuhl anschauen und sich vorstellen, dass dort die Person sitzt, mit der der Konflikt passierte: »*Stellen Sie sich vor, dass dort Susanne sitzt und dass Sie sich gerade mit ihr unterhalten, so wie gestern zuhause. Lassen Sie das kurz auf sich wirken…*«
2. Führen Sie ein kurzes Gespräch mit dem Bewältigungsmodus und explorieren Sie die Handlungstendenz: »*Okay, ich möchte jetzt mit Peters Erduldermodus reden, der die Kontrolle übernimmt, wenn das Gespräch mit Susanne etwas konflikthaft zu werden droht. Wie verhältst du dich dann? Was möchtest du bei Susanne bewirken? Was möchtest du damit für den (kleinen) Peter hinter den Kulissen erreichen? Was könnte passieren, wenn nicht du, sondern der erwachsene Peter hier wäre und anders mit Susanne reden würde?*«

Phase 2: Aktivierung des inneren Konflikts (»hintere Bühne«)

Nach der Klärung der Funktionalität der Bewältigung begeben wir uns mit dem Patienten »hinter die Kulissen«. Der Patient sitzt während dieser Phase abwechselnd auf den Kindstühlen (verletzbar und ärgerlich) und dem Stuhl für die kritischen Modi. Für Antreiber und Kritiker (»kritische Stimmen im Kopf«) wird nur ein Stuhl verwendet, was die Arbeit erleichtert. Eine Reihenfolge könnte wie folgt aussehen:

3. Gehen Sie vom Bewältigungsstuhl zum aktivierten verletzbaren Kindmodus und erfragen Sie Emotionen: »*Wie fühlst du dich, wenn Susanne so mit dir spricht?*«, Körperempfindungen; »*Wo fühlst du das im Körper?*« und Wünsche:

»*Wie möchtest du, dass sie sich verhält?*« Erarbeiten Sie den Bezug zum Bindungsbedürfnis: »*Was kommt für dich gerade zu kurz, wenn sie sich stattdessen so verhält? Was brauchst du? Was fehlt dir?*« Reden Sie warm, sanft und eher leise, so wie sie mit einem verletzbaren Kind reden würden!

4. Wechseln Sie zum Kritiker/Antreiber und erfragen Sie aktivierte Kognitionen, insbesondere Selbstabwertungen oder unerbittliche Ansprüche. Die Sätze sollen im Dialog mit den Kindmodi formuliert werden: »*Was sagst du zum kleinen Peter, wenn du hörst, wie er sich fühlt? Sage es ihm direkt in der »Du-Form*«.
5. Wechseln Sie zurück zum VK und erarbeiten Sie die emotionale Reaktion: »*Wie fühlt es sich an, wenn du solche Worte vom Kritiker hörst? Was brauchst du stattdessen?*«.
6. Wechseln Sie zum ÄK-Stuhl und erfragen Sie auch hier Emotionen, Wünsche und Bedürfnisse: »*Versuche für einen Moment, auch den Ärger in dir zu spüren. Was fühlst du eigentlich im Körper, wenn Susanne so mit dir spricht? Wo fühlst du das im Körper? Setz dich gerade hin und spüre in deinen Körper rein! Wo sitzt der Ärger?*« Erarbeiten Sie auch die Reaktion auf den Kritiker: »*Wie fühst du dich, wenn der Kritiker dir deinen Ärger verbietet?*«. Reden Sie unbedingt anders als zum VK! So, als würden Sie mit einem ärgerlichen Kind reden.
7. Wechseln Sie zurück zum Kritiker: »*Was sagst du zum ärgerlichen kleinen Peter, wenn du hörst, wie er sich aufregt? Sage es ihm direkt in der ›Du-Form‹*«.

Diese Phase kann mehrere Minuten dauern, bis die emotionale Aktivierung ausreichend ist und die verschiedenen Modi kontrastreich dargestellt werden konnten. Die Dynamik soll dabei klar werden: *Die Kritiker-Aktivierung unterdrückt die normale Selbstbehauptungstendenz und den Ärger, sodass auf der äußeren Bühne im Gespräch mit der anderen Person »die Kraft fehlt«.*

Phase 3: Reflexion im Stehen

Die Beobachter-Funktion des Erwachsenenmodus wird durch die Zusammenfassung des inneren Konflikts aktiviert. An dieser Stelle benötigt der Patient – ähnlich wie in der Imagination – einerseits Mitgefühl mit den Kindmodi (Bindung), andererseits die Aktivierung, um sich für sie einzusetzen und den Kritiker entmachten zu können (Selbstbehauptung).

8. Stehen Sie mit Ihrem Patienten auf und schauen Sie »runter« auf die Stühle. Erarbeiten Sie die beobachtete Interaktion (ähnlich wie bei der Übung »Aufstellung der Moduslandschaft«, ▸ Kap. 16).
9. Erarbeiten Sie analog zum imaginativen Überschreiben (ImRs) Mitgefühl mit den Kindmodi und Ärger gegenüber dem Antreiber/Kritiker. Sollte die Distanzierung und der Aufbau von Mitgefühl nicht gelingen, dann verwenden Sie die Substitutions- oder die Extensionstechnik wie beim ImRs (▸ Kap. 18).

10. Erarbeiten Sie einen Interventionsplan. Ähnlich wie bei ImRs wird zunächst der Kritiker entmachtet, bevor man sich den Kindmodi widmet.

Phase 4: Entmachtung kritischer Modi

Die Entmachtung soll durch den Patienten erfolgen. Manche Patienten wählen eine eher kämpferische, andere eine sich distanzierende Haltung.

11. Der Patient nimmt den vorderen Stuhl und stellt ihn zwischen Kritiker und Kindmodi, während Sie neben ihm sitzen. Leiten Sie ihn an, die Entmachtung durchzuführen: »*Was sagen Sie jetzt zum Kritiker? Wie gehen Sie mit ihm um? Wie reagiert er dann? Und was sagen Sie dann dazu?*« Falls Sie bereits Defusionstechniken geübt haben (▸ Kap. 19), können Sie diese natürlich auch mit dem Patienten einsetzen.

Entmachtung bedeutet nicht, dass die Abwertungen oder Leistungsansprüche auf dem Kritikerstuhl verschwinden oder verändert werden, sondern dass ihm die Existenz dieses Stuhls weniger ausmacht! Im Sinne von »Selbst-als-Kontext« entscheidet letztendlich er, ob er sich auf den Stuhl setzen möchte bzw. ob er ihm Glauben schenken bzw. Raum in seinem Bewusstsein geben möchte oder nicht. Auch hier kann mehrmals die Sitzposition gewechselt werden, wobei der Fokus vor allem auf der Haltung auf dem Erwachsenenstuhl liegt.

12. Am Ende wird der Stuhl des Kritikers entweder umgedreht, woanders im Zimmer hingestellt oder sogar hinausgetragen. Das entscheidet der Patient: »*Was möchten Sie jetzt mit dem Stuhl machen?*«

Phase 5: Validierung beider Kindmodi und Emotionsregulation

Der Patient validiert die Emotionen der Kindmodi und spricht direkt zu ihnen. Das VK wird getröstet, das ÄK ernstgenommen (so wie während Zwei-Stühle-Übungen). Er setzt sich dann auf den jeweiligen Kindstuhl, um zu spüren, wie sich die Intervention oder die Worte des Erwachsenen anfühlen. Auch das dauert mehrere Minuten.

13. Lassen Sie den Patienten beide Stühle für das VK und das ÄK vor sich sehen, ggf. mit den Moduskarten, Fotos oder Symbolen darauf. Leiten Sie ihn ein, mit beiden Stühlen nacheinander zu reden: »*Was sagen Sie jetzt zum kleinen verletzbaren/ärgerlichen Peter?*«
14. Erfragen Sie die Reaktionen auf den Kindstühlen: »*Wie fühlt sich das für dich an? Wie ist es, wenn der große Peter so mit dir spricht? Gibt es noch etwas, was er für dich tun kann?*«

Phase 6: Erarbeitung und Einübung einer neuen Strategie in der Konfliktsituation (»von der hinteren zurück auf die vordere Bühne«)

Im letzten Schritt dreht der Patient den Erwachsenenstuhl wieder nach außen, zurück in Richtung der äußeren Situation bzw. der Person und versucht, z. B. in einem Rollenspiel eine funktionale Strategie zu erarbeiten und auszuprobieren.

15. Unterstützen Sie den Patienten darin, jetzt »auf beiden Beinen zu stehen« bzw. die Wünsche und Bedürfnisse beider Kindstühle zu »vertreten« und lassen Sie ihn noch einmal mit dem leeren Stuhl vorne interagieren, dieses Mal jedoch nicht als Bewältigungsmodus, sondern als GE: »*Okay Peter, jetzt schauen Sie als GE wieder zu Susanne hin und spüren Sie beide Seiten in Ihnen: Bindung und Selbstbehauptung … Sie stehen auf beiden Beinen! Jetzt schicken wir aber nicht Ihren Bewältigungsmodus vor! Sie sind jetzt selbst hier vorne aktiv und vertreten die Interessen sowohl vom kleinen verletzbaren als auch vom kleinen ärgerlichen Peter »hinter den Kulissen«. Wie sprechen Sie jetzt mit ihr?*«

Übertragung in den Alltag

Vereinbaren Sie mit dem Patienten die konkrete Umsetzung im Alltag, z. B. im Rahmen eines klärenden Gespräches mit der Person bis zur nächsten Sitzung.

20.2.2 Stühle-Übungen bei externalisierender Modusdynamik

Bei einer »externalisierenden Dynamik« zeigt der Patient in einer interpersonellen Konfliktsituation übertrieben selbstbehauptungsorientiert-kämpferische Reaktionen (aggressiv-gespannter Rückzug, Passiv-Aggressivität, narzisstische Selbsterhöhung, aggressiv-bedrohliche Einschüchterung). Die verdeckte Aktivierung kritischer Modi (Antreiber/Kritiker) hemmt dabei die Bindungsorientierung und das VK wird blockiert oder »versteckt«. Das ÄK ist dagegen sehr aktiv und Selbstbehauptung dominiert das Verhalten auf der äußeren Bühne. Das Ziel dieser Übung besteht vor allem darin, den Patienten erneut in Kontakt mit seiner bindungsorientierten Verletzbarkeit und den Basisemotionen Angst und Trauer zu bringen. Dabei arbeiten wir in aller Regel weniger mit dem Kritikerstuhl, sondern vor allem mit dem ÄK und VK hinter den Kulissen. Die Ausbalancierung von Bindung und Selbstbehauptung ermöglicht eine andere, ausgewogenere Haltung auf dem vorderen Stuhl. Auch hier findet dann ein aktives Training des Patienten hinsichtlich seiner Haltung »nach außen« und seiner konkreten Handlung statt.

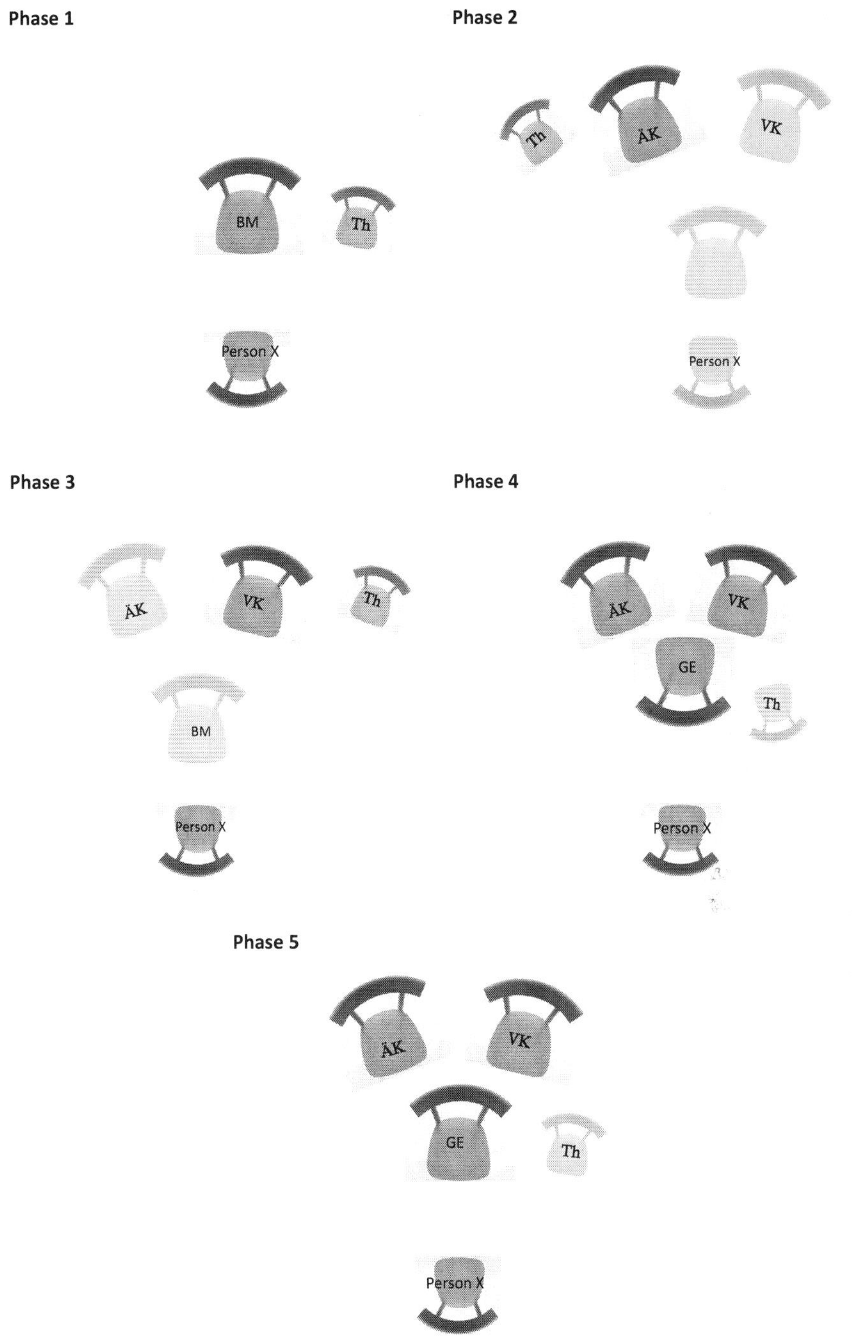

Abb. 20.2: Stühle-Übung mit externalisierender Dynamik
ÄK: ärgerliches Kind, VK: verletzbares Kind, BM: Bewältigungsmodus, GE: gesunder Erwachsener, Th: Therapeut

Übung 31: Stühle-Übung bei externalisierender Modusdynamik

Dauer: 30–45 Min
Situation: Auch hier wird mit einer konkreten Alltagssituation gearbeitet, bei der der Patient jedoch eine externalisierende Bewältigung gezeigt und Schwierigkeiten erlebt hat, in Kontakt mit seinem Bindungsbedürfnis zu kommen.

Phase 1: Inszenierung der Konfliktsituation (»vordere Bühne«)

Für diese Übung wird kein Stuhl für den Kritiker, sondern nur die Kindstühle hinter dem vorderen Stuhl dargestellt. Die Übung beginnt wie die vorherige mit einer Aktivierung der Situation und einem Gespräch mit dem Bewältigungsmodus.

1. Aktivieren Sie die Konfliktsituation durch ein kurzes imaginatives Wiedererleben.
2. Führen Sie ein kurzes Gespräch mit dem Bewältigungsmodus und explorieren Sie die Handlungstendenz.

Phase 2: Wechsel auf die »hintere Bühne« und Gespräch mit dem ärgerlichen Kind

Nach der Klärung der Funktionalität gehen wir mit dem Patienten hinter den Stuhl der Überkompensation zum Stuhl des aktivierten ÄK und erfragen die Emotion hinter der Aggressivität des Kämpfermodus. *Denken Sie dran: Aggression und Ärger sind zwei verschiedene Sachen!* Aggression beinhaltet nämlich den Bewältigungsversuch des Kampfes, Ärger nicht. Ein ärgerliches Kind möchte gehört und ernstgenommen werden.

3. Ermutigen Sie den Patienten, seinen Ärger und seine Wut zuzulassen und zu erzählen, was ihn gerade ärgerlich macht: »*Was stört dich daran? Was stinkt dir? Was macht dich so wütend? Erzähle es mir ruhig, ich möchte es wirklich wissen! Ich möchte nicht, dass wir irgendwas vergessen oder übersehen, was macht dich noch alles wütend?*« Denken Sie daran: Ihre Haltung muss unbedingt den Prozess unterstützen: Sie wollen dem ÄK Raum geben!
4. Erarbeiten Sie das Körpergefühl und unterstützen Sie ggf. den Patienten, Worte dafür zu finden: »Wie geht es dir dabei? Wie fühlt es sich im Körper an, wenn Peter sich so verhält?«
5. Erfragen Sie konkrete Wünsche: »*Wie willst du es stattdessen haben? Wie soll sich Peter verhalten?*«
6. Gehen Sie von den konkreten Wünschen zum Grundbedürfnis. Das Bedürfnis hinter dem Ärger ist primär die Selbstbehauptung, der Patient möchte gesehen und gehört werden. Bleiben Sie weiterhin in der aktivierenden

Haltung, bis der Patient dieses Bedürfnis formulieren kann: »Ich möchte auch gehört werden«, »Ich will auch wichtig sein«, »Ich möchte, dass er auch an mich denkt« oder »Ich will auch gesehen werden«.

7. Ähnlich wie bei der Übung »Ärger ventilieren« (▶ Kap. 19.1.3) kommt jetzt der Schlüsselmoment: Wenn der Patient das Selbstbehauptungsbedürfnis hinter dem Ärger erkennt, dann fragen Sie etwas wärmer und langsamer: *»Und wie fühlt es sich an, wenn das nicht passiert ... wenn Peter wegschaut und dich nicht sieht?«* Dies leitet den Wechsel zum Bindungsbedürfnis und zum verletzbaren Kind ein.

Phase 3: Wechsel zum verletzbaren Kind

Erfahrungsgemäß führt die Validierung des ÄK zur Aktivierung des VK. Denn ein ärgerliches Kind will v.a. gesehen und ernstgenommen werden, und wenn dies passiert ist, dann lässt i. d. R. der Ärger nach. Der Patient setzt sich dann auf den VK-Stuhl, wir unterstützen ihn bei der Benennung seiner Emotionen und seines Bindungsbedürfnisses sowie konkreter Wünsche bzgl. der Situation.

8. Reden Sie warm, langsam, ruhiger, bestätigend/ernstnehmend. Im Gespräch mit dem VK-Modus gehen Sie jetzt die gleichen Schritte durch: Erarbeiten Sie zuerst das Körpergefühl und unterstützen Sie ggf. den Patienten, Worte zu finden: *»Wie fühlt sich das gerade an? Wo fühlst du das im Körper?«* Suchen Sie die Basisemotionen Angst (vor Bindungsverlust) und Trauer.
9. Anschließend erfragen Sie konkrete Wünsche: *»Wie hättest du es eigentlich gerne? Wie möchtest du, dass Peter mit dir spricht? Wie sollte er sich verhalten, sodass deine Angst/Traurigkeit nachlassen könnte?«*
10. Bringen Sie diese Wünsche mit dem Bindungsbedürfnis in Verbindung: *»Was fehlt dir wirklich? Was brauchst du? Wonach sehnst du dich?«*

Phase 4: Validierung beider Kindmodi und Emotionsregulation

Der Patient validiert die Emotionen der Kindmodi und spricht direkt zu ihnen. Das VK wird getröstet, das ÄK ernstgenommen (so wie während der Zwei-Stühle-Übungen). Er setzt sich dann auf den jeweiligen Kindstuhl, um zu spüren, wie sich die Intervention oder die Worte des Erwachsenen anfühlen. Auch das dauert mehrere Minuten.

11. Lassen Sie Ihren Patienten sich auf den jetzt nach innen gedrehten vorderen Stuhl setzen, sodass er die Perspektive einnehmen kann, die ihm bisher fehlte: Beide Kindstühle stehen nebeneinander als »zwei Seiten der gleichen Medaille«. Lassen Sie den Patienten beide Stühle für das VK und das ÄK vor sich sehen, ggf. mit den Moduskarten, Fotos oder Symbolen darauf. Erarbeiten Sie wie bereits beschrieben Mitgefühl und den Wunsch, dem Kind hinter den Kulissen zu helfen.

12. Um Selbstregulation auch im inneren Dialog zu üben, können Sie ihn jetzt anleiten, mit beiden Stühlen nacheinander zu reden: »*Was sagen Sie jetzt zur kleinen verletzbaren/ärgerlichen Susanne?*«. Anschließend erfragen Sie die Reaktionen auf den Kindstühlen: »*Wie fühlt sich das für dich an? Wie ist es, wenn die große Susanne so mit dir spricht? Gibt es noch etwas, was sie für dich tun kann?*«

Phase 5: Erarbeitung und Einübung einer neuen Strategie in der Konfliktsituation (»von der hinteren zurück auf die vordere Bühne«)

Im letzten Schritt dreht der Patient den Erwachsenenstuhl nach außen und versucht, eine funktionale Strategie zu erarbeiten und auszuprobieren.

13. Unterstützen Sie den Patienten darin, jetzt symbolisch »auf beiden Beinen zu stehen« bzw. die Wünsche und Bedürfnisse beider Kindstühle zu »vertreten« und lassen Sie ihn noch einmal mit dem leeren Stuhl vorne interagieren, dieses Mal jedoch nicht als Bewältigungsmodus sondern als GE: »*Okay Susanne, jetzt schauen Sie als GE wieder zu Peter hin und spüren Sie beide Seiten in Ihnen: nicht nur Selbstbehauptung und Kraft, sondern auch die »weichere« Seite, die vorhin gefehlt hatte, Ihre Bindungssseite. Sie stehen jetzt »auf beiden Beinen«. Wie gehen Sie jetzt mit Peter in der Situation um?*

Auch hier wird Ihr Patient zunächst reflexartig zur gewohnten Selbstbehauptung neigen. Seien Sie geduldig und geben Sie Ihrem Patienten Zeit. Modellieren Sie aktiv und führen Sie das Rollenspiel, wenn nötig mehrmals. Sie können ihn dabei immer wieder im Sinne des ständigen Rückkoppelungskreises »nach innen« zu den Kindstühlen schauen und prüfen lassen, ob beide Seiten mit der neuen Strategie zufrieden sind.

Übertragung in den Alltag

Vereinbaren Sie mit dem Patienten die konkrete Umsetzung im Alltag, z. B. im Rahmen eines klärenden Gesprächs mit der Person bis zur nächsten Sitzung.

20.2.3 Auflösung innerer Konflikte auf Stühlen

Wenn der Fokus der Übung weniger auf die sichtbare Handlung in einer bestimmten Situation, sondern auf den inneren Konflikt hinter den Kulissen gelegt wird, dann können Stühle-Dialoge mit drei bzw. vier Stühlen durchgefühlt werden (bei drei Stühlen wird nur ein Stuhl für beide »Kindseiten« verwendet). Das Zentrale an diesen Übungen ist die erlebnisorientierte Herausarbeitung des inneren Konflikts, die bewusste Wahrnehmung des dabei entstehenden Anspannungsgefühls und das Einüben von Selbstregulation »hinter den Kulissen« mittels innerer Dialoge. Im

Kontext der SORK-Analyse bedeutet dies, dass wir den Schwerpunkt v.a. auf den Umgang mit emotionalen und kognitiven Reaktionsanteilen legen.

In aller Regel werden wir während der ersten Therapiephase bereits einige Zwei-Stühle-Übungen gemacht haben, sodass diese Übung nichts anders ist als ein »zusammenstecken« verschiedener bekannter Puzzleteile. Jedoch mit einem wesentlichen Unterschied: Anders als bei den Übungen mit zwei Stühlen und genauso wie bei den letzten zwei Übungen, wird der Patient in seiner Rolle als Gesunder Erwachsener bei diesen Übungen aktiv in die Pflicht genommen, Antreiber/Kritiker zu entmachten und die Emotionen und Bedürfnisse auf den Kindstühlen zu sehen und zu validieren.

Wann sind diese Übungen erfahrungsgemäß indiziert?

- Als Training der eigenständigen Entmachtung kritischer Modi (»kognitive Umstrukturierung« im Sinne der traditionellen KVT, kognitive Defusion aus einer kontextuellen Perspektive), wenn die Verdeutlichung der emotionalen Konsequenzen der kognitiven Fusionierung mit Kritikersätzen eine motivierende Rolle spielen kann.
- Als Training emotionaler Kompetenz (Wahrnehmung, Akzeptanz/Regulation), wenn die Entmachtung kritischer Modi zunächst explizit geschehen muss, um »Spielraum« zu schaffen.
- Als explizite Bearbeitung innerer Konflikte hinsichtlich wichtiger Entscheidungen, wie etwa berufliche Veränderungen (Stellenwechsel, Übernahme neuer Aufgaben, Beginn von Weiterbildungen, Studium), private Veränderungen (Umzüge, Übernahme von Verantwortung und Aufgaben innerhalb der Familie oder Freundeskreis, Umgang mit Vereinsaktivitäten, Beziehungsführung).

Diese Übungen spielen eine wichtige Rolle bei expansiv/externalisierenden Patienten, denn bei der oben beschriebenen Übung mit interpersonellen Konflikten wird nicht explizit mit dem Antreiber/Kritiker gearbeitet.

Übung 32: Auflösung innerer Konflikte auf Stühlen

Dauer: 30 Min.
Situation: Der Patient erlebt insgesamt eine situationsübergreifende übermäßige Fusionierung mit kritischen Modi oder Schwierigkeiten im Umgang mit eigenen Emotionen/Bedürfnissen, oder erlebt Schwierigkeiten hinsichtlich anstehender Entscheidungen/Veränderungen.

Phase 1: Aktivierung des inneren Konflikts

Analog zur Arbeit »auf der hinteren Bühne« während der vorherigen Übungen sitzt der Patient während dieser Phase abwechselnd auf den Kindstühlen (bzw. Kindstuhl als Symbol aller Gefühle und beider Grundbedürfnisse) und dem Stuhl für die kritischen Modi. Erarbeiten Sie kontrastreich alle Reaktionen und insbesondere die innere Dynamik und den inneren Konflikt.

Phase 2: Reflektion im Stehen

Wie bereits beschrieben, stehen Sie dann vor den Stühlen und erarbeiten mit Ihrem Patienten einen Plan.

Phase 3: Kritikerentmachtung / Antreiberbegrenzung

Der Umgang mit Kritiker und Antreiber kann unterschiedlich sein (▶ Kap. 19.1.2).

Phase 4: Validierung von Gefühlen und Grundbedürfnisse der Kindseite

Wie bereits beschrieben, stehen Sie dann vor den Stühlen und erarbeiten mit Ihrem Patienten einen Plan.

Übertragung in den Alltag

Vereinbaren Sie mit dem Patienten die konkrete Umsetzung im Alltag.

20.2.4 Stühle-Übung vor dem Ganzkörperspiegel

Haben Sie sich in letzter Zeit vor einen Spiegel gestellt und sich einfach angeschaut? Sogar für jemanden ohne übertriebene selbstkritische Tendenzen ist das häufig eine Herausforderung! Insbesondere der Blick in die eigenen Augen kann starke emotionale Reaktionen wecken. Jetzt stellen Sie sich für einen Moment vor, Sie sind als Kind missbraucht/misshandelt oder von Gleichaltrigen ausgegrenzt/gemobbt worden. Oder dass Sie Essstörungstendenzen oder eine ausgeprägte Essstörung und ein verzerrtes Körperbild haben. Die Konfrontation mit dem eigenen Spiegelbild wird dann zu einem massiven Trigger für alle möglichen dysfunktionalen Reaktionen.

Und wenn das Spiegelbild zum »S« im Sinne der SORK-Analyse konditioniert wurde, dann sind spezifische Übungen notwendig, um neue Reaktionen zu trainieren.

Übung 33: Stühle-Übung vor dem Ganzkörperspiegel

Dauer: 30–45 Min.
Situation: Spiegel-Übungen werden in der Regel geplant, häufig als Serie. Falls noch nicht vorhanden, lassen Sie den Patienten Bilder von sich als Kind bringen. Diese Übung ist im Grunde eine Adaption der vorherigen Übung.

Phase 1: Konfrontation mit dem Spiegelbild

Der Patient steht direkt vor dem Spiegel und schaut sich an. Falls es bestimmte Körperstellen gibt, die für ihn besonders problematisch sind (Bauch, Beine, Teile vom Gesicht oder einfach der Augenkontakt), lassen Sie ihn auch gesondert dahin schauen. Dabei sollen sich die üblichen kognitiven und emotionalen Reaktionen aktivieren.

Phase 2: Darstellung der Modusdynamik

Analog zur Arbeit »auf der hinteren Bühne« während der vorherigen Übungen, soll hier die Interaktion zwischen Kritiker und Kindmodi dargestellt werden.

1. Lassen Sie den Patienten Kritikersätze aussprechen. Für den Kritiker gibt es aber in diesem Fall keinen Stuhl. Der Patient vor dem Spiegelbild formuliert Kritikersätze und spricht »im Kritikermodus« mit dem Spiegelbild, als wäre dies das Kind. Hier sollen die toxischen, abwertenden und stark verletzenden Sätze »ohne Verschönerung« ausgesprochen werden!
2. Um die emotionalen Reaktionen, Wünsche und Bedürfnisse der Kindseite zu erarbeiten, lassen Sie den Patienten auf einem Stuhl direkt vor/neben dem Spiegel sitzen, mit dem Rücken zu diesem, als wäre er das Kind, das zuvor im Spiegelbild zu sehen war.

Erarbeiten Sie kontrastreich alle Reaktionen und insbesondere die innere Dynamik und den inneren Konflikt.

Phase 2: Reflektion im Stehen

Für die Reflektion stehen Sie im Idealfall nicht mehr vor dem Spiegel, sondern seitlich dazu.

3. Wie bei den vorherigen Übungen lassen Sie den Patienten aufstehen und fassen Sie mit ihm die gerade beobachtete Interaktion zusammen.
4. Erarbeiten Sie den Interventionsplan.

Sie benötigen unbedingt die Aktivierung des Versorgungssystems und des Mitgefühls mit dem Kind! Wenden Sie ggf. die Substitutions- oder Extensionstechnik an.

Phase 3: Kritikerentmachtung auf Stühlen

5. Leiten Sie die Entmachtung durch den Patienten im Erwachsenenmodus ein. Sie erfolgt mit Hilfe eines leeren Stuhls, wobei der Patient auch einen Stuhl bekommt und symbolisch vor dem Kindstuhl sitzt. Die Entmachtung geschieht, wie bereits erklärt, nicht vor dem Spiegel.

Phase 4: Versorgung des Kindes

Auch dieser Schritt ist bereits bekannt und erfolgt nicht vor dem Spiegel

6. Leiten Sie den Patienten an, als Erwachsener mit dem Kind zu reden, seine Emotionen zu validieren und die Aussagen vom Kritiker zu revidieren. Die Kernaussage ist nicht: *»Es stimmt nicht, dass du fett bist, du bist normalgewichtig und hübsch.«* Das ist ein zweischneidiges Schwert! Die Aussage muss hier lauten: *»Es ist völlig egal, wie du aussiehst … du kannst 50 oder 500 kg wiegen, du kannst klein oder groß sein (etc.), das macht dich kein bisschen weniger wertvoll! Du bist toll/super/perfekt, so wie du bist!«*
7. Erfragen Sie die emotionale Reaktion des Kindes und weitere Wünsche: *»Wie fühlt es sich an, wenn die große Susanne so mit dir spricht? Wo fühlst du es im Körper? Was möchtest du noch von ihr gerne hören? Wie kann sie dir helfen?«*

Phase 5: Erneute Spielgelkonfrontation im GE-Modus

Im letzten Schritt steht der Patient erneut vor dem Spiegel, dieses Mal jedoch im Erwachsenenmodus, und spricht mit dem Kind im Spiegelbild. Häufig hilfreich ist die Verwendung einer echten Kindheitsfotografie des Patienten, die Sie an den Spiegel kleben, sodass der Patient vor dem Spiegel stehend sowohl sich selbst im Spiegelbild als auch dieses Foto sehen kann.

8. Leiten Sie den Patienten an, beide Bilder gemeinsam anzuschauen und das Kind im Spiegelbild wirklich zu sehen.
9. Leiten Sie ihn an, die vorher herausgearbeiteten positiven Sätze erneut zu sagen, dieses Mal aber zum Spiegelbild.

Übertragung in den Alltag

Diese Übung kann zuhause vor einem Spiegel mit Hilfe der Audioaufnahme wiederholt werden. Das sollten Sie auf jeden Fall mit Ihrem Patienten verbindlich vereinbaren, um den Effekt zu stärken!

Falls Sie sich intensiver mit der Arbeit mit Körperschemastörungen im Rahmen solcher Übungen beschäftigen möchten, empfehle ich Ihnen den Artikel *»Ich im Spiegel: Ein schematherapeutischer Ansatz zur Behandlung der Körperbildstörung (nicht nur) bei Essstörungen«* von Yvonne Reusch[2].

2 Reusch Y (2020) Ich im Spiegel. Ein schematherapeutischer Ansatz zur Behandlung der Körperbildstörung (nicht nur) bei Essstörungen. Verhaltensmedizin und Verhaltenstherapie, 41 (4), 346–364.

20.2.5 Förderung von Empathie bei Überkompensation

Diese Übung ist im Prinzip eine Paartherapie-Übung, die jedoch ohne den Partner durchgeführt wird. Aggressiv-entwertenden Patienten ist während der Aktivierung dieser Bewältigungsmodi häufig nicht klar, welche emotionalen Folgen ihre Handlungen auf der »hinteren Bühne« des Interaktionspartners haben. Bei dieser Übung führen wir ein Rollenspiel durch, bei dem wir uns als Interaktionspartner zur Verfügung stellen. Das Ziel der Übung ist die Entstehung angemessener Schuldgefühle, denn diese sind der »direkte Weg« zur Aktivierung von Mitgefühl und von eigenen verletzlichen Emotionen (Trauer, Angst vor Bindungsverlust) und letztendlich der Schlüssel zur Einleitung einer ausgewogeneren, bindungsorientierten Haltung auf der vorderen Bühne.

Bei dieser Übung arbeiten wir mit sechs Stühlen/Hockern, im Prinzip zwei Gruppen von je drei Stühlen. Auf jeder Seite stehen dann ein Stuhl für die vordere Bühne und zwei Stühle für beide Kindseiten dahinter.

Übung 34: Förderung von Empathie bei überkompensierenden Patienten

Dauer: 30 Min.
Situation: Der Patient berichtet bereits abwertend-aktiviert über eine Interaktion mit einem nahestehenden Menschen (häufig Beziehungspartner, aber nicht nur!).

Phase 1: Rollenspiele auf der vorderen Bühne

In dieser Phase wird die Konfliktsituation im Rollenspiel zweimal inszeniert.

1. Erklären Sie dem Patienten kurz die Übung und lassen Sie sich zunächst die Situation und v.a. die Reaktion der anderen Person schildern, denn Sie werden diese im ersten Durchgang spielen.
2. Durchgang 1: Sie spielen die andere Person, der Patient spielt sich selbst im ÜK-Modus.
3. Durchgang 2: Der Patient spielt die andere Person. Sie spielen den Patienten im ÜK-Modus, übernehmen seine Haltung und wiederholen möglichst genau seine Aussagen (im Zweifelsfall sogar etwas markanter/kontrastreicher).

Phase 2: Erarbeitung der emotionalen Reaktionen des Partners

Unmittelbar nach dem 2. Durchgang, bei dem der Patient Sie in der aggressiv-entwertenden Überkompensation »am eigenen Leib« erlebt hat, stellen Sie die Stühle für das VK und das ÄK des Partners hin und gehen Sie mit dem Patienten zum Stuhl des aktiven Kindmodus, i. d. R. VK.

4. Sprechen Sie mit dem VK des Partners: *»Susanne, wie fühlt sich das an, wenn Peter so mit dir spricht? Dich so anschaut? Solche Sachen zu dir sagt? Fühlst du dich geliebt? Wertgeschätzt?«* Erarbeiten Sie die Basisemotion (Angst, Trauer) und erfragen Sie Körpergefühle, anschließend Wünsche/Grundbedürfnis.
5. Wechseln Sie zum anderen Kindstuhl und erarbeiten Sie auch Emotionen und Wünsche/Bedürfnisse des ÄK. Suchen Sie die Kerntendenzen nach Selbstbehauptung und Selbstschutz: *»Wonach ist dir, wenn Peter sich so verhält? Wie lange möchtest du so behandelt werden?«*

Phase 3: Zugang zum eigenen VK

Unmittelbar danach wechseln Sie zu den Stühlen hinter den Kulissen auf die Seite des Patienten und gehen direkt zum VK-Stuhl.

6. Sprechen Sie mit dem VK: *»Kleiner Peter, wie fühlt sich das an, wenn du hörst, wie es der kleinen Susanne geht? Wenn du siehst, wie der Kämpfer sie so behandelt? Wenn du dir die kleine Susanne vorstellst, die dort auf dem Stuhl sitzt und weint/Angst hat?«* Erarbeiten Sie die Basisemotion (mitfühlende Trauer) und erfragen Sie Körpergefühle, anschließend Wünsche/Grundbedürfnis.

Phase 4: Erarbeitung und Einübung einer neuen Strategie auf dem vorderen Stuhl

Im letzten Schritt setzt sich der Patient wieder auf den Erwachsenenstuhl nach außen und versucht, eine funktionale Strategie zu erarbeiten und auszuprobieren. Dies entspricht dem letzten Schritt der Standardübung mit externalisierenden Patienten.

7. Erneutes Rollenspiel: Sie spielen erneut die andere Person, sodass der Patient eine neue Strategie erproben kann.
8. Geben Sie ihm Rückmeldung und modellieren Sie aktiv das neue Verhalten. Dabei können Sie wie gewohnt beim Training sozialer Kompetenzen auch als positives Modell in weiteren Durchgängen fungieren. Sie können ihn dabei immer wieder im Sinne des ständigen Rückkoppelungskreises »nach innen« zu den Kindstühlen schauen und prüfen lassen, ob beide Seiten mit der neuen Strategie zufrieden sind.

Übertragung in den Alltag

Vereinbaren Sie mit dem Patienten die konkrete Umsetzung im Alltag (z. B. Entschuldigung/Wiedergutmachung im Gespräch mit dem Partner, Umgang mit weiteren Konfliktsituationen).

Auf der bereits erwähnten Internetseite www.schematherapie-stuttgart.de finden Sie ein Demonstrationsvideo zu dieser Technik, ebenso auf dem YouTube-Channel »Schematherpievideos Roediger und Valente«.

20.2.6 Training von Selbst-als-Kontext auf Stühlen

Was bedeutet Selbst-als-Kontext während der Modusarbeit auf Stühlen? Der Patient soll erkennen, dass er zwar wie jeder seiner Modi denken, fühlen und handeln kann, wenn er auf dem jeweiligen Stuhl sitzt, diese Zustände jedoch immer »Momentaufnahmen« sind und der Patient in ständiger Bewegung bleibt. Zusammengefasst: er ist jeder und gleichzeitig keiner dieser Modi! Er ist die Person, die von einem Stuhl zum nächsten wechselt und die Moduslandschaft »von oben« anschaut. Diese Fertigkeit wird bei Stühle-Übungen implizit vermittelt, kann jedoch auch explizit trainiert werden.

Übung 35: Selbst-als-Kontext in der Stühle-Arbeit

Dauer: 30–40 Min.
Situation: Sie haben bereits Stühle-Übungen mit der ganzen Moduslandschaft durchgeführt und möchten anhand einer konkreten Situation Selbst-als-Kontext mit dem Patienten üben, sodass er mehr »funktionale Distanz« zu seinen Reaktionen aufbauen und sich selbst im GE-Modus freier fühlen kann.

1. Besprechen Sie die Situation und stellen Sie die Moduslandschaft wie gewohnt auf. Erarbeiten Sie alle Reaktionen und den inneren Konflikt hinter den Kulissen.
2. Nach der Reflektionsphase im Stehen wird die Übung anders durchgeführt als sonst, was wir zunächst dem Patienten kurz erklären: »*Wie wäre es, wenn wir heute was anderes üben? Bisher haben wir häufig geübt, wie Sie sehr aktiv werden und wieder Ordnung in die Moduslandschaft bringen. Wie Sie den Kritiker entmachten und Ihre Kindseiten ernstnehmen und trösten. Heute möchte ich eine andere »GE-Fertigkeit« mit Ihnen trainieren. Ausnahmsweise werde ich Ihnen noch nicht ganz erklären, was diese Fertigkeit genau ist, sondern es Sie erleben lassen und wir werden erst danach darüber reden – es geht um einen kleinen »Aha-Effekt«. Okay?*«
3. Bei der Übung wird der Patient abwechselnd auf einem Stuhl sitzen oder wieder vor der ganzen Landschaft stehen. Sie arbeiten mit einer Stoppuhr und geben ihm alle 30 Sekunden Bescheid, sodass er entweder aufsteht oder einen Stuhl wählt und sich hinsetzt. Dabei wird nicht gesprochen: *»Ich werde die Zeit stoppen und Ihnen alle 30 Sek. Bescheid geben. Sie werden abwechselnd vor den Stühlen stehen oder auf einem Stuhl Ihrer Wahl sitzen. Wenn Sie auf einem Stuhl sitzen, dann versuchen Sie mit dieser Seite von Ihnen möglichst im Kontakt zu sein«.* Die Übung dauert mindestens zehn Minuten, sodass der Patient zehn Mal sitzen und zehn Mal stehen wird.

4. Erst danach kommt die »Auflösung«: *»Lassen Sie uns kurz darüber nachdenken, worum es bei dieser Übung ging! Haben Sie schon eine Idee? Wie haben Sie es erlebt?«* Manche Patienten verstehen sofort den Sinn dahinter, andere brauchen etwas Hilfe.
5. Überlegen Sie mit Ihrem Patienten, wie er beim nächsten Mal im Alltag diese Fertigkeit bewusst einsetzen kann, um bspw. »freier« entscheiden und handeln zu können.

20.3 Schwierigkeiten bei komplexen Stühle-Übungen

20.3.1 Aktivierung von Bewältigungsmodi während der Arbeit auf der hinteren Bühne

Es liegt im Prinzip in der »Natur der Sache«, dass sich Bewältigungsmodi (BM) aktivieren, während wir die verletzlichen Emotionen und inneren Konflikte hinter den Kulissen adressieren wollen. Wenn sich ein BM während der Übung aktiviert, dann sitzen wir als Therapeuten symbolisch auf dem leeren Stuhl vor der Moduslandschaft und werden zur S-Variable für die unmittelbare Reaktion. Hier gilt die Faustregel: *»Unmittelbare Modusaktivierungen haben immer Vorrang«*, denn ansonsten kann die Übung mit der Alltagssituation nicht effektiv weiterlaufen.

Übung 36: Umgang mit Aktivierung von Bewältigungsmodi gegenüber dem Therapeuten während Stühle-Arbeit

1. Nehmen Sie zunächst den Widerstand zur Kenntnis und beobachten Sie sich selbst und eigene Schema/Modusaktivierungen.
2. Bleiben Sie zunächst »geduldig« und geben Sie dem Patienten noch etwas Zeit und Raum. Sie können neutral die Modusaktivierung »markieren« und versuchen, die Übung fortzuführen: *»Ich weiß, dass es nicht leicht ist und Sie machen es gerade wirklich sehr gut! Es ist sicher fast »verführerisch«, Ihren Beschützer/Kämpfer zu aktivieren. Das ist völlig ok! Versuche Sie aber trotzdem, bei der Übung zu bleiben.«*
3. Wenn sich keine Veränderung zeigt, markieren Sie erneut die Modusaktivierung, stehen Sie mit dem Patienten auf und leiten Sie den Selbstreflektionsprozess ein: *»Können wir uns das kurz von außen anschauen? Was ist gerade passiert, dass Sie die Übung verlassen haben und Ihr Kämpfer/Beschützer (etc.) übernommen hat?«* Noch konfrontativer ist die Formulierung: *»... Ihren Kämpfer/Beschützer vorgeschickt haben?«*
4. Wenn die Übung trotzdem nicht möglich ist, dann unterbrechen Sie diese und beginnen Sie eine neue Übung in der veränderten Konstellation:

   a. Mit Stühlen: Setzen Sie den Patienten auf den vorderen Stuhl für BM/GE, wobei dieses Mal der leere Stuhl davor Sie als Therapeuten, der mit dem Patienten eine Übung machen will, symbolisiert. Führen Sie das Gespräch mit dem BM, der sich aktiviert, und führen die Übung dann hinter den Kulissen weiter wie bereits beschrieben.
   b. ImRs: Nehmen Sie die aktuelle Situation mit Ihnen in der Therapie als Ausgangssituation, um mittels float-back eine Kindheitsszene zu finden, mit der Sie arbeiten können. In dieser Phase der Therapie ist es in den meisten Fällen ratsamer, den Patienten selbst als Erwachsenen die Intervention/Tröstung durchführen zu lassen.
5. Manchmal ist der Beginn einer neuen Übung auch nicht möglich, weil die Bewältigung zu stark ist. Dann beenden Sie die Übung und gehen Sie zurück zu Ihren normalen Gesprächsstühlen. Nehmen Sie den Druck bewusst raus: *»Heute kommen wir irgendwie nicht weiter mit Übungen … manchmal ist es einfach so. Sie können sich in den nächsten Tagen die Aufnahme nochmal anhören und überlegen, was wir nächstes Mal anders machen sollen. Ich werde mir auch Gedanken machen. Wir haben noch ein paar Minuten Zeit heute, haben Sie eine Idee, was wir noch machen können? Oder sollen wir die Sitzung für heute einfach beenden?«*

20.3.2 Geringe emotionale Aktivierung auf Kindstühlen

In manchen Fällen erleben Patienten Schwierigkeiten, auf Kindstühlen Emotionen und körperliche Reaktionen wahrzunehmen, auch wenn sie sich zu bemühen scheinen. Es gibt mehrere Techniken, die wir in solchen Situationen anwenden können, um die emotionale Aktivierung zu intensivieren.

Übung 37: Emotionale Aktivierung auf Kindstühlen verstärken

1. Grundsätzlich gilt auch hier: Geduld und Vertrauen in den Prozess ist die erste Strategie der Wahl.
2. Überprüfen Sie Ihre eigene nonverbale Kommunikation. Wenn Sie verletzliche Emotionen »suggerieren« wollen, dann müssen Sie entsprechend langsam, leiser, warmherzig und validierend klingen. Wenn Sie Ärger »heraufbeschwören« möchten, dann sollten Sie schneller, lauter, entschlossener klingen und explizit Verständnis dafür zeigen, dass sich der Patient gerade über Situation X ärgert.
3. Wiederholen Sie die wesentlichen Aspekte der Situation, welche die Emotionen auslösen soll, wobei Sie durchaus noch kontrastreichere Formulierungen verwenden können.
   a. Zum VK: *»Es ist echt traurig, wenn ich mir gerade vorstelle, wie sich Susanne wegdreht und nicht auf dich reagiert, während du sie so sehr brauchst. Und du bleibst hier im Prinzip ganz allein. Und sie sieht das irgendwie nicht … das muss sehr schlimm für dich sein. Spüre in dein Herz, vielleicht nimmst du es jetzt etwas stärker wahr … wie fühlt sich das gerade an?«*

   b. Zum ÄK: »*Hey! Das ist echt schlimm! Wenn ich das sehe, wie deine Chefin erstmal gar nichts zu dir sagt und »gute Miene zum bösen Spiel macht«, und danach dir diese blöde E-Mail schreibt, anstatt direkt mit dir zu reden. Das würde mich auch echt sauer machen! Das ist echt total bescheuert! Das muss sich für dich auch total blöd anfühlen! Was ist das für ein Gefühl im Bauch gerade?*«
4. Lassen Sie den Patienten eine entsprechende Körperhaltung einnehmen. Man kann sich nicht wirklich auf ein Gefühl von Traurigkeit einlassen, während man Fäuste ballend gerade sitzt und aggressiv-gespannt schaut. Ebenso wenig auf Ärger/Wut, wenn man zusammengekauert mit den Schultern nach unten hängend dasitzt. Falls Sie mit Moduskarten arbeiten, können Sie die Körperhaltung auf den Karten als Modell nehmen und den Patienten bitten, diese nachzumachen.
5. Eine sehr effektive Emotionsaktivierung können Sie mittels Imaginationsübungen erreichen. Auch hier haben Sie mehrere Möglichkeiten:
   a. Lassen Sie ihn die aktuelle Situation aus dem Alltag als kurze Imaginationsübung aus der Perspektive des VK bzw. ÄK wiedererleben: »*Machen wir die Augen kurz zu, okay? Stelle dir vor, du bist als kleiner Peter da und Susanne spricht so mit dir… so, als wäre es jetzt. Schau dir ihren Blick an … wie fühlt sich das an?*«
   b. Erfragen Sie die mögliche Verbindung mit Kindheitserlebnissen: »*Woher kennst du dieses Gefühl? Kommen dir gerade Erinnerungen aus früheren Zeiten in den Sinn? Als du wirklich klein warst?*«

20.3.3 Zu starke emotionale Aktivierung

Natürlich kann es auch zu stärkeren emotionalen Aktivierungen als erwartet kommen, insbesondere auf dem VK-Stuhl. Auch in der 2. Therapiephase können/dürfen wir als Therapeuten aktiv trösten und uns um unseren Patienten kümmern! Starke Traurigkeit oder auch Ängstlichkeit/Hilflosigkeit können sich im Zusammenhang mit besonderen Erlebnissen auch im späteren Behandlungsverlauf (wieder) zeigen. Wenn der Patient augenblicklich nicht in der Lage ist, im GE-Modus sich selbst zu trösten, dann »gönnen« Sie es ihm, von Ihnen getröstet zu werden. Auch später im Behandlungsverlauf ergeben sich Möglichkeiten, korrektive Beziehungserfahrungen zu machen. Nachdem sich der Patient beruhigt hat, können Sie ihn bitten – wie in der Übung vorgesehen – selbst auf den Erwachsenenstuhl zu gehen und mit dem VK-Stuhl mitfühlend zu sprechen.

20.4 Imaginationsübungen

20.4.1 ImRs während der 2. Therapiephase

Wie bereits gesagt, ist die Arbeit mit der Vergangenheit in dieser Therapiephase nicht zentral und findet nur nach Bedarf statt. Im Prinzip gibt es zwei Situationen, in denen ImRs indiziert ist:

- Durch aktuelle Ereignisse werden belastende Erinnerungen reaktiviert oder sogar erstmalig wieder zugänglich und der Patient leidet im Alltag aufgrund dieser Erinnerungen, sodass eine gezielte Bearbeitung von ihm erwünscht ist und notwendig erscheint.
- Bei der Anwendung von Strategien zur konkreten Veränderung im Hier und Jetzt kommt es zu starken Schemaaktivierungen, die sich nicht intuitiv auf eine bereits behandelte Kindheitsszene zurückführen lässt, sodass wir mittels »float-back« die Verbindung mit der Lebensgeschichte suchen und diese Szenen (ggf. erneut) überschreiben.

In den meisten Fällen werden Intervention und Tröstung während der 2. Therapiephase vom Patienten als Erwachsener durchgeführt.

20.4.2 Imaginatives GE-Training, Erprobung neuer Strategien und Modusarbeit

Wie beim ImRs oder während der Stühle-Arbeit können auch in der Imagination neue gesunde erwachsene Verhaltensstrategien in konkreten Situationen sehr gezielt imaginativ vorbereitet und erprobt werden. Durch die lebhafte Vorstellung der zu erwartenden Situation werden Schemata und die Neigung zu den »alten Lösungen« aktiviert.

Solche Übungen können sowohl als Vor- als auch als Nachbereitung einer schwierigen Situation erfolgen. Im zweiten Fall führen wir im Prinzip die Mikroanalyse der Schwierigkeiten imaginativ durch, um anschließend in der Imagination eine neue Strategie einzuüben. Die Durchführung der Übung variiert abhängig vom Fokus bei der Modusarbeit: Umgang mit Bewältigungsmodi, Umgang mit Kritikern oder mit starken Emotionen.

Übung 38: Imaginative Erprobung neuer Strategien bei problematischer Bewältigung

Dauer: 25–30 Min.
Situation: In einer schwierigen Situation aktivieren sich automatisiert Bewältigungsmodi (*z. B. kämpferische Selbsterhöhung bei einer Diskussion im beruflichen Kontext*), die das Einsetzen funktionalerer Handlungen erschweren.

Durchgang 1: Unveränderte spontane Reaktionen

1. Zunächst soll die übliche Handlungstendenz in der Imagination aktiviert werden. Hier haben Sie zwei Möglichkeiten:
   a. Im Falle eines bereits gescheiterten Versuchs in den letzten Tagen: Lassen Sie den Patienten die Situation möglichst lebhaft imaginativ rekonstruieren und wieder erleben. Erarbeiten Sie dabei wie gewohnt Emotionen/Wünsche/Bedürfnisse, kritische Gedanken und Handlungstendenzen, anschließend realitätsgetreu tatsächliche Handlungen und situative Konsequenzen. Vor dem nächsten Schritt spulen Sie dann den Film zurück bis zur problematischen Stelle.
   b. Falls die Übung als reine Vorbereitung gilt, dann konstruieren Sie die zu erwartende Situation bis zu der problematischen Stelle, an der sich die dysfunktionale Bewältigung zeigen könnte.

Imaginative Modusarbeit

2. Führen Sie an der problematischen Stelle die Außenperspektive ein: »*Okay, an dieser Stelle unterbrechen wir jetzt die Handlung und Sie sehen das Gespräch zwischen Ihnen und Ihrem Chef von außen, als wären Sie ein unsichtbarer Beobachter. Sehen Sie genau hin: Nicht Sie führen gerade das Gespräch, sondern Ihr guter Freund der »Kämpfer«, der in diesem Moment dabei ist, alles eskalieren zu lassen*«.
3. Erarbeiten Sie die *Funktionalität der Reaktion.* In dieser Phase der Therapie wird es dem Patienten nicht schwerfallen, denn Sie werden bereits während der Diagnostik und der 1.Therapiephase genug mit diesem Modus gearbeitet haben!
4. Leiten Sie den Patienten an, analog zum »Interview mit einem Bewältigungsmodus« (▶ Kap. 19.1.2), die *guten Absichten des BM anzuerkennen* und sich bei ihm zu bedanken.
5. In vielen Fällen ist die Funktionalität als Schutz des VK sehr klar. Insbesondere bei impulsiven Tendenzen und narzisstischer Selbsterhöhung können Sie hier einen sehr wichtigen Zwischenschritt einbauen: Der Patient soll sich vorstellen, dass er sich selbst als Kind in der Situation sieht und dieses Kind bewusst an einen anderen Ort bringt, an dem es ihm gut geht und jemand auf es aufpassen kann.

Durchgang 2: Erprobung einer neuen Strategie

6. Nachdem sich der Patient beim BM bedankte und ggf. das VK in Sicherheit gebracht hat, kann eine neue Strategie in der Situation eingeübt werden. Auch hier gelten die gleichen Prinzipien wie bei einem Rollenspiel: Es dürfen mehrere Durchgänge sein und in vielen Fällen werden Sie als Modell oder als »soufflierender Coach« assistieren (müssen). Das soll wirklich ein praktisches Einüben und Einbrennen des neuen erwachsenen »ausbalancierten« Verhaltens sein.

Übung 39: Imaginative Erprobung neuer Strategien bei Kritikeraktivierung

Dauer: 25–30 Min.
Situation: Bei einer schwierigen Situation aktivieren sich automatisiert Kritikersätze, die der Patient zu ernst nimmt (»Fusion«) und die das Einsetzen funktionalerer Handlungen erschweren.

Durchgang 1

Wie in der vorherigen Übung!

Imaginative Modusarbeit

1. Führen Sie die Außenperspektive ein, wobei Sie dieses Mal den Kritiker als Gestalt einführen: »*Okay, an dieser Stelle unterbrechen wir jetzt die Handlung und Sie frieren kurz das Bild Ihres Chefs ein. Neben Ihnen steht der Kritiker, der Ihnen ständig die üblichen Kritikersätze ins Ohr flüstert, ohne dass Sie das merken*«.
2. Frieren Sie das Bild ein und leiten Sie den Patienten an, den Kritiker zu entmachten. Dabei können Sie unterschiedliche Strategien anwenden, wobei Defusionstechniken zu diesem Zeitpunkt der Behandlung sich in der Regel am besten eigenen.

Durchgang 2: Erprobung einer neuen Strategie

Wie in der vorherigen Übung!

Übung 40: Imaginative Erprobung neuer Strategien und Arbeit mit Kindmodi (Diskriminationstraining)

Dauer: 25–30 Min.
Situation: Bei einer schwierigen Situation aktivieren sich starke Emotionen und die aktuelle Situation »vermischt sich« mit alten Erinnerungen, was das Einsetzen funktionalerer Handlungen erschwert.

Durchgang 1

Wie in der vorherigen Übung!

Imaginative Modusarbeit

1. Führen Sie die Außenperspektive ein, wobei wir dieses Mal das Kind einführen: *»Okay, an dieser Stelle unterbrechen wir jetzt die Handlung und Sie frieren kurz das Bild Ihres Chefs ein. Hinter Ihnen steht der kleine Peter, der ganz stark reagiert und sich an alte Situationen erinnert fühlt …«*
2. Leiten Sie den Patienten an, mit dem Kind in der Imagination ein Gespräch zu führen. Im Gespräch sollen folgende vier Schritte stattfinden:
   a. Kind wahrnehmen: *»Kleiner Peter, ich sehe, dass du Angst hast…«*
   b. Reaktion normalisieren und validieren: *»Ich weiß, dass du das Gefühl hast, es ist wieder so wie damals, als Vater/Mutter…«*
   c. Diskriminationstraining: *»Das ist nicht der Vater (Mutter, etc.), auch wenn sich das in diesem Moment so anfühlt! Schau dir das an: Es ist wirklich eine andere Person.«* Ggf. können Sie mit dem Patienten distinktive Eigenschaften herausarbeiten und auflisten.
   d. Verantwortungsübernahme durch den GE: *»Jetzt ist es anders, jetzt bin ich erwachsen und ich kann anders mit dieser Situation umgehen … damals warst du der Situation ausgeliefert, aber heute bin ich da und du musst hier nichts tun! Es ist mein Job, mich um dieses Problem zu kümmern und ich kann auf dich aufpassen und dafür sorgen, dass sich die alten Bilder nicht wiederholen«*.

Durchgang 2: Erprobung einer neuen Strategie

Wie in der vorherigen Übung!

20.4.3 Positive Imaginationsübungen: Das Kind glücklich machen

Natürlich dürfen Sie auch Imaginationsübungen durchführen, um positive Erlebnisse zu verankern oder sogar emotional zu verstärken. Imaginationstechniken sind dafür sehr gut geeignet, denn sie ermöglichen sowohl die Wiederholung einer positiven Erfahrung aus den letzten Tagen als auch eine Zukunftsprojektion. Solche Übungen entsprechen prinzipiell der letzten Phase beim ImRs (Tröstung und emotionale Versorgung): Der Patient im Erwachsenenmodus kümmert sich aktiv um die Wünsche und Bedürfnisse des Kindes.

Wir sprechen über einen »glücklichen Kindmodus«, wenn Grundbedürfnisse befriedigt werden und der Patient Gelassenheit, Leichtigkeit, Verbundenheit und Freude erleben kann.

Übung 41: Das Kind glücklich machen

Dauer: 25–30 Min.

Variante 1: Ein positives Erlebnis aus den zurückliegenden Tagen

1. Leiten Sie den Patienten an, dieses Ereignis lebhaft wieder zu erleben und fokussieren Sie auf emotionale Reaktionen und Bedürfnisbefriedigung.
2. Frieren Sie das Bild ein und führen Sie die Außenperspektive ein, wobei der Patient sich selbst als glückliches Kind sehen soll. Aktivieren Sie wie gewohnt das Mitgefühl des Erwachsenen, der sich im Idealfall freut, dass es dem Kind gut geht und es Spaß hat.
3. Lassen Sie den Patienten mit dem Kind reden und seine Freude zum Ausdruck bringen: »*Schauen Sie jetzt der kleinen Susanne in die Augen … Sie sehen ihre Begeisterung/Freude/etc. und Sie wissen, dass es ihr gerade gut geht. Sprechen Sie mit ihr! Was möchten Sie zu ihr sagen?*« Im Idealfall kann der Erwachsene dem Kind mitteilen, wie schön er das findet und ihm versprechen, dass er sich weiterhin Mühe gibt, für es zu sorgen.

Variante 2: Zukunftsprojektion

1. Leiten Sie den Patienten an, sich als Kind zu sehen und im Gespräch mit dem Kind aktuelle Befindlichkeit und konkrete Wünsche herauszuarbeiten. Suchen Sie ein möglichst konkretes Bild, im Idealfall eine in den nächsten Tagen realisierbare Wunschvorstellung.
2. Konstruieren Sie das Bild mit dem Patienten zusammen und lassen Sie ihn diese noch fiktive Situation erleben, als wäre sie real, mit Fokus auf emotionale Reaktionen und Bedürfnisbefriedigung.
3. Frieren Sie das Bild wie bei Variante 1 ein und führen Sie die Außenperspektive ein.
4. Lassen Sie den Patienten mit dem Kind reden und seine Freude zum Ausdruck bringen.
5. Beenden Sie die Imagination und vereinbaren Sie mit Ihrem Patienten die Umstände der konkreten Umsetzung in den kommenden Tagen.

20.4.4 Interpersonelle Balanceübungen in der Imagination

Sie können mit Ihrem Patienten neue interpersonelle Strategien imaginativ erproben, indem Sie sich ausschließlich auf sein Verhalten und das Ausbalancieren der Grundtendenzen Bindung und Selbstbehauptung konzentrieren (bei ängstlichen/dependeten Patienten werden Sie in der Regel das »Selbstbehauptungsbein« trainieren, bei externalisierenden Patienten das Bindungsbein). Dabei trainieren Sie den GE-Modus des Patienten in seiner »exekutiven Funktion« und legen Ihren Fokus auf das Zielverhalten.

Übung 42: Auf welchem Bein stehe ich?

Dauer: 15–20 Min.
Situation: Sie besprechen gerade mit Ihrem Patienten eine neue Strategie im Umgang mit einer bestimmten interpersonellen Situation und möchten dies – ähnlich wie bei einem Rollenspiel – imaginativ üben und den Fokus auf das Zielverhalten richten.

1. Leiten Sie den Patienten an, sich die zu erwartende Situation lebhaft vorzustellen und suchen Sie den typischen Auslöser (»S« in der SORK-Analyse) für die übliche Schema- und Modusaktivierung.
2. Durch die imaginative Konfrontation damit soll der Patient die starke Neigung spüren, sein übliches Verhalten zu zeigen (BM).
3. Leiten Sie den Selbstreflektionsprozess ein: *»Okay, Sie spüren, wie Ihre üblichen Muster aktiv werden und Sie sich lieber zurückziehen möchten. Das ist völlig okay! Sie sind es gewohnt, in dieser Situation v.a. mit Ihrem Selbstbehauptungsbein vorzugehen.«*
4. Üben Sie emotionale Akzeptanz mit ihm: *»Nehmen Sie diesen inneren Drang und den üblichen Reflex zur Kenntnis. Wir wollen dieses Bein nicht amputieren! Wir wollen nur ausprobieren, was passiert, wenn Sie mit dem anderen Bein vorgehen.«*
5. Leiten Sie ihn an, bewusst *»mit dem anderen Bein vorzugehen«* und erfragen Sie die Reaktion des Gegenübers: *»Wie reagiert Susanne, wenn Sie so mit ihr reden?«* Sie können an dieser Stelle in Zeitlupe vorgehen und nach jedem Schritt die Reaktion des anderen erfragen.
6. Erfragen Sie die Zufriedenheit des Patienten mit seinem Verhalten.

20.5 Modusarbeit während Expositionsübungen und Verhaltensexperimenten

Die Durchführung von Expositionsübungen mit starken agoraphobischen Ängsten vor dem Hintergrund traumatischer Kindheitserfahrungen ist ein sehr wichtiges Behandlungselement. Die Übungsgestaltung nach »strengen VT-Regeln« ist jedoch in der Praxis kaum realisierbar. Wenn die ansonsten vermiedenen Situationen (S-Variable) vor dem Hintergrund der traumatischen Erlebnisse und der PS (O-Variable) Intrusionen, panische Angst und Realitätsverkennung auslösen (R-int), führt eine harte Konfrontationsübung unter Reaktionsmanagement nach Agoraphobie-Behandlungsstandards in aller Regel nur zur Dissoziation, was wiederum eine Habituation und eine kognitive Neubewertung verunmöglicht. Im Kontext des emotionalen Toleranzfensters (▸ Kap. 18) bedeutet dies, dass wir während der Exposition auch dosierte Selbstregulation ermöglichen müssen, um Dissoziation zu verhindern. Prinzipiell entspricht dieses Vorgehen auch der Herangehensweise während ImRs mit traumatischen Erfahrungen, insbesondere bei Gewalt und sexuellem Missbrauch.

Wie machen wir das während der Imagination? Indem wir zwischen einem Erwachsenenmodus, der ausreichende funktionale Distanz sucht und interveniert, und einem sehr emotional aktivierten Kindmodus unterscheiden. Genau diese Technik können Sie während Verhaltensexperimenten und Expositionen in vivo einsetzen.

Übung 43: Modusarbeit während Expositionsübungen in vivo bei Traumatisierten

Dauer: 90-100 Min.
Situation: Nach erfolgreicher Vergangenheitsbewältigung in der Imagination zeigen sich weiterhin agoraphobische Vermeidungsreaktionen, sodass die Anwendung von Expositionstechniken unter Begleitung notwendig ist.

Vorbereitung

Die Planung erfolgt in den Sitzungen zuvor in der Praxis. Der Patient soll eine klare Vorstellung dessen bekommen, was Sie während der Übung vorhaben. Es wird keine massierte, sondern graduierte Exposition, die zunächst unter Begleitung stattfinden wird. Im Voraus können Sie eine Liste von Orten/Aufgaben vereinbaren, unter Einschätzung des Schweregrads.

Erste gemeinsame Exposition und Exploration

1. Der Anfang ist nicht anders als bei einer »normalen« Exposition: Sie begleiten zunächst Ihren Patienten, betreten die Situation und führen eine detaillierte Exploration seiner Reaktionen durch, wobei Sie dafür natürlich das Modusmodell verwenden: »*Welche Seiten von Ihnen melden sich gerade?*«
   a. Kindmodi: *Welche Gefühle kommen gerade auf? Wie fühlt sich das im Körper an? Kommen Ihnen Bilder und Erinnerungen in den Sinn?*
   b. Kritische Modi: *Melden sich auch kritische Stimmen? Was sagen sie zu Ihnen?*
   c. Bewältigungsmodi: *Meldet sich Ihr Beschützer bereits? Was würde er am liebsten gerade tun?*
   d. Bei dissoziativen Tendenzen können Sie auch eine »Präsenzskala« einführen.

Modusarbeit und Diskriminationstraining

2. Leiten Sie den Patienten an, sich selbst als Kind zu sehen: »Stellen Sie sich vor, dass zwischen uns die kleine Susanne steht, die gerade panische Angst be-

kommt. Sie kennen ihre Geschichte und wissen, was sie alles erleben musste und wieso sie jetzt Angst hat. Und Sie spüren ihre Angst am eigenen Körper – denken Sie an die unsichtbare Leitung, mit der wir schon in Imaginationsübungen gearbeitet haben!«

3. Helfen Sie dem Patienten, das Versorgungssystem zu aktivieren und mit dem panischen Kind mitzufühlen. Knüpfen Sie unbedingt an die bisherige Stühle- und Imaginationsarbeit an! »*Sie sehen die kleine Susanne, so wie immer bei unseren Stühle-Übungen oder in den Imaginationsübungen … wie schaut sie gerade? Sehen Sie sich ihren Blick, ihre Körperhaltung an … was löst das für ein Gefühl bei Ihnen als große Susanne aus, wenn Sie dieses kleine ängstliche Mädchen sehen?*«
4. Leiten Sie den Diskriminationsprozess ein: Das traumatisierte Kind hat natürlich Angst, »verwechselt« Realität mit inneren Bildern und sieht überall Gefahren, während der Erwachsene als »guter Elternteil« auf das Kind aufpassen, es ggf. beschützen und die Situationen gut abschätzen kann.
5. Erarbeiten Sie die GE-Stärke des Patienten, der das Kind sieht, seine Ängste wahrnimmt und es im Bedarfsfall beschützen könnte, wenn wirklich etwas Gefährliches passieren würde.

Progrediente Erhöhung des Schwierigkeitsgrades

6. Erklären Sie dem Patienten noch einmal das Ziel und den Sinn der Übung: »*Durch die schrittweise Konfrontation mit den schwierigen Situationen wird das Kind sich mehr und mehr an diese Gefühle gewöhnen, das ist ein Lernprozess und er braucht da einfach Zeit und Geduld. Und Sie werden ebenso mehr und mehr Ihre Bewegungsfreiheit zurückerlangen.*«
7. Falls Sie bereits Werte-Arbeit gemacht haben, können Sie an dieser Stelle daran anknüpfen. Die wichtigste Frage dabei ist »*Wozu machen Sie das?*«
8. Vereinbaren Sie den nächsten konkreten Schritt, bei dem der Schwierigkeitsgrad erhöht wird, wie etwa in Laden X gehen. Das Rational bleibt weiterhin: Der Patient stellt sich vor, mit dem Kind an der Hand zu laufen. Immer, wenn starke Angst und psychovegetative Reaktionen aufkommen, werden diese auf das Kind projiziert, was eine funktionale Distanzierung ermöglicht.
9. Zwischen den Schritten finden kleine Reflektionsgespräche statt, bevor der nächste Schritt eingeleitet wird.

20.6 Ermittlung von Werten und konkrete Umsetzung

Das Training des GE-Modus im Hier und Jetzt führt zu einem zunehmenden Gewinn an Flexibilität und »innerer Freiheit«. Spätestens jetzt benötigt der Patient eine Orientierung für seine Handlungen und für weitere Entscheidungen, mit denen er den Kurs seines Lebens aktiv gestalten kann.

In aller Regel erfolgt die Erfassung von Werten in ACT im Gespräch mit dem Patienten, sehr häufig mit Hilfe von Fragebögen und spezifischen Arbeitsblättern, wie etwa der »Lebenskompass« oder verschiedene Werteschilderungen unter Einschätzung von Wichtigkeit (Hayes et al. 2007). Hayes beschreibt auch einige Imaginationsübungen, wie die Imagination des eigenen 80. Geburtstags oder der eigenen Trauerfeier, wobei der Fokus auf die Reden gelegt wird, die man von Freunden/Partner/Kindern an dem Tag hören möchte.

Sie können im direkten Gespräch bzgl. konkreter Entscheidungen Werte mit Ihrem Patienten erarbeiten, wie etwa bei der beruflichen Planung oder bei der Beziehungsführung.

Fallbeispiel: Werteorientierung im Alltag

Der Therapeut spricht mit einer 26-jährigen Patientin über ihr Berufsleben und untersucht mit ihr die aktuelle berufliche Situation. Sie ist Grundschullehrerin und berichtet, nicht sicher zu sein, ob dieser Beruf wirklich das Richtige für sie ist.

Th.: Andrea, was mögen Sie an Ihrer Arbeit?

P.: *(überlegt)* Ich weiß es nicht … Meine Kollegen meinen immer, die Schüler würden mich ziemlich mögen. Vielleicht versuchen sie aber nur, mich aufzubauen, weil sie wissen, dass ich an Depressionen leide.

Th.: Ich möchte echt gerne hören, was Ihnen persönlich gefällt, was Ihnen Spaß macht. Ich frage mal anders: Wenn die ganzen Kollegen nicht wären, wenn der ganzen Welt egal wäre, was Sie machen oder nicht machen… Wenn Sie ihr Stellenprofil ganz allein nach eigenen Vorstellungen schreiben dürften: Welche konkreten Tätigkeiten Ihres Jobs würden Sie weiter ausüben wollen?

P.: *(überlegt, schaut für einen Moment vertieft in ihren Gedanken weg und fängt dann an zu lächeln)* Die Arbeit mit den Kindern, das würde ich niemals hergeben.

Th.: *(lächelt interessiert)* Wie kommt es?

P.: Das ist der eigentliche Grund, wieso ich Lehrerin wurde. Ich möchte mit den Kids arbeiten, das macht mir wirklich Spaß *(lächelt weiterhin).*

Th.: Welches Bild haben Sie gerade im Kopf? Können Sie es beschreiben?

Es ist in der Regel hilfreich, konkrete Werte in Verbindung mit Lebensbereichen zu bringen – insbesondere im Kontext der Arbeit mit Patienten mit PS. Denn dies ermöglicht eine konkretere Formulierung von Werten. Eine einfache Systematik unterscheidet zwischen den Bereichen: Beziehungen (Partnerschaft/Familie/Freundschaften), Freizeit/Hobbys und Beruf/Ausbildung. Im Kontext einer Psychotherapie kann sinnvollerweise der Bereich Gesundheit hinzugefügt werden.

Übung 44: Werte-Ermittlung in der Imagination

Dauer: 30–45 Min.

1. »Stellen Sie sich vor, Sie befinden sich in einem Arbeitszimmer. Es kann ihr eigenes Arbeitszimmer sein, oder auch ein anderes, in dem Sie sich noch nie befanden. Sie sitzen vor einem großen Schreibtisch, der bis auf einen Stapel DIN-A4-Blätter absolut leer ist.«
2. »Stellen Sie sich vor, dass sie eins dieser Blätter in die Hand nehmen. Sie schauen sich das Blatt erst einmal an. Das Blatt ist völlig leer. Ich werde Ihnen jetzt ein Stichwort sagen. Dieses Stichwort lautet ›Beziehungen zu wichtigen Menschen‹«.
3. »Schauen Sie sich das Blatt an und lassen Sie aus dem Blatt langsam ein Foto werden … ein Bild von einer Situation, die sie mit dem Stichwort »Beziehungen« verbinden. Manchmal funktioniert es eher schnell, sodass sie bereits nach kurzer Zeit ein klares Bild erkennen können. Manchmal braucht es einen Moment. Und wenn Sie das Foto etwas deutlicher erkennen können, dann schauen Sie es sich etwas genauer an: Was ist das für eine Situation, die Sie auf dem Bild sehen? Wen sehen Sie dort? Ist das jemand, den Sie kennen? Sind es vielleicht mehrere Menschen? Oder auch eine Person, die Sie noch nie gesehen haben? Und was tun Sie in dieser Situation? Was sagen Sie? Was machen Sie genau?«
4. »Lassen Sie aus dem Bild einen Film werden. Sie sind in der Situation und erleben sie, als würde sie in diesem Moment stattfinden. Achten Sie noch einmal darauf, was Sie genau tun, und wie zufrieden Sie damit sind. Sie dürfen jederzeit auch etwas an Ihrem Verhalten in der Situation verändern. Etwas ausprobieren, wenn Sie möchten. Wie möchten Sie sich in dieser Situation verhalten?«
5. »Eventuell fällt Ihnen eine andere Situation ein, die Sie mit dem Stichwort »Beziehungen« in Verbindung bringen. Auch diese Situation dürfen Sie gerne ausprobieren und erleben! Und achten Sie dabei weiterhin darauf, wie Sie sich verhalten, was Sie genau tun und sagen, und in wieweit Sie hiermit zufrieden sind…«
6. »Kommen Sie jetzt zurück in das Arbeitszimmer. Sie halten in der Hand ein oder mehrere Fotos von den Situationen, die Sie gerade erlebt haben. Sie können diese jetzt in ein Ablagefach hineinlegen und dieses Fach mit dem Stichwort ›Beziehungen‹ beschriften.«
7. »Jetzt möchte ich Sie bitten, dass Sie ein neues Blatt in die Hand nehmen …« (anschließend wird mit den restlichen »Stichworten« gearbeitet: Arbeit, Freizeit, Gesundheit).

Nach solchen Übungen oder Gesprächen können Sie mit Ihrem Patienten konkrete Verhaltensexperimente oder -vereinbarungen treffen, um diese Werte konkret umzusetzen, was in ACT »engagiertes Handeln« (committed action) genannt wird.

20.7 Therapiethema: Partnerschaft, Sexualität und Intimität

Da sich PS immer in zwischenmenschlichen Konflikten zeigen, ist Schematherapie per se ein sehr interpersoneller Ansatz und die Arbeit mit solchen Konflikten gehört im Prinzip zum »Schematherapiealltag«. Die gezielte Schemamodifikation während der Imaginationsarbeit bereitet den Weg vor und die Arbeit mit Stühlen trainiert sehr explizit neue Strategien im Umgang mit Beziehungsproblemen.

Besonders wichtig ist die Übertragung der Behandlungseffekte auf den Alltag: Vereinbaren Sie nach der Durchführung von Stühle-Übungen möglichst konkret die Umsetzung bis zur nächsten Sitzung und vergessen Sie nicht, am Anfang der nächsten Sitzung nach dem Verlauf des Experiments zu fragen!

20.7.1 Sexualität

Es ist völlig normal, zunächst eine gewisse Hemmung zu spüren im Umgang mit dem Thema Sexualität! Diese Hemmungen (auf beiden Seiten) können dazu führen, dass wichtige Problembereiche und Elemente innerhalb einer Beziehung nicht thematisiert oder behandelt werden. Dabei ist die Prävalenz sexueller Funktionsstörungen in der Allgemeinbevölkerung (ca. 30 %) nicht gering!

Wie können wir im Rahmen der Schematherapie umgehen? Indem wir empirisch untersuchte Methoden in die Behandlung integrieren! Das bedeutet konkret, dass Sie bspw. bei einer psychogenen erektilen Dysfunktion behaviouristische Techniken und Übungen einsetzen (wie etwa »sensate focus« oder ein spezifisches Masturbationstraining), gleichzeitig jedoch emotionale, kognitive und interpersonelle Reaktionen mit dem Modusmodell konzeptualisieren und entsprechend behandeln. Sie können z. B. ImRs mit float back anwenden, um den biografischen Ursprung dysfunktionaler Reaktionen zu erarbeiten, wie etwa Selbstüberforderung oder -abwertungen. Sie können auch imaginative Modusarbeit durchführen, um z. B. den Kritiker zu entmachten, der sich während versuchter sexueller Handlungen aktiviert und sekundär Scham und Versagensängste auslöst.

20.7.2 Partnerlosigkeit

Insbesondere dann, wenn Patienten gerne eine Partnerschaft eingehen möchten, jedoch keinen Erfolg haben, ist die gleichzeitige Arbeit an »mehreren Fronten« wichtig. Einerseits benötigt Ihr Patient z. B. Hilfe beim Umgang mit Selbstabwertungen/Kritikeraktivierungen, Einsamkeit/Traurigkeit/Angst und den dabei resultierenden inneren Dynamiken (Stühle-Arbeit, imaginative Modusarbeit, Einsatz von Defusionstechniken zur Kritikerentmachtung, Arbeit vor dem Ganzkörperspiegel zum Training von Selbstakzeptanz). Andererseits müssen Sie in der Regel konkrete Fertigkeiten und Strategien bei der Partnersuche gezielt trainieren (Rollenspiele, imaginative Erprobung neuer Strategien, gemeinsame Planung spezifischer Experimente wie etwa die Anmeldung bei einem Partnersuchportal).

20.7.3 Promiskuität

Wann ist Promiskuität problematisch? In der Regel dann, wenn sie nicht eine bewusste Entscheidung im GE-Modus, sondern eine dysfunktionale Bewältigung auf der vorderen Bühne ist und den Patienten in Gefahr bringt. In den meisten Fällen handelt es sich um eine Form von Überkompensation, die während Stühle-Dialogen oder Imaginationsübungen entsprechend behandelt werden kann. Hinsichtlich des Umgangs mit riskantem Verhalten bietet sich natürlich auch der Einsatz direkter empathischer Konfrontation an.

20.7.4 Paargespräche

Stühle-Dialoge mit einem leeren Stuhl für den Interaktionspartner sind bereits eine Art »Paartherapie ohne Partner«. Sie haben jedoch einen Nachteil: Der Partner wird nicht mittrainiert! Das kann häufig problematisch werden.

Während eines Angehörigengespräche können Sie im Rahmen der Einzelbehandlung nicht nur psychoedukative, sondern auch praktische Hilfe im Umgang mit konkreten Konfliktmustern leisten, die sich nicht nur teilweise auf die PS Ihres Patienten zurückführen lassen, sondern sich auch negativ auf den Therapieverlauf auswirken. Es handelt sich nicht um eine reine Paarberatung oder -therapie (dies ist keine Leistung der GKV und in der Regel auch nicht der PKV). Bei einem guten Verlauf können Sie sogar eine Serie von Sitzungen (3–6) in regelmäßigen Abständen einplanen.

Bei der Durchführung solcher Gespräche orientieren wir uns an den spezifischen Konzepten der Schematherapie mit Paaren. Hier ein sehr kompakter Überblick:

- Die Arbeit mit Paaren erfordert ein vereinfachtes Modell, basierend auf dem Konzept des »Moduszirkels«: Der Bewältigungsmodus von Partner 1 (z. B. aggressive Überkompensation) führt zur Aktivierung eines Kindmodus beim Partner 2 (z. B. verletzbares Kind, Angst), der daraufhin mit einem Bewältigungsmodus reagiert (z. B. distanzierter Beschützer zum Schutz), welcher wiederum einen Kindmodus beim Partner 1 aktiviert (z. B. ärgerliches Kind), womit der Zirkel wieder von vorne beginnt (Roediger et al. 2015).
- Der Moduszirkel als eine Art sich verselbstständigter »Tanz der Bewältigungsmodi« wird als gemeinsames Problem verstanden. Niemand ist schuld und es spielt im Prinzip keine große Rolle, wie der Kreis aktiviert wird (»wer den ersten Stein wirft«).
- Beide Interaktionspartner tragen grundsätzlich die Verantwortung dafür, diesen destruktiven Kreis zu stoppen. Hinter automatisierten Bewältigungsmodi und einem dysfunktionalen Moduszirkel (»Tanz der Bewältigungsmodi«) befinden sich zwei Menschen, deren Bedürfnisse nicht erfüllt werden und die entsprechend unglücklich und hilfsbedürftig sind.

- Schemapaartherapie verfolgt das wesentliche Ziel, diesen Menschen zu helfen, sich emotional wieder zu begegnen und Nähe zueinander zu erleben. Dafür müssen Paare automatisierte Bewältigungsmodi erkennen und den Moduszirkel unterbrechen (metaphorisch die »Bewältigungstanzfläche« verlassen), um sich von der vorderen auf die hintere Bühne zu begeben.

(Wenn Sie sich mehr für Schematherapie mit Paaren interessieren, dann empfehle ich Ihnen das Heft 3/2020 »Verhaltenstherapie & Psychosoziale Praxis« der DGVT sowie das Buch »Paare in der Schematherapie« von Roediger et al. 2015).

Übung 45: Stühle-Arbeit mit Paaren

Dauer: 45 Min.

Phase 1: Inszenierung des Konflikts auf der vorderen Bühne

In den meisten Fällen beginnen Stühle-Übungen mit der Unterbrechung des normalen Gesprächs und der »Inszenierung« oder Darstellung des bereits erwähnten »Tanzes der Bewältigungsmodi« (▸ Abb. 20.3 zeigt die Aufstellung der Stühle).

1. Beide Partner sitzen auf dem jeweils vorderen Stuhl und spielen die Rollen bzw. setzen den Konflikt fort, falls dieser bereits im Gespräch begonnen hat. In 80 % der Fälle begegnen uns in der Paartherapie Konstellationen, bei denen ein Partner eine externalisierend-dominante und der andere eine eher internalisierend-vermeidende Bewältigung zeigt.

Phase 2: Arbeit mit einem externalisierenden Partner und Zugang zum VK-Modus

2. Bitten Sie den vermeidenden Partner, in der abgewandte Position sitzen zu bleiben oder diese sogar noch deutlicher darzustellen, wie etwa sich ganz umzudrehen, sodass man nur seinen Rücken sehen kann: »*Okay Peter, ich werde ab jetzt ein bisschen mit Susanne arbeiten und werde Sie bitten, Ihre Mauer noch deutlicher zu zeigen. Können Sie sich ganz umdrehen und uns den Rücken zeigen? Ich weiß, dass es nicht leicht wird für Sie, und Sie hören ja zu und bekommen alles mit, aber für jetzt ist es sehr hilfreich, wenn Sie einfach wegschauen, bis ich was anderes sage. Ist das okay? Danke!*«
3. Bitten Sie dann den aktiven Partner, mit Ihnen aufzustehen und erfragen Sie die aktive Basisemotion hinter der Bewältigung: »*Susanne, lassen Sie uns bitte kurz aufstehen … die Kämpferin bleibt auf dem vorderen Stuhl erstmal sitzen. Welches Gefühl spüren Sie gerade am Stärksten, wenn Sie kurz nach Ihren Körperreaktionen schauen?*«

4. Führen Sie ein Gespräch mit dem Partner im ÄK-Modus (Körperempfindungen → aktive Basisemotionen → konkrete Wünsche → Frustrierte Grundbedürfnisse).
5. Wenn der Ärger auf dem ÄK-Stuhl nachlässt, wechseln Sie den Stuhl und führen Sie ein Gespräch mit dem VK-Modus (gleiches Schema).
6. Betonen Sie die Diskrepanz zwischen BM und VK: »*Wie viel Nähe und Liebe spürst du, wenn auf dem vorderen Stuhl die Kämpferin die volle Kontrolle hat?*«

Phase 3: Aktivierung des VK-Modus des anderen Partners

7. Gehen Sie zum anderen Partner, der Ihnen beiden während der Zeit den Rücken gezeigt hat: »*Danke, Peter. Das muss nicht leicht gewesen sein, die ganze Zeit hier zu bleiben und zu hören, was Susanne und ich besprochen haben.*«
8. Bitten Sie ihn vom BM-Stuhl zum VK-Modus zu gehen und führen Sie ein Gespräch mit ihm: »*Ich möchte jetzt mit dem kleinen Peter hinter der Mauer reden. Du hast gerade gehört, wie sich Susanne fühlt, wenn sie hinter der Kämpferin ist und du hinter der Mauer bleibst. Schau kurz zu ihr rüber, sehe sie dir kurz an. Was macht das für ein Gefühl?*« Auch hier erfolgt das Gespräch nach dem bereits bekannten Schema.
9. Betonen Sie die Diskrepanz zwischen BM und VK: »*Wie viel Nähe und Liebe spürst du, wenn auf dem vorderen Stuhl die Mauer die volle Kontrolle hat?*«

Phase 4: Langsame Annäherung

10. Leiten Sie die langsame Begegnung an, indem sich beide Partner wieder in die Augen schauen und in Verbindung mit dem eigenen Bindungsbedürfnis bleiben. Leiten Sie beide an, den anderen wirklich als trauriges Kind zu sehen.
11. Für die physische Annäherung haben Sie zwei Möglichkeiten:
    a. Beide Partner bleiben auf den VK-Stühlen, Sie räumen die vorderen Stühle zur Seite und die Annäherung erfolgt schrittweise, sodass sich die VK-Stühle in der Mitte begegnen.
    b. Sie bitten beide Partner, wieder auf den vorderen Stuhl zu kommen, auf denen jetzt aber nicht mehr Bewältigungsmodi, sondern die wieder »ausbalancierten« Erwachsenenmodi sitzen und sich begegnen können.

Übertragung in den Alltag

Vereinbaren Sie mit dem Paar das gemeinsame Anhören dieser Sitzung in regelmäßigen Abständen.

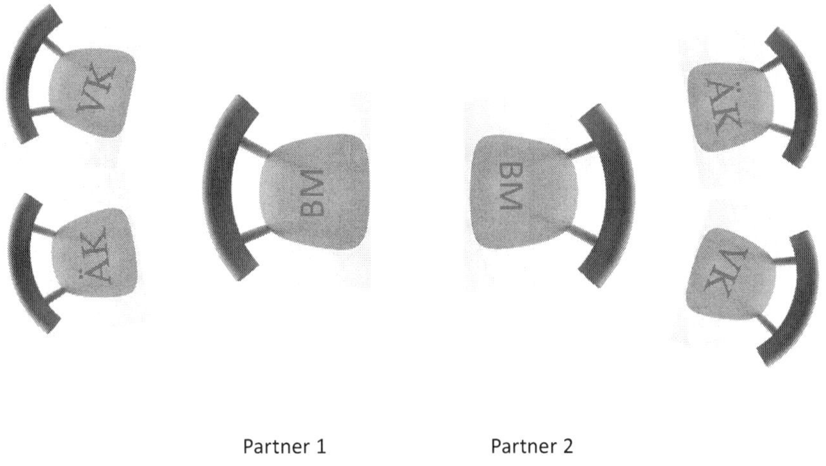

Abb. 20.3: Stühle-Übung mit Paaren

20.8 Therapiethema: Freundschaften und Familie

Konflikte mit Freunden und Familie sind prinzipiell genauso geeignet für das Training des GE-Modus und werden in der Tat häufig von Patienten in die Sitzung gebracht. Es gibt aber besondere Situationen:

20.8.1 Zu wenige soziale Kontakte

Ähnlich wie bei der ungewollten Partnerlosigkeit benötigen Sie hier eine kombinierte Strategie! Sowohl die inneren Konflikte des Patienten als auch praktische Probleme müssen adressiert werden. Was passiert aber, wenn jemand einfach kein Interesse an mehr sozialen Kontakten zeigt, obwohl Sie als Therapeut dies für notwendig halten? Es gibt im Prinzip zwei Möglichkeiten:

- Das Fehlen an Interesse lässt sich auf eine dysfunktionale Bewältigung zurückführen, so dass der Patient »hinter den Kulissen« unter der Einsamkeit leidet. In diesem Fall versuchen unsere Interventionen, das Kind hinter der Bewältigung zu erreichen und den Patienten dazu zu trainieren, für dieses Kind »besser zu sorgen«.
- Es handelt sich um eine bewusste Entscheidung, die zwar uns als Therapeuten nicht gefallen muss, jedoch den vom Patienten gewählten Lebensstil darstellt. Nicht wir, sondern unsere Patienten bestimmen den Behandlungsauftrag!

20.8.2 Kontakt zur Ursprungsfamilie

Auch hier ergeben sich manchmal problematische Konstellationen:

- Der Patient kann sich nicht von einer Beziehung lösen, die für ihn offensichtlich belastend ist. Das lässt sich in der Regel auf internalisierende Modusdynamiken zurückführen und kann mit entsprechenden Stühle-Übungen effektiv behandelt werden.
- Der Patient hält Abstand zu Personen, die ihn in einer (fernen) Vergangenheit verletzt haben, in der Gegenwart jedoch potenzielle Ressourcen darstellen. Dies ist häufig der Fall bei sehr strengen/leistungsorientierten Eltern oder auch bei gewalttätigen Eltern unter Alkoholabusus, wenn diese im Laufe der Zeit und ggf. nach erfolgreichen Behandlungen Reue/Schuld entwickeln und versuchen, den Kontakt zu den erwachsenen Kindern wiederaufzunehmen und die Fehler der Vergangenheit wiedergutzumachen. Ggf. benötigt der Patient Ihre Hilfe bei der Unterscheidung zwischen »den Eltern von damals« (mit denen er im Rahmen von ImRs und historischen Rollenspielen »abrechnen« kann) und den »Eltern von heute«.
- Der Patient fühlt sich verpflichtet, Aufgaben z. B. hinsichtlich der Pflege von Angehörigen zu übernehmen. In solchen Fällen helfen häufig Übungen mit Stühlen zur Lösung innerer Konflikte, um anschließend im GE-Modus eine Entscheidung treffen zu können. Ebenfalls sehr hilfreich ist eine gezielte Werteklärung, im Gespräch oder mittels erlebnisorientierter Techniken.

20.9 Therapiethema: Freizeit, Hobbys und Selbstfürsorge

Die Suche nach Hobbys und Freizeitgestaltungsmöglichkeiten dürfte für Verhaltenstherapeuten keine Herausforderung sein: Jeder hat alle möglichen Listen und Arbeitsblätter, die man dem Patienten aushändigen kann. Im Umgang mit PS dürfte dies jedoch nicht immer ausreichend sein.

Prinzipiell arbeiten wir hier mit Kindmodi (im Idealfall: Glückliches Kind) und GE. Bewältigungsmodi und insbesondere kritische Modi – wie etwa ein leistungsorientierter Antreiber – könnten uns dabei im Weg sein. Am Anfang der 2. Phase dürfte deswegen die Arbeit mit der gesamten Moduslandschaft und dem inneren Konflikt nötig sein. Im Verlauf bewegt sich jedoch der Fokus vom »Problem« zur »Lösung«, sodass v.a. Bedürfnisse (Kindmodi) und die Verantwortung des Patienten im GE-Modus im Vordergrund stehen. Entsprechend lassen sich Verhaltensexperimente entwerfen und vereinbaren, die genau die Verbindlichkeit des GE-Modus hinsichtlich seiner Versprechungen gegenüber des »inneren Kindes« verstärken soll.

Auch die Verwendung spezifischer SB-Protokolle kann sehr hilfreich sein: »*Was habe ich heute für den kleinen Peter getan?*«, oder: »*Wann habe ich heute dem kleinen Peter erlaubt, Spaß zu haben?*«

20.10 Therapiethema: Beruf

Auch berufliche Themen spielen eine wichtige Rolle in dieser Therapiephase. Typische Themen:

- *Allgemeine Zufriedenheit mit dem Beruf und ggf. berufliche Veränderung.* Natürlich spielen Alter und Lebensumstände eine sehr große Rolle, aber insgesamt können Sie in solchen Fällen den Fokus sowohl auf die »Werteklärung« im GE-Modus als auch auf den inneren Konflikt legen, wenn bspw. die Aktivierung dysfunktionaler Reaktionen bei der Klärung/Planung oder bei der praktischen Umsetzung dieser Entscheidungen im Wege steht.
- *Konflikte mit Arbeitskollegen/Vorgesetzen.* Die Klärung mittels Stühleübungen unterscheidet sich nicht wesentlich von der Arbeit mit privaten Beziehungen. Die Wahl der Verhaltensweisen auf dem vorderen Stuhl hat jedoch einen anderen, deutlich strategischeren Charakter: Denn die Konsequenzen können ganz andere sein als im Privatleben.
- *Umgang mit unerbittlichen Leistungsansprüchen.* In solchen Fällen legen wir in der Regel den Fokus auf die Entmachtung kritischer Modi und das Erlernen eines selbstfürsorglichen Umgangs mit beruflichen Aufforderungen. Mittels ImRs können Sie jedoch spezifische Zusammenhänge mit Kindheitserfahrungen ermitteln und lösen (wie etwa bzgl. des Umgangs mit Hausaufgaben oder Schulnoten im Elternhaus).
- *Umgang mit zu geringer Motivation und Prokrastination.* Hier ist eine Klärung auf Modusebene notwendig: Handelt es sich um ein »lustorientiertes-undiszipliniertes Kind« (der Patient steht »zu sehr auf dem Selbstbehauptungsbein«) oder handelt es sich eher um einen »Beschützermodus« bei Angst vor bestimmten Konflikten/Misserfolg (»zu wenig Selbstbehauptung«). Entsprechend erfolgt die Behandlung mit Arbeit auf der hinteren Bühne und des Trainings effektiverer Handlungen im GE-Modus.

21 Behandlungsbeendigung: Von der Mikro- zurück zur Makroebene

Die Behandlungsfrequenz wird bereits während der GE-Trainingsphase verringert, was im Prinzip den fast flüssigen Übergang in die letzte Phase einleitet. Im Kontext einer KZT könnten Sie die letzten 4-6 Sitzungen, bei einer LZT abhängig vom Erfolg die letzten 8-10 Sitzungen, in größeren Abständen durchführen.

In dieser letzten Phase verlassen wir die »Mirkoebene«, bei der wir uns grundsätzlich den Umgang des Patienten mit schwierigen Situationen anschauen und neue Strategien üben, und kommen zurück zur »Makroebene« im Sinne der Verhaltensanalyse: Wir besprechen Lebensumstände, neue Entwicklungen, neue Pläne und ggf. den Umgang mit Rückfalltendenzen oder problematischen Situationen.

21.1 Therapeutische Haltung während der letzten Therapiephase

Wenn wir bei der Metapher der Kindesentwicklung bleiben, bekommen wir als Therapeut in dieser Phase Besuch eines erwachsenen Kindes, das bereits ausgezogen ist und seine Ausbildung oder sein Studium absolviert, jedoch immer wieder bei einem vorbeischaut und berichtet, wie das Leben läuft.

Die Inhalte der Sitzungen werden vom Patienten bestimmt, sodass wir grundsätzlich nach einer »Smalltalk-Phase« die bekannte Frage stellen: »*Was haben Sie heute in die Sitzung mitgebracht?*« oder »*Woran möchten Sie heute arbeiten?*«

21.2 Spezifische Techniken

Im Wesentlichen sind Sie absolut frei in der Wahl der Techniken, die in dieser Phase hilfreich sein können. Die Grundregel bleibt jedoch: Der Patient im GE-Modus soll wann immer möglich entscheiden: »*Von allen Techniken und Übungen, die wir schon gemacht haben, welche könnten wir heute wiederholen? Wie können wir Ihnen heute in der Sitzung bei diesem Thema helfen?*«

Was passiert aber, wenn der Patient nicht ausreichend im GE-Modus ist? Dann müssen Sie natürlich vorübergehend wieder die Kontrolle übernehmen. In einem spielerischen Kontext können Sie z. B. einen kurzen Dialog mit dem GE-Modus auf einem Stuhl inszenieren.

Übung 46: Den GE-Modus suchen!

Dauer: 15 Min.

1. Unterbrechen Sie das Gespräch und äußern Sie Ihren Wunsch, mit dem GE-Modus ein Gespräch über dieses Thema zu führen.
2. Bitten Sie den Patienten, seinen besten Freund zu spielen als »GE-Modus-ersatz« und holen Sie einen extra Stuhl für ihn und einen für Sie, sodass Sie beide auf die üblichen Gesprächsstühle schauen können.
3. Beginnen Sie das Gespräch mit dem GE-Modus, reflektieren Sie aus der »Beobachter-Perspektive« die vom Patienten berichtete aktuelle Situation und sprechen Sie dabei über ihn in der 3. Person: *»Du hast gerade gehört, was Peter gesagt hat… Wie findest Du das? Was meinst Du, wieso er das tut? Worum geht es ihm eigentlich? Was würdest Du ihm als GE empfehlen?«*
4. Setzen Sie sich wieder um und konfrontieren Sie den Patienten liebe-/humorvoll mit den Sichtweisen seines eigenen GE-Modus: *»Sie haben es gehört… das waren nicht meine Worte! Das war Ihr eigener GE-Modus!«*
5. Überlassen Sie ihm das Treffen einer konkreten Entscheidung.

22 Therapiephasenübergreifende schwierige Situationen

22.1 Konflikte in der therapeutischen Beziehung

Es ist im Prinzip völlig normal, dass wir als Therapeuten im Kontext solch einer intensiven und emotionalen Arbeit mit einem anderen Menschen affektiv reagieren und selbst in Kontakt mit unseren eigenen Lebensgeschichten, Schemata und Modi kommen. Man kann durchaus einen Schritt weiter gehen und behaupten, dass nicht selten unsere eigenen automatisierten Bewältigungsmodi »den ersten Stein werfen« und einen Moduszirkel im Sinne des bereits erwähnten »Tanz der Bewältigungsmodi« beginnen. In den meisten Fällen merken wir es zunächst nicht und sind sogar überzeugt, dass das »Problem« nur das »dysfunktionale Verhalten« des Patienten ist. Die folgende Tabelle zeigt einen Überblick möglicher »Bewältigungstänze« (▸ Tab. 22.1).

Tab. 22.1: Tanz der Bewältigungsmodi

Therapeut → / **Patient ↓**	**Unterwerfung**	**Vermeidung**	**Überkompensation**
Unterwerfung	Freundliche Kooperation ohne Veränderungsarbeit	Patient bemüht sich, Therapeut bleibt distanziert. Die Bedürfnisse des Patienten bleiben unerfüllt.	Therapeut dominiert, Patient erduldet und versucht, es dem Therapeuten recht zu machen.
Vermeidung	Therapeut bemüht sich und »schwitzt«, Patient lässt sich nicht auf ihn ein.	Kein Kontakt, keine emotionale Aktivierung. Keine Veränderung, in vielen Fällen aber kein Leidensdruck.	Therapeut frustriert sich, dominiert und überfordert oder sogar schikaniert seinen Patienten.
Über-Kompensation	Patient dominiert/entwertet/kontrolliert den Therapeuten. Therapeut ordnet sich unter und leidet.	Patient fühlt sich ungesehen und ärgert sich über den Therapeuten und versucht zu dominieren (schikanieren, passive Aggressivität, dramatisches Auftreten).	Therapeut und Patient gehen in einen Konkurrenzkampf um Kontrolle.

Was können wir tun, um diesen Tanz zu unterbrechen? Sie ahnen es vermutlich! Eine Übung mit Stühlen, bei der wir uns mit der gleichen Konstellation wie bei Paaren selbst als Beziehungspartner auf Stühle setzen, kontrolliert Selbstöffnung machen und durch die aktive Einnahme einer ausbalancierten GE-Haltung den Patienten modellhaft einladen, dies auch zu tun.

Übung 47: Selbstöffnung und Beziehungsklärung auf Stühlen

Dauer: 45 Min.

1. Unterbrechen Sie die problematische Interaktion mit Ihrem Patienten und erklären Sie kurz die Übung, die Sie vorhaben.
2. Stellen Sie die sechs Stühle wie in Abbildung 20.3 auf (▸ Abb. 20.3) und klären Sie zunächst im Stehen, welche BM auf beiden Seiten aktiv waren: *»Auf welchem Bein standen Sie? Auf welchem ich?«*

Phase 1: Inszenierung des Konflikts auf der vorderen Bühne

1. Sie und Ihr Patient sitzen auf dem vorderen Stuhl und inszenieren den Konflikt zwischen den BM, wie gerade eben im Gespräch.

Phase 2: Selbstöffnung

2. Bitten Sie den Patienten, auf dem vorderen Stuhl zu bleiben und weiterhin den BM zu spielen.
3. Gehen Sie zunächst auf Ihren eigenen aktiven Kindmodus. Machen Sie kontrollierte Selbstöffnung: *»Es gibt eine Seite in mir, die…«* (Körperempfindungen → aktive Basisemotionen → konkrete Wünsche → Frustrierte Grundbedürfnisse).
4. Gehen Sie zum ansonsten blockierten Kindmodus und wiederholen Sie Schritt 3.

Phase 3: Explorieren Sie emotionale Reaktionen des Patienten

5. Führen Sie ein Gespräch mit dem aktiven Kindmodus hinter der Bewältigung.
6. Führen Sie ein Gespräch mit dem blockierten Kindmodus hinter der Bewältigung.

Phase 5: Reflektion

7. Im Stehen wie ein »Beratungsteam« überlegen Sie gemeinsam, was Therapeut und Patient (in 3. Person!) anders machen könnten, um mit diesem Konflikt besser umzugehen.

Phase 6: Erprobung neuer Strategie

8. Gehen Sie zurück auf die vorderen Stühle und führen Sie mit dem Patienten ein Rollenspiel unter neuen Bedingungen. Alternativ können Sie dies im Stehen machen, was die Metapher »auf beiden Beinen stehen« noch klarer verdeutlicht.

22.2 Zu geringe Veränderungsmotivation

Passivität und geringe Compliance werden am Anfang der Behandlung entsprechend dem »Interventionskompass« (▶ Kap. 8) bindungsorientiert-verständnisvoll geklärt und ins Modusmodell eingeordnet – dies bedeutet jedoch nicht, dass wir als Therapeuten dabei nicht selbst getriggert werden können.

Im weiteren Behandlungsverlauf verschiebt sich unsere Haltung mehr und mehr in Richtung Konfrontation und Veränderungsdruck.

Die empathische Konfrontation kann natürlich im Gespräch erfolgen, wobei Sie dabei den Fokus auf die »Dissonanz« zwischen den vom Patienten formulierten Werten und seinem aktuellen »Einsatz« zwischen den Sitzungen legen können. Aus einer ACT-Perspektive konfrontieren Sie Ihren Patienten dabei mit einem Mangel an Commitment mit sich selbst.

Aber Passivität ist auch ein interpersonelles Phänomen! Und wenn Sie selbst emotional darauf reagieren, dann können Sie dies auch in den Prozess einfließen lassen – Authentizität ist sehr wichtig, wenn der Patient eine korrektive Beziehungserfahrung machen soll. Eine besonders effektive Strategie ist die kontrollierte Selbstöffnung auf Stühlen wie oben geschildert, jedoch mit einem viel konfrontativeren Fokus.

Übung 48: Konfrontation mit der Konsequenz der Passivität auf Stühlen

Dauer: 45 Min.

Phase 1: Inszenierung des Konflikts auf der vorderen Bühne

1. Sie und Ihr Patient sitzen auf dem vorderen Stuhl und inszenieren den Konflikt zwischen den BM, wie gerade eben im normalen Gespräch. Der Patient sitzt »passiv-aggressiv« (Überkompensation) während Sie sich bemühen, ihm zu helfen (Unterwerfung).

Phase 2: Selbstöffnung

2. Gehen Sie wie gehabt auf den VK-Modus: »*Es gibt eine Seite in mir, die...*« (Körperempfindungen → aktive Basisemotionen → konkrete Wünsche → Frustrierte Grundbedürfnisse).
3. Gehen Sie zum ÄK-Modus und bringen Sie ihren ansonsten blockierten Ärger zum Ausdruck: »*Es gibt aber auch eine andere Seite in mir, die sich massiv ärgert... Ich fühle sie immer stärker, und auf diesem Stuhl habe ich keine Lust mehr, mir alles gefallen zu lassen und Ihnen hinterherzurennen, als wären Sie ein kleines Kind. Ich will auch gehört und ernst genommen werden*«.
4. Äußern Sie auf dem vorderen Stuhl die gegenteilige Tendenz: »*Wenn der Ärger da hinten stärker wird, dann bin ich hier vorne selbst passiv-aggressiv oder im ärgerlichen Beschützer und habe keine Lust mehr, Sie zu behandeln. Da kann ich einfach die nächsten Termine absagen und schauen, was passiert. Ihnen den Ball zuspielen und einfach warten*«.

Phase 3: Explorieren Sie emotionale Reaktionen des Patienten

5. Fragen Sie den Patienten, welche Seite von ihm sich aktiviert, wenn er dies hört und führen Sie ein Gespräch mit dem aktivierten Kindmodus (bekanntes Schema).
6. Führen Sie ein Gespräch mit dem anderen Kindmodus.

Phase 5: Reflektion

7. Im Stehen wie ein »Beratungsteam« überlegen Sie gemeinsam, was Patient und Therapeut (in 3. Person!) anders machen müssen, um mit diesem Konflikt besser umzugehen.

Phase 6: Erprobung neuer Strategie

8. Rollenspiel.

22.3 Aggressivität und Entwertungen

Der Umgang mit einer narzisstisch-entwertenden Überkompensation erfolgt ähnlich wie bei der Passivität im Behandlungsverlauf entlang des Interventionskompasses. Wenn diese im weiteren Behandlungsverlauf erfolgt, können Sie natürlich die Übung mit Stühlen zur Förderung von Empathie durchführen, wobei der Patient versucht, sich in Ihre Situation als Therapeut hineinzuversetzen. In der Regel ist die direkte Konfrontation im Gespräch aber am Effektivsten.

Übung 49: Empathische Konfrontation mit narzisstischer Entwertung

1. Unterbrechen Sie ihn und verlassen Sie die Inhaltsebene: *»Darf ich Sie unterbrechen?«*
2. Leiten Sie den Reflektionsprozess ein: *»Peter… was machen Sie gerade? In welchen Modus gehen Sie gerade?«* Falls der Patient sich nicht darauf einlässt, bieten Sie den eigenen Eindruck an: *»Ich glaube, Sie gehen gerade in Ihren Selbsterhöher.«*
3. Berichten Sie über Ihre emotionalen Reaktionen: *»Ich weiß nicht, wieso Sie mich gerade so behandeln, aber es verletzt mich. So möchte ich nicht behandelt werden. Das tut mir einfach weh.«*
4. Verdeutlichen Sie die Konsequenzen der Überkompensation: *»Wenn Sie so mit mir sprechen, dann kann ich Sie und ggf. den kleinen Peter nicht wirklich sehen. Ich sehe nur Ihren Selbsterhöher. Und wenn Sie mich so behandeln, dann habe ich irgendwann keine Lust mehr, mir das anzutun.«*
5. Verdeutlichen Sie die Verantwortung des Patienten über seine Handlungen: *»Es ist Ihre Verantwortung, Ihren Selbsterhöher draußen zu lassen. Sie sind nicht mehr am Anfang Ihrer Behandlung. Sie müssen Verantwortung für sich übernehmen und auch aktiv unsere Beziehung schützen, wenn Sie möchten, dass ich Sie weiterbehandle«.*

Der Umgang mit einer aggressiveren Überkompensation erfordert eine viel klarere Grenze. Insbesondere wenn sich der Patient bspw. vor Ihnen »aufbaut« und bedrohlich wirkt. Falls Sie ein Deeskalationstraining bereits gemacht haben, dann kennen Sie sicherlich manche dieser Techniken.

Die Begrenzung erfordert nach dem Prinzip »Spiegeln und führen«, dass Sie ggf. auch Ihre Stimme erhöhen und aufstehen, wenn der Patient aufsteht. Bitten Sie den Patienten vehement, aber nicht aggressiv, sich wieder zu setzen und Sie sprechen zu lassen. Bringen Sie Ihre Hände zusammen wie in Gebetsposition und verwenden Sie häufig das Wort »Bitte«.

Erst nach der Deeskalation können Sie eine ähnliche Selbstöffnung machen, wobei Sie nicht über Traurigkeit, sondern über Angst berichten: *»Wenn Sie so mit mir sprechen und mich anschauen, dann bekomme ich Angst… der kleine Matias in mir bekommt Angst, und ich kann nicht arbeiten, wenn ich Angst vor Ihnen habe. Ich muss mich hier sicher fühlen, genauso wie Sie, verstehen Sie mich? Das ist wirklich wichtig.«*

22.4 Suizidalität

Suizidalität und Selbstschädigung sollten nie auf die leichte Schulter genommen werden. Die wesentliche Frage, die wir klären müssen, ist die Zuordnung suizidaler Äußerungen oder Absichten entlang des Modusmodells.

- Kritische Modi: Es ist nicht unüblich, dass Selbsttötungsfantasien im Kritikermodus als ultimative Selbstbestrafungstendenz entstehen - metaphorisch wird dabei das Kind getötet. Dies kann bspw. der Fall bei Borderline-Patienten sein.
- Vermeidungsmodi: Suizidfantasien können einen Selbstberuhigungscharakter haben, denn sie bedeuten eine ultimative Flucht aus einem sehr problematischen oder belastenden Leben. In manchen Fällen ist allein der Gedanke daran während einer schwierigen Situation ablenkend/beruhigend. Manche Patienten berichten über ein »Kontrollgefühl«, das einen Kontrollverlust ausgleicht (»Zumindest die Art und Weise, wie ich gehe, entscheide ich selbst…«).
- Überkompensation/Dominanz: Die Äußerung von Suizidgedanken innerhalb einer Beziehung (dazu zählt übrigens auch die Beziehung zum Therapeuten!) setzt den Beziehungspartner unter einen sehr großen Druck, löst starke Emotionen aus (Angst/Panik, Trauer, Wut) und verändert insgesamt die Beziehungsbalance.

Es ist natürlich extrem wichtig, die Absprachefähigkeit des Patienten zu klären und die tatsächliche Akuität der Gefährdung. Es gibt klare Richtlinien für den Umgang mit Suizidalität. Wenn es sich nicht um einen akuten psychiatrisch relevanten Zustand handelt, dann können Sie die Dynamik im Modusmodells mittels Stühle-Arbeit aktualisieren und den Patienten im GE-Modus trainieren, zu intervenieren und Alternativen zu finden.

22.5 Verliebtheit

Unsere Patienten haben häufig sehr negative Beziehungserfahrungen in der Vergangenheit gemacht. In der Schematherapie legen wir einen sehr hohen Wert auf die Beziehung und bemühen uns am Anfang der Behandlung sehr aktiv um die Befriedigung emotionaler Bedürfnisse unserer Patienten. Dies kann in manchen Fällen die Entwicklung von Verliebtheitsgefühlen unterstützen. Entweder äußert der Patient dies direkt oder es fällt uns aufgrund seines Verhaltens auf (Blicke, Kommentare, Kontaktaufnahme außerhalb der Sitzungen, Geschenke). Falls der Patient es nicht aktiv zur Sprache bringt und Sie den Eindruck haben, dies könnte der Fall sein, dann fragen Sie vorsichtig, aber direkt. Hier ein paar mögliche Strategien im Umgang mit Verliebtheit:

1. Normalisieren der Reaktion und Bezug auf Lebensgeschichte.
2. Entkoppelung von der eigenen Person: In der Therapie erlebt der Patient nur eine partielle Sicht auf den Therapeuten. Man verliebt sich ggf. in dieses Verhalten, weniger in die Person.
3. Stühle-Arbeit zur Erarbeitung von emotionalen Grundbedürfnissen und Reflektion hinsichtlich der »Bedürfnisbilanz« in den aktuellen Lebensumständen.
4. Empathische Konfrontation und klare Grenzsetzung, wenn das Verhalten des Patienten sich nicht ändert.
5. Therapiebeendigung und Verweis auf einen anderen Kollegen.

22.6 Selbstfürsorge im Umgang mit schwierigen Patienten

Jeder von uns erlebt Schwierigkeiten im Umgang mit bestimmten Patienten oder zumindest Behandlungssituationen. Was bedeutet »Selbstfürsorge«? Zunächst bedeutet es, dass wir nicht verpflichtet sind, einen Patienten in Behandlung zu nehmen, bei dessen Behandlung wir selbst an unsere emotionalen Grenzen kommen werden – was sich übrigens auch negativ auf das Behandlungsergebnis auswirken könnte. Natürlich können und sollten wir in Supervision an unseren eigenen Mustern arbeiten, wir müssen uns aber in Therapien nicht »quälen«!

Manchmal ergibt sich die schwierige Beziehung im Verlauf einer Behandlung und wir müssen einen Weg finden, mit unseren eigenen Schemaaktivierungen umzugehen. Im Prinzip können Sie in diesem Fall viele Übungen, die wir uns bereits angeschaut haben, bei sich anwenden (Imagination zur Diskrimination, Umgang mit Bewältigungsmodi, Erprobung neuer Strategien). In der letzten Übungsanleitung dieses Buches zeige ich Ihnen eine Imaginationsübung, die Sie vor dem Beginn einer voraussichtlich emotional belastenden Sitzung anwenden können.

Übung 50: Imaginationsübung zur Selbstfürsorge im Umgang mit schwierigen Patienten

1. Nehmen Sie sich vor der schwierigen Sitzung einen Moment Zeit und setzen Sie sich bequem hin, atmen Sie einige Male bewusst ein/aus und machen Sie die Augen zu.
2. Visualisieren Sie sich als kleines Kind vor sich und projizieren Sie Ihre eigenen augenblicklichen Emotionen auf dieses Kind. Können Sie dieses Gefühl auch am Gesicht dieses Kindes erkennen? Wie schaut es aus? Wie schaut es Sie an?
3. Aktivieren Sie bewusst Ihr eigenes Versorgungssystem und versuchen Sie, Mitgefühl mit diesem kleinen Kind zu entwickeln.
4. Lassen Sie sich von diesem Mitgefühl leiten und führen Sie ein kurzes Gespräch mit dem kleinen Kind vor Ihnen: *»Ich sehe, dass du Angst hast und dass du am liebsten jetzt wegrennen würdest. Das ist wirklich ok, Kleiner. Ich will auch nicht, dass du leidest!«*
5. Visualisieren Sie einen Ort, an den Sie das kleine Kind während der kommenden Sitzung bringen könnten und überlegen Sie sich, von wem dieses Kind am besten betreut werden könnte: Partner, Freund, Familienangehörige. Erklären Sie dieser Person gedanklich, wie es dem Kind geht und was es gerade braucht.
6. Erklären Sie Ihrem »kleinen Ich«, dass die nächste Stunde »nichts für kleine Kinder« ist und dass es deswegen am phantasierten Ort bleiben wird, an dem sich aber die von Ihnen gewählte Person um es kümmern wird. Machen Sie sich ein »inneres Bild« dieser Szene.

7. Beobachten Sie Ihre Körperempfindungen und Ihre emotionale Aktivierung, Arbeiten Sie weiterhin mit dem inneren Bild vom »kleinen Ich« am schönen Ort, auf das Sie auch während des schwierigen Gespräches zurückgreifen können.

Bevor wir zum Ende kommen...

Zunächst einmal möchte ich mich sehr herzlich dafür bedanken, dass Sie so lange bei mir geblieben sind! Ich hoffe sehr, Sie zur Anwendung der Übungen und Anleitungen motiviert zu haben. Wie immer am Ende eines Seminars würde ich Sie sogar bitten, sich bereits jetzt zu überlegen, bei welchem Ihrer Patienten Sie bei nächster Gelegenheit irgendeine Übung aus dem Buch ausprobieren möchten.

Am Anfang des Buches haben wir uns das SORK-Modell im Sinne einer Rückkoppleungsschleife gemeinsam angeschaut. Und ich habe für eine eklektische und gewissermaßen allgemeinpsychotherapeutische Herangehensweise plädiert. Ganz »Geiste« entsprechend möchte ich gerne das Buch mit einer Abbildung beenden, die viele der beschriebenen Techniken und Übungen in das SORK-Modell einordnet. Ein gutes Verständnis der unmittelbar wirksamen Prozesse ist von großem Vorteil – wenn nicht unabdingbar –, um passende Interventionen abzuleiten und Schwerpunkte zu setzen. Und wenn wir dieses Buch auch als »großen Werkzeugkasten« betrachten, dann stellt diese Grafik eine Art Übersicht der möglichen Verwendung einzelner Werkzeuge dar. Mit Hilfe dieser Abbildung lassen sich Techniken im Laufe der schematherapeutischen Behandlung einer Persönlichkeitsstörung, aber auch im Kontext einzelner Beratungs-/Coachingsgespräche, während Supervision/Selbsterfahrung oder auch während einer laufenden, nicht primär schematherapeutischen Behandlung – etwa bei der Therapie von Achse-I-Störungen – gezielt und eklektisch einsetzen.

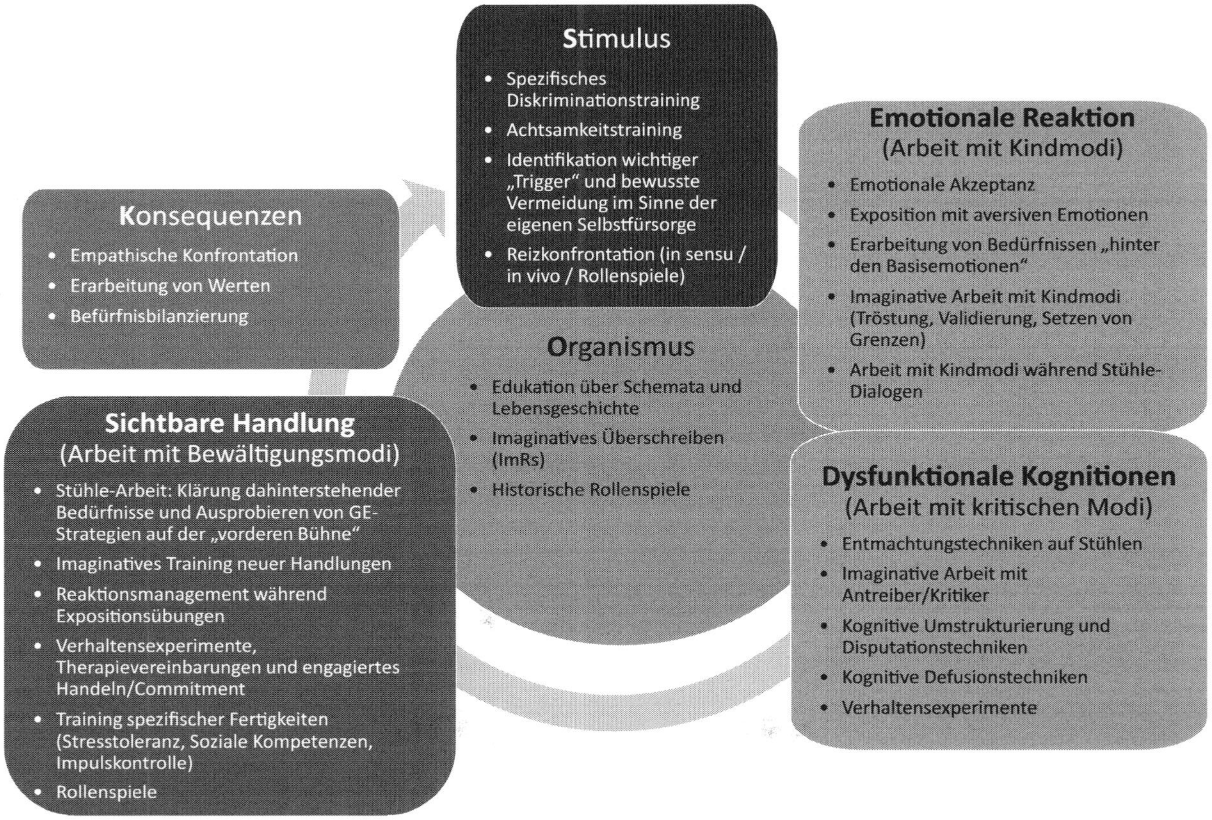

Abb. 23.1: Techniken entlang des SORK-Modells

Literatur

Argelander H (1979) Die kognitive Organisation psychischen Geschehens. Ein Versuch zur Systematisierung der kognitiven Organisation in der Psychoanalyse. Stuttgart: Klett-Cotta.

Arntz A, van Genderen H (2009) Schema Therapy for Borderline Personality Disorders. New Jersey: Wiley-Blackwell.

Arntz A (2010) Schematherapie bei Cluster-C-Persönlichkeitsstörungen. In: Roediger E, Jacob G (Hrsg.) Fortschritte der Schematherapie. Göttingen: Hogrefe. S. 146–182.

Arntz A (2011) Imagery Rescripting for Personality Disorders. Cogntive and Behavioral Practice 18. 466-481.

Arntz A (2019) New Developments in Schema Therapy for Personality Disorders. Keynote beim Weltkongress für kognitive Verhaltenstherapie WCBCT, Berlin.

Arntz A, Tiesema M, Kindt M (2007) Treatment of PTSD: A comparison of imaginal exposure with and without imagery rescripting. Journal of Behavior Therapy and Experimental Psychiatry 38, 345–370.

Bakan D (1976) Mensch im Zwiespalt: Psychoanalytische, soziologische und religiöse Aspekte der Anthrophologie. München: Kaiser.

Bamelis L, Evers S, Spinhoven P, Arntz A (2014) Results of a multicenter randomized controlled trail of the effectiveness of schema therapy for personality disorders. American Journal of Psychiatry, 171(3), 305–322.

Banks SJ, Eddy KT, Angstadt M, Nathan PJ, Phan KL (2007) Amygdala-frontal connectivity during emotion regulation. Soc cogn affect neuroscience Dec 2(4): 303–12.

Behary W (2013). Disarming the narcissist. Oakland: New Harbinger Publications.

Bohus M (2002) Borderline-Störung. Göttingen: Hogrefe.

Bongartz W, Bongartz B (2000) Hypnosetherapie. Göttingen: Hogrefe.

Buckner RL, Andrews-Hanna JR, Schacter (2008) The brain's default network: anatomy, function, and relevance to disease. Ann N Y Acad Sci 2008;1124: 1–38.

Buchheim A, Heinrichs M, George C, Pokorny D, Koops E, Henningsen P, O'Connor MF, Gündel H (2009) Oxytocin enhances the experience of attachment security. Psychoneuroendocrinology 34(9): 1417–22.

Bakan D (1976) Mensch im Zwiespalt: Psychoanalytische, soziologische und religiöse Aspekte der Anthrophologie. München: Kaiser.

Cairns, R. B. (1966). Attachment behavior of mammals. *Psychological Review, 73*(5), 409–426.

Craig, AD (2009) How do you feel now? The anterior insula and human awareness. Nature Reviews. Neuroscience 10: 59–70.

Damasio AR, Grabowski TJ, Bechara A, Damasio H, Ponto LL, Parvizi J, Hichwa RD (2000) Subcortical and cortical brain activity during the feeling of self-generated emotions. Nat Neurosci: 3: 1049–56.

Davis JL, Wright DC (2007) Randomized clinical trial for treatment of chronic nightmares in trauma-exposed adults. J Trauma Stress Apr 20(2): 123–33.

Ehlers A, Clark DM (2000) A cognitive model of posttraumatic stress disorder. Behaviour Research and Therapy 38, 319–345.

Ehlers A, Clark DM, Hackmann A., McManus F, Fennell M (2005) Cognitive therapy for PTSD: development and evaluation. Behaviour Research and Therapy 43: 413–431.

Ehlers A, Hackmann A, Grey N, Wild J, Liness S, Albert I, Deale A, Stott R, Clark DM (2014) A randomized controlled trial of 7-day intensive and standard weekly cognitive therapy for

PTSD and emotion-focused supportive therapy. American Journal of Psychiatry 171: 294–304.
Ehlers A, Wild J (2015) Cognitive Therapy for PTSD: Updating memories and meanings of trauma. In: Schnyder U, Cloitre M (Eds.) Evidence based treatments for trauma-related psychological disorders (pp. 161–187). Cham, Switzerland: Springer.
Eisenberger NI, Lieberman MD, Williams KD (2003) Does rejection hurt? An fMRI study on social exclusion. Science: 302: 1703–14.
Ekman P (2003) Emotions revealed: Recognizing faces and feelings to improve communication and emotional life. New York: Times Books.
Faßbinder E, Schweiger U, Jacob G (2016/2011) Schematherapie. Therapie-Tools. Programm PVU Psychologie Verlags Union in der Verlagsgruppe Beltz. Weinheim, Basel: Beltz.
Fiedler P (1995) Persönlichkeitsstörungen. Weinheim: Beltz.
Fox MD, Snyder AZ, Vincent JL, Corbetta M, Van Essen DC, Raichle ME (2005) The human brain is intrinsically organized into dynamic, anticorrelated functional networks. Proc Natl Acad Sci USA 102(27): 9673–8.
Freud S (1920) Jenseits des Lustprinzips. GW XIII. Frankfurt a. M.: Fischer.
Ganis G, Thompson WL, Kosslyn SM (2004) Brain areas underlying visual mental imagery and visual perception: an fMRI study. Brain Res Cogn Brain Res 2004 Jul; 20(2): 226–41.
Giesen-Bloo J, van Dyck R, Spinhoven P, van Tilburg W, Dirksen C, van Asselt T, Kremers I, Nadort M, Arntz A (2006) Outpatient psychotherapy for borderline personality disorder: a randomized trial of schema-focused therapy vs transference-focused psychotherapy. Arch Gen Psychiatry 63: 649–58.
Gilbert P (2009) The compassionate Mind (Compassion Focused Therapy). London: Constable & Robinson.
Grawe K, Donati R, Bernauer B (1994) Psychotherapie im Wandel: Von der Konfession zur Profession. Göttingen: Hogrefe.
Grawe K (1998) Psychologische Therapie. Göttingen: Hogrefe.
Harlow H (1958) The nature of love. Am Psychol 13: 573–685.
Hayes SC, Luoma JB, Bond FW, Masuda A, Lillis J (2006) Acceptance and commitment therapy: Model, processes and outcomes. Behaviour Research and Therapy 44: 1–25.
Hayes S, Kirk D, Wilson K (2007) Akzeptanz und Commitment Therapie. Ein erlebnisorientierter Ansatz zur Verhaltensänderung. München: CIP Medien.
Herpertz SC, Steinmeyer EM, Saß H (1994) Patterns of comorbidity among DSM-III-R and ICD-10 personality disorders as observed with a new inventory fort the assessment of personality. Eur Arch Psychiatry Clin Neuroscience 244: 161–169.
Heßler JB, Fiedler P (2019) Transdiagnostische Interventionen in der Psychotherapie. Stuttgart: Schattauer.
Hunt M, Fenton M (2007) Imagery rescripting versus in vivo exposure in the treatment of snake fear. J Behav Ther Exp Psychiatry 38(4): 329–44.
Jacob G, Arntz A (2013). Schema Therapy for Personality Disorders – A Review. International Journal of Cognitive Therapy, 6, 71-185.
Kosfeld M, Heinrichs M, Zak PJ, Fischbacher U, Fehr E (2005) Oxytocin increases trust in humans. Nature Jun 2; 435(7042): 673–6.
Kröger F, Valente M, Harr H (2010) Diagnosen in der stationären Psychosomatik und Psychotherapie. Ärztliche Psychotherapie (5): 48–53.
Linehan M (1996) Dialektisch-Behaviorale Therapie der Borderline-Persönlichkeitsstörung. München: CIP-Medien.
Lobbestael J, van Vreeswijk M, Spinhover P, Schouten E, Arntz A (2010) Reliability and validity of the short Schema Mode Inventory (SMI). Behavioural and Cognitive Psychotherapy 38 (4): 437–458.
Luoma JB, Hayes SC, Walser RD (2007) Learning ACT: An acceptance and commitment therapy skills-training manual for therapists. Oakland: New Harbinger Publications, Inc.
Menon V, Uddin LQ (2010) Saliency, switching, attention and control: A network model of insula function. Brain Structure & Function 214: 655–667.
Menon V (2015) Salience Network. In: Toga AW (Hrsg.). Brain Mapping: An Encyclopedic Reference, Vol. 2. Academic Press: Elsevier. S. 597–611.

Nadort M, Arntz A, Smit JH, et al. Implementation of outpatient schema therapy for borderline personality disorder with versus without crisis support by the therapist outside office hours: A randomized trial. Behav Res Ther. 2009;47(11):961-973.

Ochsner KN, Silvers JA, Buhle JT (2012) Functional imaging studies of emotion regulation: a synthetic review and evolving model of the cognitive control of emotion. Ann Ny Acad Sci 1251: E1–E24.

Oldham JM, Skodol AE, Kellman D, Hyler SE, Rosnick L, Davies M (1992) Diagnosis of DSM-III-R personality disorders by two structured interviews: Patterns of comorbidity. Am J Psychiatry 149: 213–220.

Paus T (2001) Primate anterior cingulate cortex: where motor control, drive and cognition interface. Nature Reviews Neuroscience 2001; 2(6): 417–24.

Perls FS (1973) The Gestalt Approach & Eye Witness to Therapy. Palo Alto, CA: Science and Behaviour Books.

Pessoa L, Adolphs R (2010) Emotion processing and the amygdala: from a ›low road‹ to ›many roads‹ of evaluating biological significance. Nature Reviews Neuroscience 2010(11): 773–82.

Panksepp J (2011) Cross-species affective neuroscience decoding of the primal affective experiences of humans and related animals. PLoS One 6(9): e21236.

Porges SW (2011) The Polyvagal Theory: Neurophysiological Foundations of Emotions, Attachment, Communication, and Self-regulation. New York: WW Norton.â ¨

Raichle ME, Snyder AZ (2007) A default mode of brain function: a brief history of an evolving idea. Neuroimage 37(4): 1083–90.

Reddemann L (2004) Psychodynamisch Imaginative Traumatherapie PITT – Das Manual. Stuttgart: Klett-Cotta.

Reusch Y (2015). Die große Versuchung: Impulskontrollstörungen und Behandlungsmöglichkeiten aus schematherapeutischer Sicht. Verhaltensmedizin und Verhaltenstherapie, 36 (3), 251-261

Reusch Y, Valente M (2015) Störungsspezifische Schematherapie. Anwendungen im stationären Setting. Weinheim: Beltz.

Rijsbergen GD, Kok GD, Elgersma HJ, Hollon SD, Bockting CL (2014) Personality and cognitive vulnerability in remitted recurrently depressed patients. Journal of Affective Disorders 173: 97–104.

Roediger E (2015) Raus aus den Lebensfallen. Das Schematherapie-Patientenbuch. Paderborn: Junfermann.

Roediger E (2016) Schematherapie: Grundlagen, Modell und Praxis. Stuttgart: Schattauer.

Roediger E, Simeone-DiFranceso C, Stevens B (2015) Paare in der Schematherapie. Von der Einbeziehung des Partners bis zur Paartherapie. Weinheim: Beltz.

Schauer M, Neuner F, Elbert T (2005) Narrative Exposure Therapy: a short term treatment for traumatic stress disorders. Göttingen: Hogrefe.

Schneider S, Margraf J (1998). Agoraphobie und Panikstörung. Göttingen: Hogrefe.

Seeley WW, Menon V, Schatzberg AF, Keller J, Glover GH, Kenna H, Reiss AL, Greicius MD (2007) Dissociable intrinsic connectivity networks for salience processing and executive control. J Neurosci 27(9): 2349–56.

Siegel DJ (1999) The developing mind: How relationships and the brain interact to shape who we are. New York: Guilford Press.

Smesny S (2018) Forschungsantrag DFG SM 68 6–1 (unveröffentlicht). RTC Schematherapie vs. kognitive Therapie – biologische Korrelate.

Sonntag R (2008) ACT für Fortgeschrittene. Handout eines Seminars in Olpe.

Staebler K, Renneberg B, Stopsack M, Fiedler P, Weiler M, Roepke S (2011) Facial emotional expression in reaction to social exclusion in borderline personality disorder. Psychol Med 41 (9):1929-1938.

Strathearn L, Fonagy P, Amico J, Montague A (2009) Adult attachment predicts maternal brain and oxytocin response to infant cues. Neuropsychoparmacology 34(13): 2655–66.

Uddin LQ, Kelly AM, Biswal BB, Castellanos FX, Milham MP (2009) Functional connectivity of DMN components. Hum Brain Mapp 30(2): 625–37.

Valente M (2015a) Die Frau, die sich niemals ärgern und niemals weinen wollte. In: Waadt M, Martz J, Gloster A (Hrsg.) Arbeiten mit der Akzeptanz- und Commitment-Therapie (ACT). Bern: Hogrefe.
Valente M, Reusch Y (2017) Selbstregulation und Impulskontrolle durch Schematherapie aufbauen. Weinheim: Beltz.
Waddington C (1942) Canalisation of development and the inheritance of acquired characters. Natur 150: 563–4.
Wengenroth M (2017) Therapie tools: ACT. Weinheim: Beltz.
Weertman A, Arntz A (2007) Effectiveness of treatment of childhood memories in cognitive therapy for personality disorders: a controlled study contrasting methods focusing on the present and methods focusing on childhood memories. Behav Res Ther 2007 Sep; 45(9): 2133–43.
Wilken B (2003) Methoden der kognitiven Umstrukturierung: Ein Leitfaden für die psychotherapeutische Praxis. Stuttgart: Kohlhammer.
Wild J, Hackmann A, Clark DM (2007) When the present visits the past: updating traumatic memories in social phobia. J Behav Ther Exp Psychiatry 2007 Dec; 38(4): 386–40.
Young JE, Klosko JS, Weishaar ME (2005) Schematherapie. Ein praxisorientiertes Handbuch. Paderborn: Junfermann.
Zarbock G (2008) Praxisbuch Verhaltenstherapie. Grundlagen und Anwendungen biographisch-systemischer Verhaltenstherapie. Lengerich: Pabst Science Publishers.

Stichwortregister